中医湿病诊疗法

——治湿十八字方针

主　编　苏凤哲

副主编　高　帆　李永红

编　委　郭晓谨　李瑞青　苏博洋　郭丽璇

U0301879

科学技术文献出版社

SCIENTIFIC AND TECHNICAL DOCUMENTATION PRESS

·北京·

图书在版编目（CIP）数据

中医湿病诊疗法 ：治湿十八字方针 / 苏凤哲主编. 北京：科学技术文献出版社，2024. 11. -- ISBN 978-7-5235-1855-7

Ⅰ. R254. 2

中国国家版本馆 CIP 数据核字第 2024VS4866 号

中医湿病诊疗法——治湿十八字方针

策划编辑：郭　蓉　　责任编辑：郭　蓉　　责任校对：张吲哚　　责任出版：张志平

出　版　者　科学技术文献出版社
地　　　址　北京市复兴路15号　邮编 100038
出　版　部　(010) 58882947，58882087（传真）
发　行　部　(010) 58882868，58882870（传真）
官 方 网 址　www.stdp.com.cn
发　行　者　科学技术文献出版社发行　全国各地新华书店经销
印　刷　者　北京虎彩文化传播有限公司
版　　　次　2024 年 11 月第 1 版　2024 年 11 月第 1 次印刷
开　　　本　710 × 1000　1/16
字　　　数　223千
印　　　张　13.75
书　　　号　ISBN 978-7-5235-1855-7
定　　　价　68.00元

前　言

中医贵在传承精华，发展根于守正创新，只有坚守中医的原创思维，才能使中医薪火代代相传，生生不息。

我于2005年拜国医大师路志正先生为师，2008年又做路老的博士后，随其左右，侍诊抄方6年之久。虽然我当时已是硕导、主任医师，但从中医的原创思维、辨证、处方、用药等方面，仍感觉差距很大，遂潜心领会，白天跟师，晚上写论文，不断体会其学术思想，汲取其临床经验。尤其对路老的脾胃学说、湿病证治理论，我逐步有了深刻的体会，之后用路老的“调脾胃十八字方针”（持中央、运四旁、怡情志、调升降、顾润燥、纳化常）指导临床，每遇患者即背诵之、应用之，疗效有了进一步提高。后来我又将“调脾胃十八字方针”与湿病证治理论融合起来，解决疑难杂症，果不同凡响，更如获真谛，应用之，验证之，体悟之。多年以来，我倾心专注于此，感悟日进，遂将心悟总结成文，并以此授徒带教，著述立撰，收获颇多。渐之力求传承湿病的治疗并有所创新，有所突破，故10余年来，反复揣摩，总结提炼出“治湿十八字方针”（审三因、察病属、明三焦、本中土、法机圆、方有度），以此指导湿病的治疗，多获痊效。

今将“治湿十八字方针”编辑成书，本书分为两章，第一章“四诊合参辨湿病”，通过望、闻、问、切四诊合参，审识、诊断湿病；第二章“治湿十八字方针”，详细解读了“审三因、察病属、明三焦、本中土、法机圆、方有度”的内涵及临床应用。“审三因、察病属”为湿病的诊断；“明三焦、本中土”为湿病的治疗原则；“法机圆、方有度”为湿病治法用药。十八字方针概括总结了湿病诊断治疗全过程，也是我多年来临床经验的结晶，通过本书可使大家认识湿病，了解湿病的证治规律，以期在临床实践中将此方针运用自如，取得满意的临床效果。

本书的编写得益于各位弟子的大力协助，其中我的弟子、也是路老的再传弟子高帆编写10万字，弟子李永红编写10万字，对本书的完成起到积极作用，特表感谢。由于编者水平所限，书中纰漏在所难免，敬希同道指正。

苏凤哲

2024年4月

目　录

第一章　四诊合参辨湿病

一、见外知内，洞察病机

中医四诊是望、闻、问、切四种诊察方法的概括，是人主观对于病状的综合认识，《难经·六十一难》曰："望而知之谓之神，闻而知之谓之圣，问而知之谓之工，切脉而知之谓之巧。"又曰："望而知之者，望见其五色。"望诊主要是通过对患者神色、形态、五官、四肢、二阴、皮肤、舌象、排泄物、小儿指纹等的观察，来了解病情，测知内脏病变的诊察方法，望诊为四诊之首。《黄帝内经》（简称《内经》）有曰："盖有诸内者，必形诸外"，就是说人体内在的变化，必然通过体表反映出来，通过对人体神、色、形态、舌苔的观察，就能正确地反映体内的病变，从而为辨证论治提供依据。《灵枢·本脏》曰："视其外应，以知其内脏，则知所病矣。"说明通过望诊，可以见外知内、见微知著，来测知内脏疾病及病因。望诊有如下形式。

1. 望面色

《内经》把面色分为青、黄、赤、白、黑，五色应五脏，石寿棠在《医原》中曰："经谓五色内应五脏，青属肝木，红属心火，黄属脾土，白属肺金，黑属肾水，此道其常也，而病则有变，甚有五色不应五脏者，此又变中之变，总之，不论何色，均要有神气。神气云者，有光、有体是也。光者，外面明朗，体者，里面润泽。"黄为脾本色，也是湿病常见的面色，但多是黄而有润泽。面黄发热，身重体痛者，湿在表也；面黄润而微者，湿热也；湿家病身痛发热，面黄而喘，头痛鼻塞而烦，病在头中寒湿也；黄而昏暗者，寒湿也；面色黄而目窠下微肿为痰湿；面色微黄明润为风湿在表；面色黄而鲜明，皮肤黄，为黄疸；面色黄如烟熏为阴黄；黄而昏黑者，女劳酒疸；目黄面黑，黑疸也；面色萎黄为脾虚；面黄目赤为脾热；面黄而白为脾胃虚寒；面黄兼青为脾虚泄泻；面黄无光泽为脾肺两虚；黄而枯为胃病虚热；面黄而淡为胃病虚寒。面色苍黄而腹胀筋起，为鼓胀；面黄而大便黑，为蓄血；面黄而大便难为，为食积；面色青黄，腹胀青筋暴露，为疳证；面色青黄，乏力身痛，腹痛眉毛脱落，为虫痓；面色萎黄，眼眶鼻下青黑，亦虫证也；一身面目悉黄，小便难，耳前后肿，阳明中风之证也；妇人面色如熏黄者，经脉不调也；面黄青黑，肝克脾也；面色萎黄，燥而不渴，利不止者，脾胃绝也；面白色淡，手足逆冷，为脾胃虚寒泄泻；面色黑而浅淡，为肾虚水寒；面色黧黑，其人喘满，心下痞坚，为中寒。

2. 望体形

《素问·至真要大论》曰："诸湿肿满，皆属于脾。"凡人体肥胖、体形臃肿者，都是湿气重的人。形胖食少者，为脾虚湿盛；形胖食多者，为胃强脾弱；食少肉松、神疲乏力、形盛气虚者为阳虚，多为痰湿体质；身体沉重、懒惰，为湿重的表现；身体浮肿，按之凹陷为水湿内停的表现；肢体强直，活动不利，为湿邪阻滞经络，气血流通不畅；眼胞红肿赤烂、鼻头红肿溃烂，为脾经湿热；耳郭周围疮疹或湿烂流黄水，为肝胆、三焦经湿热；口疮、咽痛，为湿热蕴结；首如裹，目如蒙，为头部湿重；眩晕，呕吐痰水，为痰饮上于头；头痛巅疾多为肾虚水泛；目珠黄而眦烂、眼胞肿如卧蚕，皆为湿邪上泛；肺开窍于鼻，鼻流清涕或浊涕，为湿邪犯肺；耳肿痛、耳鸣、耳聋，为肝胆夹湿热上壅；口甜、口唇赤肿，为脾胃湿热；舌肿大塞口，为脾胃湿热夹心火上壅；颈项、手足、关节拘急麻木，沉重疼痛，为湿阻之象；手足软弱无力，行动不便，为肉痿，"肉痿，得之湿地也"；四肢关节肿大酸楚，困重疼痛，屈伸不利，为湿痹。

3. 望皮肤

湿病可出现各种皮肤病证，如湿疹是湿热浸淫肌肤的表现，急性者表现为红色粟粒丘疹，瘙痒无度，抓之出水，浸淫成片；慢性者表现为皮疹局限，皮肤增厚，粗糙如席，迁延不愈；湿痰流注，初起肌肉疼痛，漫肿无头，逐渐化脓，破溃后有痰样黏液流出，为湿毒疮；足胫肿大，麻木重着，软弱无力，小便不利，为湿脚气；皮肤枯槁，为脾胃虚弱；皮肤黝黑，为脾胃衰败；肌肤甲错，为湿阻血瘀；遍身如癣，为湿热内蕴；面部红疹，为湿热上泛；皮肤荨麻疹，为湿郁肌表；筋惕肉瞤，为阳虚寒湿内停；肌肤不仁，为气虚湿阻；肌肤如鱼鳞，为脾虚湿蕴；身体白斑者，亦湿为患；皮肤水痘，色泽明净如水疱，周围红晕，浆浓结痂者，为风热夹湿；天胞疮，初起如黄豆大小，内含浆液，迅即混浊成脓疮，浸淫传染，干后结黄色痂，为心脾湿热，兼感风热暑湿之邪，侵及肺不得宣泄而成。

望白痦：白痦为发于皮肤晶莹如粟的透明细小水疱，多发于颈项、胸腹，因湿热郁遏气分，郁蒸肌肤而成，为温病、暑温、暑湿、湿温、湿热夹杂证。白痦出现，说明病在气分，为湿热证。白痦光泽晶亮，颗粒饱满，透发之后，热势递减，神清气爽，为气津俱足、正胜邪退之象，为顺。白如水晶，为湿郁皮肤，应开泄肺卫；白如枯骨者，为气阴两伤，应益气滋阴。

4. 望二阴

望前后阴的病变，湿性重浊黏腻，湿性趋下，湿病好发于二阴。外阴红肿、瘙痒、灼痛，为肝经湿热下注；阴囊潮湿、湿疹、瘙痒、皮肤增厚，为阴囊风（肾囊风），有的叫绣球风，发于女性为女阴湿疹；阴囊连及阴茎或者女性阴户肿胀，为阴肿；女性阴部有物突出，称阴挺，为气虚湿阻；女性阴部溃烂生疮为阴疮，如肿胀臭秽，为湿热之毒或湿浊蕴结；女性阴部白斑、干裂，为湿燥相兼；后阴肛周生疮，红肿化脓，为肛痈，系湿热邪毒蕴结；肛周裂纹为肛裂；肛周赘生物为外痔；肛周生疮化脓形成瘘管，为肛瘘。以上均与湿热毒邪下注有关。

5. 望二便、带下

大便稀溏为脾虚湿盛；稀水样便或泻下如注，伴有完谷不化，为脾胃虚寒；大便黏滞不爽，为脾胃湿热；脓血便，伴里急后重为湿热痢疾。小便清长而混为脾肾气虚；小便混浊如米泔，伴尿道灼痛，为湿热下注；小便有滑腻物，为湿蕴膀胱气化不利。

带下色白量多而清稀，为脾虚湿盛、带脉不固；带下色黄而臭秽，为湿热下注；带下色青，甚如绿豆汁，腥秽，为肝经湿热。

6. 望痰浊、呕吐物

咳痰量多，容易咳出，为湿痰；痰白清稀，为寒痰；痰黄或咳吐脓血臭痰，为湿热；痰黄稠成块为热痰；痰多泡沫，为风痰；口吐涎唾、清稀量多，为脾肾阳虚；涎唾量少、黏稠，为湿热；咳吐脓血臭痰，或痰如米粥，为肺痈。

呕吐物清稀无臭，为寒湿呕吐；呕吐物秽浊酸臭，为湿热食积呕吐；呕吐黄绿或青蓝苦水或酸水，为肝胆湿热；呕吐物清稀夹痰为寒湿；呕吐痰涎白沫为风痰。

7. 望舌

望舌包括望舌质、舌苔两方面。望舌在湿病的诊断中具有重要的意义，清代叶天士《外感温热篇》曰："脾胃为中土，邪入胃则生苔，如地上生草也。"说明舌象可反映脾胃湿邪情况；清代吴坤安《伤寒指掌》曰："舌之有苔，犹地之有苔，地之苔，湿气上泛而生，舌之苔，胃蒸脾湿上潮而生，故曰苔。"湿为有形之邪，阻碍脾胃运化升降，造成舌苔的改变。故舌象直接反映脾胃的盛衰，湿邪的多少及兼夹。舌质主要看舌色、舌形、舌态，舌苔主要看舌苔有无、厚薄、润燥、腻腐、有根无根等现象。

（1）望舌色

望舌色：舌淡白而胖嫩，多阳虚寒湿，可见于脾胃虚寒之人；舌绛而黏腻，为夹有湿浊，可见于外感湿热内蕴，或阴虚有痰湿；舌色绛，望之干，手摸之有津液。为津亏湿热上蒸或有痰浊；舌色淡紫湿润，质细嫩，为阴寒内盛，水湿内停，或气滞血瘀而致水肿；舌苔腻而满布，为瘟疫、湿温、湿热内结；舌质蓝色而苔滑腻，多为湿热、痰饮。

望舌形：舌体胖嫩、细腻、色淡，多为脾肾阳虚，津液不化，水饮、痰湿阻滞；舌体胖大满口、有齿痕、色深红，为湿热内蕴；舌有齿痕，舌淡白而湿润，多见于脾胃阳虚，气不化津，致水湿上泛；舌质红瘦，多见于温病及湿热后期，肺胃阴虚，或气阴两虚夹湿。

望舌态：舌体强硬色红绛，语言謇涩，多见于外感热病，热入心包，痰浊内阻；舌短缩，舌淡湿润或见青色，为寒湿阻滞经脉；舌胖短缩，黏腻，为痰湿内阻；舌胖而硬，兼见灰腻苔，为痰阻舌络；舌颤并舌体胖大，或舌体歪斜，多见于风痰阻络，或中风先兆或中风。

（2）望舌苔

正常的舌苔为薄白苔，是脾胃之气上熏，胃津上蒸所致。章虚谷《伤寒论本旨》曰："舌苔由胃中生气所致，而胃气由心脾发生，故无病之人常有薄苔，是胃中之生气，如地上之微草也。"薄白苔是正盛邪轻、邪祛正复的征兆。清代吴坤安《伤寒指掌》曰："黏腻苔为湿邪之验，白而黏腻者寒湿，黄而黏腻者湿热。更验其小便不利，大便反快为湿邪，痞满乃湿邪结于中焦。宜厚朴、苍术、二陈之类，苦温以开泄之。"腻苔的消长，可以反映湿邪的进退、消长及湿病的预后，对于湿病辨证具有重要意义，望舌苔主要是望苔色和苔质。

望苔色：白苔，白腻水滑为寒湿；白腻或白厚而滑，多为湿热内盛，或寒饮，或肺脾肾气化不利；苔白滑腻，腹满便溏为湿困脾胃；厚白而干，为湿浊化热伤阴；苔白厚而干燥乏津，为胃津耗伤，兼湿热内郁；苔白如积粉，舌质绛，为暑湿之邪内蕴；苔白如奶酪，揩之即祛，为湿浊上泛，或寒湿疫。黄苔：舌苔黄厚而滑，为胃中湿热蕴结；舌苔黄腻为湿热蕴结或痰阻食滞；黄白相间而厚者，为痰浊内饮；黄兼黑苔，浮滑黏腻，为脾胃湿热内盛；苔黄滑润，舌淡胖嫩，为阳虚不化，阳虚湿热内蕴。灰苔：灰白而滑润，为寒湿内阻、肾阳虚衰或痰饮内停；灰黑厚腻，舌质红，为湿热深重；灰黑而干燥为热盛阴伤。黑苔：黑苔润滑，舌质淡，为寒湿盛或阳虚寒湿；黑而润，舌深红，为湿热内盛；黑而干燥起刺，为热盛津伤；黑苔而褐，为痰湿郁热，有化燥伤阴之势。

望苔质：即舌苔厚薄黏腻，舌苔薄白，为湿在体表；舌苔厚，为湿气重或痰食积滞；苔白滑润为里热夹湿；苔水滑为水湿内停或寒凉内伏；苔滑而少，为脾肾阳虚；黑滑苔为脾肾阳虚，寒水上泛；舌苔白腻，为脾虚湿盛或痰饮、湿温；舌根苔厚，为胃肠积滞；舌苔厚腻而燥，为湿热内蕴，燥邪外束；黄霉苔为实热郁积；霉酱苔为湿热夹食滞；舌苔厚如豆腐渣堆积为腐苔，是湿热夹食滞秽浊之邪。望苔质应注意有根无根，无论苔之厚薄、腐腻，紧贴舌面，似从里生出者为有根苔；舌苔四周洁净，无薄苔与舌质相连，似浮在舌上，不是舌所自生，为无根苔。有根苔是脾胃之气上蒸而成，表示有胃气；无根苔提示胃气匮乏，不能续生新苔，见于外感湿病之后期或素体脾胃虚衰，感受湿浊或内湿病证脾胃大伤者。还有部分患者舌苔厚腻，但刮之易去，仍有薄白苔，是湿气重、脾胃伤，而湿浊欲祛之征兆。

8. 望五官

望目：目赤眼胞红肿，为肝经风热或脾胃湿热；白睛发黄为黄疸；目眦赤烂，有眼屎，为湿热；眼睑浮肿，如卧蚕状，为水肿。

望耳：耳部红肿或耳郭起湿疹，为湿热；耳内流脓，为脓耳，为肝胆湿热；耳内痒，为肝胆火郁，湿邪内蕴。

望鼻：鼻头色青，腹中痛，为脾阳虚，寒湿困脾；鼻头色微黑，为水气内停之水肿；鼻翼扇动，喘促，面灰而浮肿，为水气射肺，肺肾气虚；鼻扇气急，张口抬肩，口唇发绀，为痰喘闭肺、心气暴脱；鼻涕流脓为鼻渊。

望口咽：口唇糜烂，为脾胃湿热；咽喉肿痛，为肺胃湿热；咽喉漫肿，舌色淡，为痰湿蕴结；口角流涎，为脾虚湿盛、胃热、虫积。

二、闻声嗅味，见微知著

湿病患者常见一些异常的声音和气味。《素问·脉要精微论》曰：“声如从室中言，是中气之湿也。”说明湿病患者声音有低沉的特点。中医四诊之闻诊，即听声音、闻气味。

1. 听声音

声音嘶哑，咳嗽有痰，为痰湿阻滞；咳声重浊，痰黏稠，为痰湿阻肺；咳声重有痰鸣为湿痰；语言謇涩不利，为风痰阻络；神昏谵语为痰火蒙蔽心包；狂言乱语，哭笑无常，为痰火扰心，或肝胆火盛，扰乱神明；语无伦次，精神恍惚，为痰浊扰心或心脾两虚；喉中痰鸣音，咳痰清稀，为寒湿犯肺，肺气上逆哮喘；喉中痰鸣，咳痰黄稠，为痰热犯肺，肺气上逆的热哮；呕声低沉，吐清水，为寒湿犯胃；呕吐酸腐，气味臭秽，为湿热夹食滞；肠鸣辘辘，伴腹痛便溏，为中焦寒湿内停；肠鸣腹泻，里急后重，为大肠湿热。

2. 闻气味

湿为浊邪，湿热郁蒸脏腑，水谷腐败而发出臭秽之气味。汗液受湿热邪气熏蒸而产生体臭、腋臭、脚臭，出汗腥膻臭秽可见于湿温病；湿热郁于肌肤，热盛血腐化脓，患疮痒而发出臭气；脾胃湿热或宿食内停常有口臭味，见于牙疳、口疮和内痈；痰热壅肺可见咳吐浊痰脓血、腥臭；湿热停滞大肠，则大便黏腻不爽，矢气酸臭；膀胱湿热则小便臊臭，伴有尿频、尿急、尿痛；女性带下臭秽，色黄黏稠为肝胆湿热下注；白带清稀量多，无腥臭，为脾肾气虚、气化不利；脏器衰败，湿热浊气上攻，尿毒症患者可闻及氨味，糖尿病酮症酸中毒患者可闻及烂苹果味。

三、询问病史，提纲挈领

湿病的问诊，对于诊断具有重要参考价值，疾病的发生、发展、变化过程、治疗经过、自觉症状、既往病史、个人生活史、家族史等，只有通过问诊才能获取详细的资料。《难经·六十一难》载“问而知之谓之工”，问诊过程也是辨证的过程，要做到边辨边问，问辨结合，以提高辨证的精准度。

清代陈修园将问诊总结为《十问歌》：“一问寒热二问汗，三问头身四问便，五问饮食六问胸，七聋八渴俱当辨，九问旧病十问因，再兼服药参机变，妇女尤必问经期，迟速闭崩皆可见，再添片语告儿科，天花麻疹全占验。”

1. 问一般情况

一般情况包括姓名、性别、年龄、婚否、民族、职业、籍贯、工作单位、现住址、生活习惯、联系方式等，以获取与湿病有关的信息及便于随访。

男女在生活习惯及体质上的差异，导致湿病的性质有所不同。男性属阳，嗜烟酒者多，湿病发生多患湿热证；女性属阴，以血液盈亏发生月经为特点，湿病发生多患寒湿证。青壮年气血充盛，患病多为湿热证；老年人气血已衰，患病多为寒湿证；婴幼儿稚阴稚阳，易寒易热，易虚易实，更易患湿病；女性经历经、带、胎、产的变化，月有气血盈亏，遂有代谢失调，更容易产生湿证。职业与湿病的发生也密切相关，长期从事水中作业者，易患寒湿痹证。生活环境对于湿病的发生也有一定的影响，长期居住在湿气重、气候潮湿的地区易患湿病；在空调冷气房、冷冻室工作的人员，工作环境温差大，干湿不调，长期在地下室工作的人员也易患湿病；生活不规律，应酬多，酒肉不节之人，每见湿热与痰湿证。

2. 问现病史

现病史是指患者从起病到本次就诊时疾病的发生、发展及诊治过程。发病原因或诱因，最初症状、性质，如外感湿邪多有冒雨涉水、所处环境阴冷潮湿的病史，症见面色苍黄、头痛头晕、恶寒发热、鼻塞流涕、胸脘痞满、恶心呕吐、泄泻等症状；外感湿热多发生在温度高、湿度大的环境，雨后烈日当头，地湿上蒸，天热下迫，湿热交蒸，起病症见恶寒轻、身热不扬、汗出热不退、头痛头重、身体困重、肌肉酸痛、胸脘痞满、口干不欲饮或口不渴等症状；内伤湿病，多因于饮食失调和脏腑功能失常，饮食失调可见于习惯吃生冷瓜果和凉食，或多食肥甘厚味，导致脾胃阳气受损，脾胃气虚或脾肾阳虚，水湿不化，寒湿内停；或七情失调，作息无度，导致脾胃虚弱，肝胆郁滞，湿热互结；病情演变，如素体阳气旺者，湿郁化热，可转化为湿热证；素体阳气虚者，湿损阳气，可转化为寒湿证；外感湿病，迁延日久，也可以由实转虚，变为阳虚寒湿内停证。诊治经过指患病后至此次就诊前所接受的诊断与治疗情况，如起病时的主要症状、做过哪些检查、诊断结论、经过哪些治疗、治疗效果如何等；现有症状指患者就诊时所感到的痛苦和不适，以作为辨证、辨病的依据。

3. 问既往史

既往史指患者平素的身体健康状况和既往患病情况。有没有湿热、寒湿、痰湿体质等；有没有高血压、高血脂、糖尿病、高尿酸、哮喘、胸痹等慢性病，控制情况如何；是否曾患与湿相关的疾病；有没有手术史、过敏史等。

4. 问个人史

个人史包括患者的生活经历、平素饮食起居、精神情志及婚育状态等。嗜食肥甘，多病痰湿；贪食生冷，多病寒湿；饮食无节制，嗜酒过度，损伤脾胃，多病湿热。劳逸过度，房劳不节，耗伤精气，多脾肾虚湿停；素体阳虚易患寒湿证；素体阴虚易患湿热证。情志失调者，肝郁脾虚，湿气内停。女性要记录经、带、胎、产情况，如初潮年龄、绝经年龄、月经周期、行经日数及有无痛经，带下量、色、质情况；已婚女性，应了解妊娠次数、生产胎数，以及有无流产、早产、难产等，以判断气血盛衰及湿停情况。

5. 问寒热

寒是患者自觉怕冷的感觉。有恶风、恶寒、畏寒 3 种情况。恶风指遇风觉冷，避之可缓，湿郁肌表，表阳已伤，可出现恶风怕冷症状；恶寒指自觉怕冷，多加衣被或近火取暖仍不能缓解，寒湿犯表，表阳被遏，可出现恶寒发热症状；畏寒指自觉怕冷，多加衣被或近火取暖能够缓解，为阳气不足，寒从中生。

热指体温升高，或体温正常但患者自觉全身或局部发热的感觉。有恶寒发热、寒热往来、壮热、潮热等类型。

对于恶寒发热有“有一分恶寒就有一分表证”的说法，外寒湿病不论湿热还是寒湿，都可以出现恶寒发热症状，湿热表证，发热重于恶寒，恶寒程度比风热表证重，比风寒表证轻；寒湿表证恶寒重，战栗不已，全身疼痛。

但寒不热：指患者只感到寒冷而不发热的症状，是里寒证的表现。感受寒邪，直中脏腑、经络，郁遏阳气，肌肤失于温煦，可出现肌表但寒不热的症状；久病阳气虚衰，形体失于温煦，可见四肢凉、得温可缓的症状。

但热不寒：指患者只觉发热，而无怕冷之感的症状。外感湿热病由表入里，或外感寒湿入里化热，可出现但热不寒症状，其特点为身热不扬，自觉发热，但按肌肤多不甚热，扪之久则烫手，伴有烦躁、憋闷的感觉，称之

"烦热"或"燥热"；湿温病，湿遏热伏，午后阳气盛，出现午后发热，称为"午后潮热"。

寒热往来：指患者自觉恶寒与发热交替发作的症状，是正邪相争、互为进退的病理表现。外感湿热，邪郁少阳，湿阻三焦，或邪伏膜原，可出现寒热往来、汗出热不解、口苦欲呕、胸闷脘痞、舌苔厚腻等症。寒热往来之见于疟疾，休作有时，表现为间日疟和三日疟，湿热证之寒热往来，恶寒程度较轻，汗出热不解。

6. 问汗

湿热证常见汗出，其机制为湿热交蒸，湿遏热伏，热迫津液外泄所致。湿病出汗有如下特点：一是局部汗出，如头汗出、颈部汗出、手足汗出、心胸汗出、半身汗出，是湿阻气血不畅，湿热郁蒸的结果；二是外感病，汗出复热，不能马上消退，为湿邪阻滞肌表经络，湿热交结，故汗出后热势不减；三是汗出黏腻，有的为黄色，是湿性黏腻的表现；四是汗出爽快，身体轻松一些。寒湿证腠理闭塞，卫气不能畅达，一般为无汗。

7. 问疼痛

湿邪阻滞气血，或痰浊凝滞，或食积、虫积、结石阻滞脏腑、经络、闭塞气机，使气血运行不畅，"不通则痛"。

湿性缠绵、黏滞，疼痛多呈沉重疼痛，固定不移，痛势不剧，或酸痛、隐痛、憋闷疼痛、胀痛；疼痛时间较长或间断发作，或规律疼痛，如痛经、经前头痛、经前腰痛等。疼痛之诱因多与饮食寒凉、肥甘厚味、生活不规律、劳逸过度有关。疼痛可分为头痛、胸痛、胁痛、脘痛、腹痛、背痛、腰痛、四肢疼痛、周身疼痛。

头痛与感受风寒暑湿之邪及痰浊、瘀血阻滞有关，可发生在前额及眉棱骨、后项、头侧部、头巅顶部位，为寒湿、湿热、湿浊、痰火、痰瘀上扰，气血不通所致。

胸痛呈现心前区憋闷作痛，痛引肩背，为痰湿、血瘀阻滞心脉所致。胸痛伴喘促多痰，鼻翼扇动，为痰湿阻滞肺经；胸痛伴壮热，咳吐浓痰，为痰热壅肺；胸痛伴两肋牵掣疼痛，为痰凝血瘀、经气不和。

胁痛指胁的一侧和两侧疼痛，为肝胆湿热、肝郁脾虚、饮停胸胁，造成气机阻滞，经脉不利所致。

脘痛指上腹中部剑突下，胃之所在部位疼痛。寒湿、湿热、痰瘀、食积阻滞者为实证，脾胃虚弱、肾虚气血不荣者为虚证。胃脘冷痛，得热则减，为寒湿犯胃；胃脘灼痛，反酸烧心，为湿热内蕴；胃脘疼痛，嗳气吞酸，为食积；胃脘痛抑郁恼怒则加重，食欲减退，为肝脾不调。

腹痛有大腹、小腹、少腹之分，腹痛剧烈，伴腹胀、大便黏滞为肠道湿热，气机闭塞不通；腹痛伴便溏、腹胀、得温则减，为脾阳亏虚、湿邪内停；腹痛伴腹胀、痛经、白带过多，为肝郁脾虚、湿浊内犯；腹部绞痛伴尿血为湿瘀凝滞结石。

背痛指背部疼痛，背痛不可俯仰者为寒湿阻滞；肩背痛为寒湿阻滞，经气不通。

腰痛指腰两侧或腰脊正中疼痛。腰痛绵绵，反复发作，酸软无力，为肾虚；腰部沉重疼痛，阴雨天加重，为寒湿阻滞；腰痛伴口苦、舌苔黄腻为湿热内蕴；腰痛向少腹放射，尿血，为湿郁结石。

四肢痛，风寒湿邪侵袭肌肉关节或湿热痰瘀阻滞经络气血，或脾虚水谷不化，湿邪流注肌肉关节，肾虚气化不利，水湿停留，均可导致肢体疼痛。

周身疼痛指头身、腰背及四肢等部位皆痛的症状。外感风寒湿或湿热疫毒之邪阻滞可导致全身疼痛，为实证；久病体虚，气血亏虚，脾肾不足，形体失养所致全身疼痛，为虚证。

8. 问头身胸腹

询问患者头身胸腹除疼痛之外的其他症状。

头晕是常见症状之一，头晕沉重如裹，痰多舌苔白腻，系痰湿内阻，脑失充养；头晕头痛，遇冷加重，为寒湿；头晕头痛，头昏蒙，为湿热上蒸。

身体沉重麻木，为湿阻气滞；身重四肢浮肿，为水湿泛溢肌肤；身重脘痞，舌苔白腻，为湿困脾胃、阻滞经络；身重疲倦，嗜卧，为脾虚不能运化水谷精微，脾虚湿重；四肢麻木，关节痛，为寒湿阻滞痹证；四肢麻木，痿废不用，为脾胃虚弱之痿证；四肢痿弱酸痛，为肝肾亏虚、湿邪内阻。

胸闷，咳喘痰多，为痰饮阻肺；胸闷壮热，鼻翼扇动，为痰热壅肺；胸闷气短，少气不足以息，为肺肾亏虚；胸闷两胁胀，口苦，便溏，为肝郁脾虚。

心悸喘促，颜面水肿，为阳虚水泛、水气凌心；心悸胸闷，食欲不振，便溏，为心脾虚湿蕴；心悸胸闷，痰多，为胆郁痰扰、心神不宁。

腹胀冷痛，呕吐清水，为寒湿犯胃、脾胃阳虚；腹痛呕吐，腹部按之有水声，为痰饮内伏；食后腹胀，便溏纳呆，为脾虚不运、湿气内停。

乏力身重，纳呆脘痞，舌苔白腻，为湿邪困阻；乏力，面色萎黄，腹胀便溏，为脾虚湿盛；乏力气短，心悸纳呆，为心脾两虚；乏力腰酸，食欲不振，为脾肾两虚。

9. 问二便

湿病二便的问诊，要注意大小便的性状、颜色、气味，以及便量多少、排便时间、排便次数、排便感觉及伴随症状。

大便溏泄，伴肠鸣腹痛，为寒湿下注；大便泄泻，泻势急迫，稀如蛋汤或便溏不爽，脓血便，为湿热下注；大便稀溏，纳少腹胀，为脾虚湿盛；黎明前腹痛作泻，泻后则安，腰膝酸软，为脾肾阳虚、寒湿内停；泄泻伴肛门灼热，排便不爽，为湿热蕴结大肠。

小便清长，伴形寒肢冷，为阳虚寒盛、水液下渗；小便混浊，尿疼，舌苔黄，为湿热下注膀胱；小便混浊，小腹坠胀，神疲乏力，遇劳则甚，为中气下陷、湿邪内停；尿有砂石，为湿热蕴结、煎熬成砂石；小便涩痛，为湿热蕴结、膀胱气化不利；小便失禁，为肾虚、膀胱虚寒，或湿热、瘀血阻滞；尿余沥未尽，为肾虚不固。

10. 问饮食与口味

内湿产自于脾胃，脾开窍于口，故饮食口味与湿有密切的关系。主要问食欲、食量、冷热喜恶、食物嗜好、口中有无异味、口渴有无等。

食少腹胀，肢体困重，为脾虚湿盛；饥不欲食，脘痞满，舌苔黄腻，为脾胃湿热，或胃火上扰；厌油腻饮食，呕恶，口苦，为肝胆或脾胃湿热；饮后则吐，小便不利，渴喜热饮，为水逆证。

口味重，口臭，为消化不良、胃有食滞；口中乏味，为脾虚不运，或湿浊中阻；口苦、口黏、口涩，为肝胆湿热；口甜而腻，为脾胃湿热。口渴不多饮，或渴喜热饮，为脾虚湿重，或脾胃寒湿；口干，欲漱水不欲咽，为湿热互结、瘀血内停。

11. 问目及问耳

目与耳的症状反映肝胆脾胃功能的盛衰，在湿证中也很常见。

目流泪，遇风加重，为肝胆湿热；眼睑或眦内瘙痒，为脾虚肝旺、风邪上扰；双目胀痛，为湿热内蕴；白天视力正常，晚上视力减退，为气虚有湿；飞蚊症，视物模糊，为肝肾亏虚、湿邪内阻；目眩而头晕胸闷，肢体麻木，为湿痰内蕴、清阳不升。

耳鸣口苦，胁肋胀满，为肝胆气郁、痰火蕴结；耳鸣伴耳胀闷，为肝胆气郁、脾虚湿重；耳暴聋，为肝胆火盛、痰浊上蒙；耳鸣如蝉伴便溏，为肝肾亏虚、脾虚有湿。

12. 问睡眠

湿证多见睡眠方面的病理表现，以嗜睡和失眠为主要症状。

嗜睡，头昏困重，胸闷脘痞，舌苔白腻，为痰湿困脾、清阳不升；饭后易困，纳呆腹胀，懒惰少言，为脾虚湿阻；嗜睡困倦，肢冷脉微，为心肾阳虚、阴寒内盛；嗜睡而轻度意识障碍，醒后不能回答问题，为痰热蒙蔽心包。

失眠伴胸闷，眩晕胆怯，心烦口苦，为湿阻气机，胆气不宁；失眠多梦，夜寐不宁，为湿热内蕴；失眠伴胃烧心反酸，大便不畅，为脾胃湿热、寒热错杂、升降失调；失眠伴腹胀，不欲食，为脾胃虚弱；失眠伴心悸，纳呆，便溏，为心脾两虚。失眠伴心烦，腰酸，为心肾不交。

13. 问妇女

问妇女主要问月经、带下。

月经先期，量多质稀，气短乏力，为脾虚或肾虚湿重；月经后期，量多质稀，唇淡面白，为阳气虚衰，无以化血；月经后期，经色紫暗，为寒凝血瘀，痰湿阻滞；闭经，体胖面浮，胸闷腹胀，纳少痰多，为湿盛痰阻；痛经伴小腹灼痛，为湿热蕴结；痛经伴小腹冷痛，得温痛减，为阳虚寒湿阻滞。

带下色白量多，质稀如涕，为脾肾阳虚、寒湿下注；白带状如凝乳或豆腐渣，为湿浊下注；白带黄，质黏臭秽，为湿毒蕴结；白带混有血液，赤白相见，为湿毒蕴结、损伤脉络；赤白带淋沥不绝，为湿毒瘀血内停，多见于癌症。

14. 问男子

问男子主要问有无阳痿、遗精、早泄等症状。

阳痿伴腰膝酸软，畏寒肢冷，为肾阳虚水泛；阳痿伴思虑过度，心悸失眠，纳呆腹痛，为心脾两虚，水湿内停；阳痿伴肢体困重，舌苔黄腻，为湿热下注。

遗精伴腰膝酸软，头晕耳鸣，为肾气亏虚；遗精伴心悸失眠，纳呆腹胀，为心脾两虚、湿气内重；遗精伴小便混浊，为湿热下注。

早泄伴阴肿，阴痒，口苦，苔黄腻，为肝胆湿热下注；早泄伴心悸怔忡，神疲乏力，食少便溏，为心脾两虚、湿气内停；早泄伴五心烦热，为相火妄动；早泄伴性欲减退，腰膝酸软，夜尿清长，为肾气亏虚、水湿上泛。

15. 问小儿

小儿为稚阴稚阳之体，发育迅速，变化较多，易虚易实，很容易患湿证。问小儿主要问发育情况，饮食嗜好，二便情况，大便正常与否，有没有尿床、鼻炎等症状。

小儿发育迟缓，纳食不香，活动少，不长个，为先天肾气亏虚、后天失养，是脾肾虚、湿气重的表现；小儿偏食，易损伤脾胃，导致脾胃虚弱；小儿喜食凉食，易致脾虚湿重；小儿大便稀溏，为脾虚湿盛；大便干结，为胃燥津亏；小儿尿床，多为肾虚，但伴有纳食不佳、舌苔白腻，为脾虚湿重；小儿鼻炎、流涕，为肺脾两虚，湿气内停于鼻窍。

四、脉诊斟酌，明辨虚实

脉诊对于湿病的病因、病机、病势的判断，治疗及预后均有重要的意义。常见湿病的脉象有如下几种。

濡脉：《濒湖脉学》有曰“浮而柔细知为濡”，濡脉形态，浮缓而细软，轻按可触，重按不明显。主湿证或虚证。湿邪困阻，气血不畅，脉气鼓动无力所致。

细脉：脉来如线，软弱无力，但应指明显。主气虚湿证，或虚劳气血不足。因湿邪伤人，外束肌表，内困脾胃，滞留经络，阻滞血脉，而致细脉。

缓脉：一息四至，脉势来去从容，均匀和缓有神，是正常脉象。若脉来弛缓松懈，为病脉，多见于湿证及脾胃虚弱证。湿性黏滞，气血被湿所困，或脾胃虚弱、气血不足以充盈鼓动血脉所致。

滑脉：往来流利，如盘走珠，应指圆滑如珠。主痰饮、食滞、实热，可见于痰浊壅肺的咳嗽，饮食停滞、湿热下注的腹痛、泄泻或小便赤涩，下肢肿痛。

弦脉：端直以长，如按琴弦。主痰饮、肝胆病、痛证。可见于痰饮内停、咳逆喘满、胁下胀痛等证。

沉脉：沉行筋骨，重按乃得。主里证，有力而沉为里实，沉而无力为虚证。多见胸闷寒痰、咳喘气短、纳呆腹胀、腰痛尿频等，为痰饮停滞、寒湿内盛的表现。

结脉：脉来迟缓而歇止，止无定数。主寒痰、饮凝、气结血瘀。多为阴盛而阳不和，寒痰凝结，气结不疏，脉气阻滞所致。可见于痰饮内结之咳嗽，或老年慢性咳嗽。

促脉：脉来数而歇止，止无定数。主气血、痰饮、宿食停滞，热痰咳喘。多因气血痰食郁滞化热，或阳热亢盛，气血逆乱不能接续。可见于痰饮阻滞肺气咳喘，痰热壅肺的肺痈，痰浊蒙蔽心包，痰火扰心，痰浊痹阻清窍引动肝风的癫、狂证、痫证。

代脉：脉缓弱，有规律的间歇，间歇时间长。多主脏气衰微。因脏气衰微，阳气虚损，脉气不能衔接而歇止，不能自还，良久复动。可见于肺、心、肾阳衰，或脾胃虚衰、水气上逆神昏，或水气射肺、水气凌心等严重水肿或水气病等危候。

一般濡脉主湿，其他脉象皆因湿与他邪夹杂，脉象亦多兼见。《脉诀》："伤湿之脉细濡，湿热之脉缓大，脉浮而缓，湿在表也，脉沉而缓，湿在里也。"这说明了兼脉在湿病诊断中的重要性。

寒湿脉象，寒与湿合，虽都是阴邪，但程度有不同，寒主凝滞，致使血脉运行不畅，湿遏阳气，气血运行受阻。故寒湿之脉，沉缓为里湿，沉迟为里寒，沉紧主痛，沉涩为虚寒，沉滑主痰或食滞，沉弦为痰饮。

湿热脉象，湿与热合，湿、热性质不同，两种邪气各表现为不同的特点，故云湿热无定脉。清代薛生白曰："湿热之证，脉无定体，或洪或缓，或大或细，各随证见，不拘一见，故难以一定之脉，拘定后人眼目也。"单纯湿邪，多表现为缓脉、细脉、濡脉，单纯热邪，多表现为数脉、滑脉、洪脉。对于湿热病要分清湿与热的比例，是湿重于热，还是热重于湿，或湿热并重。湿重于热，湿邪为主，湿伤阳气为主调，脉象细软、迟缓；热重于湿，热邪为主，脉象濡数、洪大；湿热并重，湿、热比例相当，脉象滑数，若引动肝风，脉多弦数；湿热兼见痰饮、食滞者，脉多弦滑；湿热病久，损伤脾胃，脾气虚，则右关脉虚弱无力；湿热困阻脾胃，脾胃失于运化，食滞痰阻，则右关脉带弦滑之象；湿热病迁延不愈，脾肾阳气亏虚，舌淡苔黄腻，脉象沉细无力。

第二章　治湿十八字方针

湿病错综复杂，变化多端，掌握正确的辨证治疗方法很重要，只有思路正确了，才能实现精准治疗，否则犹如茫海中行船，没有卫星定位，找不到方向，徒劳无益。笔者跟随路志正先生研究湿病近20年，通过总结导师经验，不断揣摩，辨证思路逐渐清晰，认为应遵循因人、因地、因时制宜，圆机活法，知常达变，深刻理解理法方药，量化寒热虚实、升降补泻，用药分寸拿捏到位，不偏不倚，恰到好处，方可药到病除，效如桴鼓。经过20余年湿病临床，总结归纳出“治湿病十八字方针”：“审三因，察病属，明三焦，本中土，法机圆，方有度。”

一、审三因

（一）审体质

体质是疾病发生、发展及传变的依据，病证的产生以体质为背景，不同的体质对疾病发生具有易感性，如气虚、阳虚、痰湿、湿热、气郁体质，均易生湿或招致湿邪为患。

1. 气虚体质及实例解读

气虚体质者平素语言低弱，气短懒言，容易疲劳，精神不振，易感冒，出汗，舌淡，舌边有齿痕，脉弱。气虚之人，脾胃运化失常，致使水液代谢障碍，容易产生内湿，有内湿之人，容易招致外湿。若卫气不足，肌表不固，则风湿之邪容易侵犯肌表经络，则患感冒、风湿性关节炎等；气虚清阳不升，浊阴蒙蔽清窍则眩晕；下焦元气亏虚，导致肺肾虚，湿蕴痰阻，纳气不能归根，则咳喘、呼吸困难。

案例1：表气虚罹风湿之产后痹证

王某，女，40岁，2018年6月28日初诊。主诉：产后关节疼痛6年。患者6年前产后受凉，出现肘、膝关节疼痛，后每遇气候变化，阴雨天气疼痛加重。当地医院检查抗“O”阳性，曾服中西药物，疗效不著。刻下症：关节疼痛，微汗则舒，遇寒湿加重，入睡难，多梦，双目痒甚，餐后腹胀，矢气少，呃逆，经前乳房胀，少腹微痛，量中，有血块，大便2~3日一行，服中药后便秘改善，成形，溲黄，舌体中，质暗尖红，苔薄少苔，脉沉弦小紧。辨证为产后痹，证属气血两虚，营卫不和，脾失健运。治法：益气健脾，调和营卫。处方：生黄芪20 g，太子参12 g，桂枝8 g，桂白芍12 g，生白术30 g，川芎9 g，生地黄12 g，厚朴花12 g，旋覆花10 g（包煎），姜半夏10 g，炒三仙各12 g，夜交藤18 g，伸筋草15 g，鸡血藤15 g，枳实15 g，生龙牡各30 g（先煎），生姜2片，大枣2枚为引。14剂，水煎服，日1剂。

二诊：2018年7月12日，服药后关节疼痛症状明显缓解，眠差怕冷，汗多腹胀、呃逆等症状亦改善，但停药后症状复发。刻下：关节疼痛以双膝关节疼痛明显，眠差多梦，头痛。经前乳胀，行经腹痛，周期正常，二便正常，舌中质淡略暗，苔薄白，脉沉弦细。治宗上法，上方去太子参、姜半夏，加防风10 g，片姜黄12 g，山甲珠6 g。14剂，水煎服。

三诊：服上方14剂，双肘关节疼痛，畏风寒减轻，已能穿短袖上衣，出汗减少，刻下仍有双肘关节轻微疼痛，畏风，右肩背明显，服药后半小时出现腹胀，偶有头痛，纳食不馨，饮水较前减少，夜寐较前好转，舌红苔薄白，脉沉细。治以益气和血，祛风通络。处方：五爪龙15 g，生黄芪20 g，当归12 g，川芎10 g，生地黄12 g，赤芍、白芍各12 g，桂枝8 g，半夏10 g，夜交藤18 g，厚朴10 g，山甲珠6 g，乌梢蛇10 g，炒三仙各12 g，炙甘草6 g，豨莶草15 g，炒枳实12 g，炒苍术、炒白术各12 g。14剂，水煎服。

四诊：服上方21剂，加味保和丸每日2次，每日1袋，药后诸症较前明显减轻，双膝、肘关节在受风及阴雨天时似有疼痛，平素已无明显疼痛，右肩背疼痛恶风明显减轻，已无头痛不适。服药后约半小时仍有轻度腹胀，程度和时间均减，近日常有畏寒，汗出，喜凉食，但进食凉饮胃胀加重并出现双膝和双肘关节疼痛，纳食有增，饮水可，夜寐好转，大便日行1~2次，已无大便干燥，小便调，体重增加2 kg。舌体中质淡红，苔薄白，脉沉细小弦。时转初伏，燥邪渐生。上方去川芎、豨莶草，生地黄改为15 g，加鸡矢藤15 g，忍冬藤18 g。14剂。

五诊：服上方14剂后，已无明显不适主诉，嘱原方再进14剂以善其后。

按语：本案患者因产后受凉而出现关节疼痛，分娩时耗血伤气，产后患者体热，容易忽略保暖，关节受凉而导致关节滑膜炎症，出现关节疼痛及活动受限；产后气血不足，营卫失和，腠理疏松，所谓“产后百节空虚”，卫外功能减退，稍有不慎则易感受风寒湿而引发痹证。属于虚人外感，与《伤寒论》中桂枝汤证颇为相似，《伤寒论》：“太阳中风，阳浮而阴弱，阳浮者，热自发，阴弱者，汗自出，啬啬恶寒，淅淅恶风，翕翕发热，鼻鸣干呕者，桂枝汤主之。”本例患者关节疼痛，伴有食后腹胀、睡眠欠佳系产后气血两虚、营卫不和、脾失健运所致，虽为痹证，但产后体质以虚为本，疼痛为标，为本虚标实之证。遂以桂枝汤调和营卫；四物汤养血活血；因其平素腹胀、呃逆、经前乳胀，知其原有肝胃失和，又以柴胡疏肝散加减治之。方中以太子参、生黄芪、白术补脾益气；桂枝、桂白芍、生姜、大枣调和营卫；旋覆花、姜半夏、厚朴花、枳实、炒三仙和胃降气；川芎、生地黄、鸡血藤调和气血；三七片、伸筋草活血散结，舒筋通络；生龙骨、生牡蛎补肾壮骨。全方调营卫，补气血，调体质而固本，调脾胃护中焦祛湿，补肾强筋骨，舒筋通络，标本同治，脏腑同调，故收到理想效果。

案例 2：气虚清阳不升之眩晕

孔某，男，50 岁，2009 年 3 月 16 日初诊。患眩晕多年，发作时天旋地转，甚至仆倒，影响正常工作，曾于北京某医院被诊断为内耳病变，接受手术及中西药物治疗，均未见效。患者平素面色萎黄，精神不振，眩晕时作，工作劳累时加重，甚则跌仆，伴有耳鸣如蝉，纳差，眠不安，便调，咽部有痰，舌体胖，质紫暗，苔薄腻，脉弦弱无力。辨证为清阳不升、浊阴不降、清窍失养而致眩晕。治以升阳除湿降浊法。处方：炒荆芥穗 8 g（后下），葛根 15 g，蔓荆子 10 g，炒蒺藜 12 g，姜半夏 12 g，天麻 12 g，茯苓 30 g，生白术 15 g，僵蚕 10 g，炒杏仁 9 g，炒薏苡仁 30 g，苏梗、荷梗各 12 g（后下），茵陈 12 g，莲子 12 g，炒枳实 15 g，生龙牡各 30 g（先煎）。

二诊：服上药 7 剂后，眩晕大减，耳鸣稍减轻，但疲劳时可加重，知其为肾精不足，宗上法进退，方去茵陈、蔓荆子，加杜仲 15 g，桑寄生 15 g，黄精 12 g。取“滋下清上”之意，14 剂。

三诊：药后眩晕止，耳鸣明显减轻，平日工作精神转佳，无明显疲劳感。宗上方续服 14 剂，同时注意生活规律，饮食调养，随访未复发。

按语：患者平素面色萎黄，精神不振，遇劳累则跌仆，舌体胖，质紫暗，苔薄腻，脉弦弱无力，为气虚体质；患者年届中年，忧思劳倦，损伤脾胃，导致气血不足，运化失常而生湿，导致清阳不升、浊阴不降，故眩晕，天旋地转，面色萎黄，精神不振，工作劳累时加重，甚则跌仆。《景岳全书·眩晕》曰："原病之由，有气虚者，乃清气不能上升，或汗多亡阳而致，当升阳补气。"患者眩晕伴面色萎黄、精神不振、工作劳累时加重，为气血不足的表现，为虚证；伴有跌仆、耳鸣如蝉，为血虚不能养肝，肝风内动，为虚证；还伴有纳差、眠不安，为心脾两虚之象；耳鸣如蝉、咽部有痰，为气虚清阳不升，浊阴内停，凝聚为痰，为正虚邪实证。证属气血不足，心脾两虚，肝失所养，痰湿内生，为本虚标实证。治疗以补气为本，祛湿化痰、疏肝祛风为标。方选清震汤加减，以升麻祛湿而升清降浊；苏梗、荷梗化湿降浊；又以炒荆芥穗、葛根、蔓荆子升阳；天麻、茵陈、炒蒺藜、生牡蛎疏肝清热；薏苡仁、生白术、茯苓健脾祛湿；姜半夏、僵蚕、炒枳实、炒杏仁化痰降气；莲子、生龙骨镇惊宁心安神。

案例 3：元气不足、肾虚失纳之咳喘

患者，女，68 岁，2013 年 12 月 6 日就诊。主诉：活动后呼吸困难 10 年，加重 2 周。患者素体羸弱，10 年前无诱因出现活动后呼吸困难，咳喘伴咳痰呈白色，后多以干咳为主，长期口服镇咳药。2 周前感冒后，现彻夜咳嗽，不易咳出，口唇发绀，食少，腹胀，稍动即喘息不止，二便不利，舌苔白腻，舌质淡，脉弦滑。查肺 CT 显示双肺纹理增多紊乱，肺下可见多发磨玻璃样密度增高影，肺纹理呈细网状及多发囊状病变，双肺下叶可见小叶间隔增厚，气管血管束毛糙。动脉血气分析：PaO_2 65 mmHg。既往有冠心病病史 3 年，服用阿司匹林及辛伐他汀治疗。西医诊断：老年特发性肺纤维化，冠心病。根据患者咳嗽、咳喘、痰白、食少、腹胀、口唇发绀、苔白腻、舌质淡、脉弦滑等症状，中医辨证为肺肾气虚、痰湿内蕴，以健脾祛湿化痰、补肺止咳平喘、补肾通络法治疗。处方：陈皮 10 g，厚朴 6 g，炒苍术 6 g，茯苓 10 g，甘草 10 g，炒白术 15 g，西洋参 6 g，虫草花 3 g，山萸肉 12 g，蛤蚧 6 g，全蝎 6 g，浙贝母 10 g，穿山甲 6 g，地龙 10 g，僵蚕 6 g，三七 3 g，桃仁 6 g，焦三仙 30 g。14 剂，水煎服。

二诊：药后咳痰好转，食少腹胀减轻，睡眠欠佳。上方去茯苓，加茯神 30 g，14 剂，水煎服。

三诊：上药服用 1 个月，患者自觉呼吸困难减轻，动脉血气分析：PaO_2 升高为 80 mmHg。但仍活动后气喘，上方去甘草，加补骨脂 12 g，14 剂，水煎服。

四诊：药后干咳、喘息等症均有好转，各项指标亦有改善，继以上法调理6个月，患者一般情况好，可行简单体力劳动，疗效较满意。

按语：患者为老年女性，素体羸弱，10年前出现活动后呼吸困难，为元气不足、肾气虚体质；久之肺肾俱虚，脾虚失运，肾虚失纳，气不归根，元气亏，推动无力则血瘀，肺脾肾虚，运化不利则纳食不佳、故见干咳、口唇发绀、食少、腹胀、喘息不止、二便不利、舌苔白腻、舌质淡、脉弦滑等症。中医诊断为肺肾虚之肺痿证。

患者平素元气不足，至老年肺脾肾俱虚，气虚脉络瘀阻，故咳喘白痰、呼吸困难、口唇发绀、干咳、食少、腹胀、舌苔白腻、二便不利、脉沉细。故治以补元气，以培本、助脾胃运化、补肺降气化痰、活血通络为法。药用虫草花、山萸肉、蛤蚧补肾纳气；西洋参、炒白术健脾益气；陈皮、厚朴、炒苍术、甘草健脾祛湿；焦三仙健脾消食；浙贝母、地龙、僵蚕肃肺化痰；全蝎、穿山甲、三七、桃仁，活血通络。

2. 阳虚体质及实例解读

阳虚体质平素畏寒怕冷，手足不温，喜热饮，精神不振，舌淡胖嫩，脉沉迟。阳虚之人耐夏不耐冬，易感风寒暑湿之邪，感邪从寒化，易患寒湿证，寒湿郁于肺经鼻窍则发鼻炎；寒湿蕴结下焦胞宫，则发生痛经。

案例1：阳虚寒凝、湿阻鼻窍之鼻炎

王某，男，48岁，2015年11月26日初诊。主诉：鼻炎反复20年，加重2年。患者于20年前冬季受寒后出现感冒，鼻塞流涕，伴发热，经治疗后愈，但以后每遇辛苦劳累、遇寒则感冒发热，同时鼻炎反复发作，伴口干不欲饮，胃胀，乏力，怕冷，双膝关节疼痛，睡眠差，难眠易醒，大便稀溏，日3~4行，小便稍黄，体形丰腴，舌质红，苔薄白，脉沉弦。西医诊断：慢性鼻炎；中医辨证：脾虚失于健运，湿浊内停，鼻窍不利，阳虚卫外不固。治以升阳固卫，健脾祛湿。处方：太子参12 g，炒白术12 g，茯苓20 g，辛夷12 g，炒薏苡仁20 g，苍术12 g，升麻12 g，荷叶12 g，炒山药15 g，炙麻黄5 g，桂枝6 g，焦三仙各12 g，炒枳实15 g，炙甘草6 g。14剂，水煎服。

二诊：药后大便成形，次数减少，日2次，鼻涕减少，胃胀减轻，饮食正常，睡眠安，容易疲劳困倦。上方去炒山药、荷叶，加补骨脂12 g，西洋参10 g（先煎）。14剂，水煎服。

三诊：服药后大便已成形，每日2次，乏力减轻，感冒次数减少，关节痛减轻，鼻炎发作减少，且发作症状已不明显，继以上法调理。

四诊：2016年4月5日，患者反复感冒、冬季鼻炎发作明显缓解，春季受风有不适感觉，口干，急躁。鉴于春季，阳气升发，肝气容易旺，治以疏肝清肝、健脾益气为法。处方：南沙参15 g，西洋参8 g（先煎），厚朴12 g，苏梗10 g（后下），生麦芽20 g，半夏12 g，夏枯草12 g，炒白术15 g，五爪龙20 g，生山药15 g，白芍12 g，玫瑰花12 g，车前草15 g，炒枳壳12 g，甘草6 g。14剂，水煎服。

五诊：药后症状已不明显，嘱调畅情志，放松精神，适量运动以巩固疗效。

按语：患者为中年男性，素体阳虚，肺脾肾功能不足，鼻炎反复发作20年，鼻流清涕，伴口干不欲饮，胃胀，乏力，大便稀溏，日3～4行，体形丰腴，冬季容易感冒，睡眠不好，膝盖冷痛，为肺气虚寒，肺失宣降，肾虚元气不足，护卫能力减退，脾胃虚弱，后天失养，水湿停留体内，为肺脾肾阳虚表现，证为本虚标实。治以升阳固卫、健脾补肾祛湿、宣肺通窍。方取四君子汤合清震汤加减，药用太子参、炒白术、茯苓、炙甘草补脾益气；补骨脂补肾；炒山药、炒薏苡仁、炒枳实健脾祛湿；焦三仙消食；升麻、苍术、荷叶升清降浊；辛夷、炙麻黄、桂枝宣通鼻窍，温肺散寒。

案例2：脾肾虚、寒湿阻滞胞宫之痛经

张某，女，27岁，2019年8月21日初诊。主诉：原发性痛经多年。患者痛经始于月经初潮，每次经前一天开始出现小腹胀满不适，经期第1～2天均疼痛明显，痛时需服用止痛药方缓解，末次月经为8月15日，经期规律28～30天，月经持续5天左右，月经量少色暗，吃凉则腹痛，手脚凉，平素怕冷，睡眠差，大便有时稀溏，腰酸乏力，舌淡红，苔白腻，脉弦细。中医诊断：痛经；中医辨证：脾肾亏虚，寒湿阻滞。治以健脾温肾、散寒除湿为法。处方：制附片12 g（先煎），砂仁10 g（后下），川牛膝12 g，炒白术15 g，生山药15 g，香附12 g，生姜12 g，艾叶10 g，合欢皮20 g，酸枣仁30 g，茯神30 g，木香10 g，太子参15 g，女贞子12 g，枸杞子12 g，茯苓20 g。7剂，配方颗粒。并嘱患者忌食生冷油腻，避免吹空调，避免夜间洗头，不熬夜等。

二诊：2019年8月29日，药后感觉变化不大，仍怕冷，睡眠尚可。上方制附片改为15 g（先煎），去木香、枸杞子，加炒白芍12 g，桂枝6 g。7

剂，水煎服。

三诊：2019 年 9 月 5 日，手脚凉，怕冷好转，睡眠可，舌红苔黄腻，脉弦细。处方：制附片 15 g（先煎），砂仁 10 g（后下），川牛膝 30 g，炒白术 15 g，生山药 15 g，桂枝 6 g，炒白芍 12 g，生姜 12 g，艾叶 10 g，合欢皮 20 g，酸枣仁 30 g，太子参 15 g，当归 12 g，通草 15 g，木香 12 g。7 剂，水煎服。

四诊：2019 年 9 月 12 日，手脚凉进一步好转，犯困，大便不成形，睡眠尚可，舌红，苔薄，脉弦细数。大便不成形为脾虚湿重之象，加强健脾燥湿之力。处方：上方去炒白芍、生姜、当归、通草，加荷叶 12 g，炒苍术 15 g，干姜 12 g，草果 8 g。7 剂，水煎服。

五诊：2019 年 9 月 19 日，患者于 2019 年 9 月 14 日来经，无痛经，睡眠早醒，大便成形，舌脉同前。处方：制附片 15 g（先煎），细辛 3 g，川牛膝 20 g，茯神 30 g，酸枣仁 30 g，合欢皮 20 g，佩兰 12 g，荷叶 12 g（后下），当归 12 g，生艾叶 10 g，桂枝 6 g，补骨脂 12 g，山药 15 g，炒苍术 15 g，炒白术 15 g，干姜 8 g。7 剂，水煎服。药后守法又调理 1 个月，2019 年 10 月 12 日复来月经，未见痛经，二便可，手脚温。

按语：患者原发性痛经多年，生于北方，气候寒冷，又多喜食生冷，形成阳虚体质。寒湿内蕴，阻滞胞宫，故出现经期腹痛、怕冷、吃凉腹泻、大便稀溏、得热痛减、经血色暗有块、血块排出则痛稍缓等症。《医宗必读·虚劳》曰："……脾肾者，水为万物之元，土为万物之母，两脏安和，一身皆治，百疾不生。夫脾具土德，脾安则肾愈安也。肾兼水火，肾安则水不夹肝上泛而凌土湿，火能益土运行而化精微，故肾安则脾愈安也。"患者素体脾肾阳虚，又喜食生冷，导致寒湿内停，寒凝血瘀，阻滞胞宫，而痛经不止。故治以温脾肾，散寒湿法。药用太子参、干姜、生山药、茯苓健脾益气；炒苍术、荷叶、佩兰化湿燥湿运脾；制附片、补骨脂、桂枝温肾散寒；枸杞子、女贞子益肾填精；艾叶、生姜暖宫散寒；川牛膝、炒白芍、当归活血化瘀；木香、细辛、香附行气止痛。

3. 痰湿体质及实例解读

痰湿体质常见于先天遗传，或喜食肥甘厚味、嗜烟酒等，导致脾胃受损，运化失职，湿蕴中焦，聚为痰湿，症见痰多、头发油腻、面部长痘、大便不成形、腹胀、食欲不佳、口淡不渴、易水肿等。《医宗必读》曰："若脾胃运化失职，土不制水，则导致水津不行，停聚而为痰、为饮""脾为生痰之源，治痰不理脾胃，非其治也。”脾为湿困，津液转输不利，化为痰湿，上输于肺，故有“脾为生痰之源，肺为贮痰之器”的说法，脾虚生湿，湿聚为痰，痰阻气滞，郁于心胸则痰阻胸闷；郁于肺则咳嗽多痰；郁于脾胃则呕恶、腹泻；郁于肝则咳逆胁胀满；郁于肾则咳痰、腰酸水肿。故痰湿不化，则五脏功能失调，百病由生。

案例1：脾虚痰湿阻肺之咳嗽

吴某，男，28岁，2016年11月3日初诊。主诉：咳嗽、咳痰半年。患者咳痰已多年，半年前感冒、咳嗽咳痰，感冒治愈后，咳嗽咳痰仍在，胸部CT显示肺有阴影，肝功能异常。刻下症：咳嗽，咳白痰，大便有时稀，咳则两胁肋痛，食欲不振，舌红苔白腻，脉沉细。辨证为脾虚湿蕴，痰阻肺逆，肝胆湿热。治以健脾祛湿，肃肺化痰，清利肝胆。处方：太子参15 g，浙贝母12 g，陈皮12 g，八月札15 g，茵陈30 g，山药20 g，厚朴12 g，砂仁12 g（后下），炒白术15 g，炒枳实15 g，百合15 g，木香12 g，紫菀15 g，炒苍术15 g，桔梗15 g。7剂，水煎服。

二诊：药后已不咳嗽，仍有痰，大便不成形，肝功能恢复正常。上方去厚朴、木香、茵陈、陈皮，加炮姜10 g，僵蚕12 g，竹茹12 g，补骨脂12 g。14剂，水煎服。

三诊：药后大便成形，手心出汗，咳痰减少，睡眠可。上方去炒苍术、浙贝母、八月札，加法半夏10 g，茯苓15 g。14剂，水煎服。

按语：患者为青年男性，饮食劳倦，情志郁结，湿气内停，形成痰湿体质。本次感冒后咳嗽，咳白痰半年不愈，伴有大便不成形、食欲不振、两胁肋痛等症。清代张璐《张氏医通》曰：“皮毛者肺之合，故虽外邪欲传脏，亦必先从其合而为嗽，此自外而入者也。七情郁结，五脏不和，则邪气逆上，肺为气出入之道，故五脏之邪上蒸于肺而为咳，此自内而发者也。”脾虚生湿，湿聚为痰，痰阻肺络，肝气不调，气机升降受挫，肺气不利而为咳嗽、咳痰。本案患者咳嗽、咳痰半年，肺部阴影久不消散，乃脾虚生湿，湿阻于肺，肺失宣降，痰浊不化，影响肝胆气机不调，肝气生于左，肺气降于右，肝肺气机不调，则咳嗽久而不愈。治以健脾祛湿，肃肺化痰，疏肝利胆。取补脾肺疏肝止咳方治疗，药用太子参、陈皮、百合补肺益脾；厚朴、砂仁、山药、木香、炒白术、炒枳实、炒苍术健脾和胃，燥湿利水，以绝生痰之源；浙贝母、紫菀、百合、陈皮、桔梗宣肺降气，化痰止咳；八月札、茵陈疏肝清热。本痰湿生于脾胃，以健脾和胃、祛湿化痰为主，宣肺降气，化痰止咳，佐疏肝行气、清热，以肝气升于左、肺气降于右，气循环正常则肺正常行使宣降功能，进而则咳嗽、咳痰自止。

案例2：痰湿化热、阻滞心胸之胸痹

张某，女，60岁，2020年8月24日初诊。主诉：心悸、胸前区憋闷疼痛3个月。患者自幼患气管炎，经常咳嗽有痰，体形肥胖，10年前患冠心病，遇劳或受寒则心绞痛发作，服用硝酸甘油可缓解，本次因阴雨天气而诱发。刻下症：胸前区憋闷疼痛，伴恶心、头晕，肢体沉重，平素体形肥胖，睡眠不实，大便黏滞不爽，痰多，黄白痰，舌淡，舌体胖，边有齿痕，舌苔黄腻，脉沉滑。诊断：胸痹心痛。辨证为痰湿阻滞，心脉瘀阻。治以化痰宽胸宣痹。方以瓜蒌薤白汤和菖蒲郁金汤加减。处方：瓜蒌30 g，薤白12 g，炒枳实15 g，法半夏10 g，陈皮12 g，石菖蒲15 g，郁金12 g，茯苓20 g，竹茹12 g，僵蚕12 g，旋覆花12 g（包煎），川芎12 g，生白术30 g，太子参20 g，丹参15 g，砂仁12 g（后下）。7剂，水煎服，日1剂。

二诊：药后胸闷疼痛减轻，恶心症状消除，仍头晕，肢体沉重，口黏而苦，舌脉同前。上方去旋覆花，加川芎12 g，金钱草12 g。14剂，水煎服。

三诊：药后胸闷疼痛已明显减轻，头晕，肢体沉重亦减，舌红体胖，苔薄白略腻，脉沉滑。此为痰湿已化，胸阳复展，上方去竹茹，加山药12 g，生黄芪15 g。14剂，水煎服。

四诊：药后诸症消失，1年后随访，病情未复发。

按语：患者为老年女性，自幼咳嗽多痰，体胖，为痰湿体质。《血证论·怔忡》曰：“心中有痰者，痰入心中，阻其心气，是以心跳不安。”患者素有痰，后患有冠心病，遇阴雨天则痰湿阻滞心胸，上焦气机不得宣畅而心痛。病机为脾失健运，转输无权，湿浊内生，阳虚不能蒸化水液，寒饮上迫，心胸痰湿痹阻而心痛。患者心悸，胸闷、心痛伴睡眠不实，肥胖，大便黏滞不爽，恶心头晕，痰多，黄白痰，舌苔黄腻等，为痰湿郁阻、气血瘀滞、心胸痹阻、脑窍不通的表现。治以化痰湿、祛痰热为中心，辅以宽胸散结、健脾祛湿，使痰湿化解，胸阳舒展，气机通利，心悸胸痛方获缓解。方选瓜蒌薤白汤合菖蒲郁金汤加减，药用瓜蒌、薤白、郁金，石菖蒲、竹茹化痰散结；砂仁、法半夏、炒枳实、陈皮、太子参、茯苓、生白术补脾益气；丹参、川芎活血化瘀；旋覆花、僵蚕降气化痰。

4. 湿热体质及实例解读

湿热体质可见于先天禀赋，或嗜烟酒、常熬夜之人，出现面垢油光、多有痤疮粉刺、常感口干口苦、眼睛红赤、心烦懈怠、身重困倦、小便赤短、大便燥结或黏滞，男性多有阴囊潮湿，女性常有带下增多，舌苔黄腻，湿热在皮肉则为湿疹或疔疱；在关节筋脉则局部肿痛；脾胃湿热，可见脘闷腹满，恶心厌食，便溏稀，尿短赤，脉濡数；肝胆湿热表现为肝区胀痛，口苦食欲差，或身目发黄，或发热怕冷交替，脉弦数；膀胱湿热见尿频、尿急，涩少而痛，色黄浊；大肠湿热见腹痛腹泻，甚至里急后重，泻下脓血便，肛门灼热、口渴。

案例 1：脾胃湿热，弥漫三焦

刘某，男，48 岁，2018 年 10 月 28 日初诊。主诉：手足面部结节性红斑 1 年。患者 1 年前因手足结节性红斑、疼痛，在外院诊断为“白塞综合征”，间断服用雷公藤等至今。刻下症：手足指关节、面部结节性红斑，背部散在大量脓包疮，瘙痒疼痛，足底痛，周身关节游走痛，口腔溃疡，视物模糊，眼干涩多泪，二便正常，心烦易怒，偶有头晕，头痛如锥刺，睡眠可，不欲饮食，阴茎溃烂刺痒。自幼（10 岁）即患口疮，时发时止，舌体稍胖，边有齿痕，舌红，边有溃疡，苔白腻，脉弦滑小数。西医诊断：白塞综合征。中医诊断：狐惑病；中医辨证：脾胃湿热内蕴，湿热弥漫三焦，肝经风热。治以祛湿解毒，疏风清热。以当归拈痛汤合半夏泻心汤加减。处方：丹参 15 g，羌活 10 g，防风 10 g，防已 10 g，升麻 10 g，青蒿 18 g，黄连 10 g，黄芩 10 g，茵陈 12 g，半夏 10 g，干姜 10 g，炒苍术 12 g，知母 10 g，苦参 8 g，金银花 15 g，鸡矢藤 15 g。10 剂，水煎服。

外洗方：苦参 12 g，黄柏 12 g，地肤子 15 g，蛇床子 12 g，当归 15 g，白矾 10 g，金银花 15 g，蒲公英 12 g。水煎先熏后洗阴茎，10 剂。

二诊：药后头晕，头痛症减，周身关节痛也有减轻，口疮未见新发。上方去升麻、炒苍术，加虎杖 12 g，土茯苓 20 g。14 剂，水煎服。

三诊：2018 年 11 月 24 日，药后面部红斑已减，口舌溃疡均消失，结合外洗药物，阴茎刺痒症消失，继如法调理，上方去羌活、防风，加晚蚕沙 15 g，萆薢 12 g，天冬 12 g。14 剂，水煎服。

四诊：2018 年 12 月 10 日，药后病情平稳，口腔、阴部溃疡未发，其他症状也有减轻，精神状态尚可，继以上方进退，半年后随访，病情已明显好转。

按语：患者因手足结节性红斑，疼痛 1 年余就诊。患者自幼即患口腔溃疡，时发时止，为身体湿热内蕴，侵蚀口腔黏膜所致，属于湿热体质；湿浊内蕴，日久化热，又感受湿热毒气，致热毒内壅，湿热在脾胃则不欲饮食；

伤肝则心烦易怒，视物模糊；湿热毒气，循经上攻于口眼，下注于外阴，则发为口、眼、生殖器溃疡。由于病情迁延日久，反复发作，湿热内蕴，溃疡久不愈合，为虚实夹杂证。从症状特点看属于肝经风热、脾胃湿热内蕴，故治以疏风清热、祛湿解毒。全方治疗以肝、脾为中心，以祛湿清热为重点，佐以凉血清肝、健脾助运和胃之品，使肝脾调，湿热清，则溃疡得以缓解。方选当归拈痛汤合半夏泻心汤加减，以羌活、防风疏风祛湿，升麻升阳除湿，防己解肌祛湿，半夏、干姜温脾和胃，黄连、黄芩、苦参、炒苍术燥湿清热，茵陈、鸡矢藤清利湿热，青蒿、知母清热养阴，金银花清热解毒，丹参活血化瘀。

案例 2：湿热内蕴成淋证

齐某，男，38 岁，2019 年 6 月 25 日就诊。主诉：尿频、尿痛 3 天。刻下症：尿频，尿急，尿痛，无明显发热，口干苦，心烦，脾气急躁，舌红苔黄腻，脉弦滑。平素性情急躁，喜饮酒。辨证为下焦湿热，肝气郁滞。处方：法半夏 10 g，石韦 15 g，瞿麦 15 g，茯苓 30 g，泽泻 20 g，滑石 15 g（包煎），灯心草 12 g，砂仁 12 g（后下），木香 12 g，预知子 15 g，佛手 12 g，白茅根 15 g，茵陈 15 g，夏枯草 15 g，川牛膝 15 g，生白术 15 g，山药 15 g。7 剂，水煎服。

二诊：药后尿频、尿急、尿痛诸症减轻，急躁亦缓。继以上法巩固 1 周而愈。

按语：患者为壮年男性，平素性情急躁，喜饮酒，为湿热体质；饮食失节，嗜酒，形成湿热，蕴结于脾胃，熏蒸肝胆，导致肝胆湿热内蕴，伤于下焦，可导致下焦湿热，影响肾与膀胱气化而产生尿频、尿急、尿痛等症状；情志内伤，肝气郁而化火，引动心火，心肝火旺，则出现心烦急躁等症状。辨证为肾与膀胱、心、肝胆、脾胃湿热的病变。治以清热利湿、通利下焦湿热，辅以疏肝解郁、调畅气机。使湿去热清，一身之气周流，则病可痊愈。方中石韦、瞿麦、滑石清下焦湿热，茯苓、泽泻淡渗利湿，灯心草、白茅根利尿通淋，川牛膝引热下行，预知子、佛手、夏枯草、茵陈疏肝清热，生白术、山药健脾祛湿，砂仁、木香、法半夏苦温燥湿。

5. 气郁体质及实例解读

气郁体质：由于长期情志不畅、气机郁滞而形成的以性格内向不稳定、忧郁脆弱、敏感多疑为主要表现的体质状态。多见于中青年，以女性多见，性格多孤僻内向，易多愁善感，气量较狭小。气郁体质者的发病以肝为主，兼及心、胃、大肠、小肠。易伤情志及饮食，易产生气机不畅，如郁病、失眠、梅核气、惊恐等，现代研究此类体质易生肿瘤。症见面色苍暗或萎黄，性情急躁易怒，易于激动，或忧郁寡欢，胸闷不舒，时欲太息，舌淡，舌边红，苔白，脉弦。气机郁滞导致湿的代谢障碍，故气郁体质也容易生湿。

案例1：肝郁脾湿之郁证

宋某，女，60岁，2019年11月21日初诊。主诉：抑郁症12年。自患病以来长期服用抗焦虑抑郁类药物（地西泮）。刻下症：精神紧张，易生气，入睡困难，服用地西泮方能入睡，头右侧发胀，头昏沉感，脱发明显，脸面易出油，双下肢浮肿，口干渴，耳鸣，怕冷，咽部有痰，易出汗，纳可，大便黏滞不畅，口唇紫暗，舌红苔薄白，脉弦滑。中医诊断：郁证；辨证：肝热脾虚，湿热内蕴，心神不宁。治以疏肝清热、健脾除湿、宁心安神为法。处方：川芎12 g，钩藤15 g，菊花12 g，预知子15 g，夏枯草15 g，炒栀子12 g，法半夏10 g，砂仁12 g（后下），生白术30 g，虎杖20 g，炒柏子仁30 g，生龙骨20 g（先煎），土茯苓20 g，干姜8 g，酸枣仁30 g，茯神30 g。7剂，配方颗粒。

二诊：2019年11月28日，药后胃脘烧灼感，肚子热，右侧头部麻木发胀，偶头晕，睡眠有改善，仍痰多，口渴，仍大便黏滞，睡眠改善，舌脉同前。上方去炒栀子、生龙骨，加生石膏30 g，天麻20 g，干姜改为12 g。7剂，配方颗粒，冲服。

三诊：2019年12月4日，仍有肚子发热，头胀头麻好转，口渴减，关节手脚凉疼感，睡眠进一步好转，已减少地西泮服用量，舌红苔薄白，脉弦滑。调整处方：法半夏10 g，砂仁12 g（后下），木香12 g，生白术30 g，干姜10 g，虎杖20 g，生石膏30 g（先煎），知母12 g，川芎12 g，钩藤15 g，枳实15 g，大腹皮15 g，川牛膝30 g，乌梢蛇6 g，延胡索15 g，酸枣仁30 g。7剂，配方颗粒，冲服。

四诊：2019年12月11日，仍有头胀，肚子发热，大便黏，胃灼热好转，大便黏滞改善，但仍有不畅感，关节手脚凉疼好转，睡眠可。上方去延胡索、川牛膝、大腹皮，加蒲公英15 g，土茯苓30 g，厚朴12 g。14剂，配方颗粒。

五诊：2019年12月25日，主诉症状逐渐减少，大便有改善，头胀减轻，继以上法调理。3个月后，家属来访，诉患者已明显好转。

按语：患者患有抑郁症12年，属于气郁体质。《素问·举痛论》曰：

“思则心有所存，神有所归，正气留而不行，故气结矣。”《素问·本病论》又曰“人忧愁思虑即伤心”“人或恚怒，气逆上而不下，即伤肝也”。肝主疏泄，性喜条达，忧思郁虑、愤懑恼怒等精神刺激，均可使肝失条达，气机不畅，致肝气郁结而成气郁，这是郁证的主要病机。气郁日久而化火，肝火上炎而形成火郁；肝气郁结，横逆母脾，导致脾失健运，脾运化水谷及运化水湿作用受到影响，脾不能消磨水谷，必致食积不化，而形成的食郁；若不能运化水湿，水湿内停，而形成湿郁，湿郁化热而成湿热。故治疗以疏肝解郁清热、调脾胃清湿热、宁心安神为大法。方用疏肝健脾解郁方。以钩藤、菊花、夏枯草、预知子、炒栀子清肝泻火；法半夏、白术、砂仁、干姜健脾和胃除湿；炒柏子仁、生龙骨、酸枣仁、茯神养心安神；虎杖、土茯苓清利湿热；川芎升阳除湿。

（二）审时令

湿病有一定的季节性，故湿病辨证，要注重时令节气的变化。路老重视季节和时令对湿病的影响，提出“四季皆可湿为患”的观点，古代多数医家也持此观点，元代朱丹溪认为“六气之中，湿热为重”，清代雷丰认为“土寄于四季之末，四时皆有湿气”。路老指出，湿病不仅南方独有，北方亦不少见，南方多湿，以外湿为主，北方主燥，但饮食不节、过食肥甘之人日众，恣食生冷者随处可见，致脾胃受损，中阳困遏，故北方内湿多见。随着全球变暖，气候多变，季节夹湿较为多见，正如清代王孟英所说“湿无定位，分旺四季”，故临证要审时令，把时令变化的寒热与湿结合起来，依据四时气候变化的特点，确定相应治法，体现了“人与天地相参”的中医辨证观。关于湿与时令的关系具体体现于以下 3 个方面。

1. 四季皆有湿病

春天大地回暖，雨水后气温回升，地气上升，冰雪融化，万物萌动，百虫复苏，春雨降临，地湿化为寒水，寒湿伤人阳气，过敏性鼻炎、哮喘、腹泻、类风湿疾病及腰腿痛高发；伴随太阳的普照，湿与热结，湿热秽浊之气弥漫，湿热环境为病原微生物滋生创造了条件，春风吹拂，风温流感猖行，荨麻疹、水痘、风疹等亦高发。

立夏后，天气炎热，农作物茂盛，又到了芒种时节，农民挥汗如雨，汗湿沾衣，随着气温升高，昼长夜短，热度高，睡眠少，食欲差，又贪凉饮冷，内湿招来外湿，暑湿、湿热之邪乘虚而入，暑湿感冒、呕吐、腹泻、痢疾、风湿痹痛等成为夏秋季节常见病、多发病。

秋季金风送爽，气候转凉，但初秋高温、高湿的“秋老虎”天气依然存在，湿热交蒸，关节痹痛、老年咳喘、脾胃病等极易复发。中秋之后，天气转凉，万木萧疏，秋燥伤人，肺病、心脑血管病、风湿免疫病、代谢性疾病，成为此季节的重要杀手。

冬天千里冰封，万里雪飘，寒风刺骨，寒气伴随着环境的湿气，侵入肌肤、筋骨、血脉，风湿病、心血管病、代谢性疾病、免疫性疾病高发，冬季取暖，东北的火炕、火墙，加之冬季饮食肥甘厚味，外有风寒湿邪，内则湿热内阻，多呈现上热下寒、内热外寒等复杂病证。

2. 昼夜之湿影响五脏病变

五脏之病势趋向与春夏秋冬时令之气盛衰变化有关，如《素问·脏气法时论》曰：“病在脾，愈在秋，秋不愈，甚于春，春不死，持于夏，起于长夏，禁温食饱食，湿地濡衣。”还随昼夜时辰的变更发生变化，《素问·脏气法时论》又曰：“心病者，日中慧，夜半甚，平旦静。”“慧”指病情缓解；“静”指病情稳定；“甚”指病情加重。即心病在白天病情缓解；后半夜病情加重；早晨病情稳定。一天之中随着五脏之气的盛衰呈现病理变化。冠心病夜半发病率最高，这与夜间阳气衰、寒湿之气较重有关，脾阳虚五更泻的患者，每于清晨时分腹痛、腹泻，是《素问·脏气法时论》所言脾病“日出甚”的一个典型实例。脾主肌肉四肢，周期性瘫痪的患者，发作多在清晨初醒时，也是脾病“日出甚”的表现。肺病咳嗽多在下午加重，与肺病“日中甚”相吻合。五脏病变均是在该脏气所主阳气衰、寒湿气重时加重，说明昼夜之湿对五脏功能有一定的影响。

3. 治湿用药注重时令变化

金元时代大家李东垣在《脾胃论》中，非常注重审时令用药，在《脾胃论·脾胃将理法》中曰：“《内经》必先岁气，毋伐天和，是为至治。又曰：无违时，无伐化。又曰无伐生生之气，皆此常道也。用药之法，若反其常道，而变生异证，则当从权施治。”他认为在治疗中不能违背四时节气的自然规律，又不要克伐人体的生生之气，再结合药物本身的四气五味进行治疗，才是用药的正常之道。

李东垣的清暑益气汤为长夏季节的常用方，治疗外感时，在春暖多风季节，应在疏风清热解表基础上，加炒白术、白茅根、芦根、生黄芪等益气固卫护津之品；暑湿阴雨连绵季节，应加芳香化湿药物，宣畅气机，透表达邪，如藿梗、荷梗、佩兰、厚朴花、苏梗等。治疗泄泻患者，在多雨季节，要加健脾益气、燥湿祛湿之剂，如生黄芪、炒白术、炒苍术、生山药、炒薏苡仁、茯苓、杏仁等；在冬季，则加温阳护脾肾之剂，如吴茱萸、补骨脂、肉豆蔻、干姜等温中散寒、收敛止泻；在夏季则应在温阳散寒之剂中加入清热之品，如蒲公英、布渣叶、莲子等；在旱季，则加入太子参、五味子、麦冬等益气补阴之剂。时间医学研究成果显示，给药时间或季节的不同，相同剂量药物作用的强度有很大的差别。

临床治疗湿证，也要考虑季节因素，从而审因论治。如治疗湿晕案例，发生在春季或夏季，治疗则有所不同。如治疗患者刘某，男，37 岁，3 月感冒后，出现头晕目眩，视物旋转，时有恶心，周身倦怠，头胀，精神萎靡，困倦嗜卧，睡眠可，纳食一般，舌苔白腻，脉濡，平素嗜酒，有饮冷习惯，通过四诊合参，诊为湿邪内蕴，春季感风邪，风湿相搏，束于肌表，蒙蔽清窍而致眩晕，治以散风祛湿、健脾利水。药用秦艽、防风、防己、蔓荆子、炒蒺藜、葛根、当归、海风藤、大腹皮、炒苍术、杏仁等，服药 7 剂，眩晕缓解。又治疗夏季头晕患者张某，男，42 岁，眩晕已 2 年，今年又逢夏季，天气炎热，贪凉饮冷，头胀耳鸣，舌淡苔白，脉弦滑。证属外感暑湿与内湿相搏，以清暑益气法治疗，药用生黄芪、炒苍术、姜半夏、石菖蒲、郁金、茯苓、苦杏仁、薏苡仁、防风、防己、川芎、葛根。药后眩晕减，诸证消失。上述两例患者虽同为眩晕，但时令不同，症状各异，应抓主症，审时令，因时立法，辨证治疗。

（三）审地域

我国南北地域水土性质、气候特点、人们的生活习惯都有较大的差异，这就形成了不同的体质特点和致病因素。因此，南北地域的病证亦有各自的特点。

1. 地域不同、发病不同

《素问·异法方宜论》指出了不同地域之人，发病有不同。如东方之人“其病皆为痈疡”，西方之人“其病生于内”，北方之人“脏寒生满病”，南方之人“其病挛痹”，中央之人“其病多痿厥寒热”，说明地域不同、生活习惯不同，发病特点各异。现代流行病学调查发现，不同地域疾病的发病特征有所不同。如北方天气寒冷，呼吸道疾病在 1 月、12 月为高发期，同时急诊死亡病例冬季多、夏季少。南方气候潮湿多雨、气压低，心脑血管病的发生多与低气温、低气压有关。南方湿热较重，一些脑卒中发病多在春季，冬季死亡率高。吉林春季流行病的发病率最高，夏季最低。昆明脑血管病在1月、3—4月、7月和10月高发。武汉冠心病、高血压多发于春季，上呼吸道感染、脑梗死多发于夏季，哮喘多发于秋季，下呼吸道感染、脑溢血多发于冬季。

2. 湿病的发生与地域相关

我国地域辽阔，地域环境湿度不尽相同，即使是同一地区，不同季节的湿度差异亦为明显。在华东、华南地区，受东南季风影响，盛夏多雨多雾，空气中水蒸气处于饱和状态，湿度较高，如广州、珠海等地，年平均降雨量1684 mm，最高湿度可达98%以上；海南、云南等有些地区降雨量偏多，相对湿度达85%以上，长夏季节湿度可达100%。北京的年平均湿度为53%，位于东北平原的哈尔滨，年平均湿度为67%，位于东南部的上海，年平均湿度为75%，西南部的成都，年平均湿度为82%。但每年7—8月，北京和哈尔滨的相对湿度可达79%，与上海（83%）、成都（86%）、广州（83%）的相对湿度非常接近，说明盛夏季节，北方的湿度也比较高，日照和通风较差的地方，室内相对湿度可达90%。不论南方、北方，随季节不同，相对湿度均较高，因此与湿有关的疾病有持续增高的趋势。我国的青岛地区，多雾潮湿，年均降雨量为768 mm，7—8月，其湿度可达100%，生活在此地的居民，高发病为风湿性关节炎、过敏性鼻炎、过敏性湿疹等，与其特有的地域密切相关，其他沿海城市也有此特点。

马来西亚、新加坡等东南亚地区，高温多雨，气候炎热潮湿，地域湿度为65%~97%，有时候新加坡年湿度可达92%~98%，典型的湿热相交气候，为了适应这种环境，人们喜食咖喱、辣椒等辛辣之品，又喜欢冷饮加冰等寒凉之物，这种饮食习惯也导致湿性体质，尤其是湿热体质的人偏多。

中医认为天人相应，人处在高湿的环境中，皮肤黏膜及细胞体液免疫水平发生变化，机体处于免疫力低下的状态，导致防御力下降，各种疾病油然而生。如沿海城市是海洋性气候，湿度较大，人们喜食酒醪海鲜，高脂血症、高尿酸血症高发，心脑血管病患者也较为敏感，发作频繁，危重患者在闷热天、风雨交加之夜辞世者多。慢性支气管炎、肺气肿与地域的湿度也有关系。关节炎对高湿气候非常敏感，相对湿度大于10%时，关节炎的发病率明显增加，疼痛也在阴雨天加重，因此，关节炎被称作是湿度的“晴雨表”。我国沿海城市、东南亚国家及欧洲国家风湿病高发，其病因与地域气候有关。

湿热气候还使人易患偏头痛、溃疡病、脑血栓等，环境湿度增加时，身体从肠道吸收水分，导致浮肿。结缔组织病的发生，居处环境潮湿是其首要危险因素。医源性湿证见于大量输液的患者，在输液后出现头晕、胸闷、胃胀、食欲不振、舌苔白腻、脉濡或濡数，属中医湿阻类疾病。

3. 散寒祛湿、因地制宜

《内经》指出"治病者，必明天道地理"，唐代孙思邈在《备急千金要方·治病略例》进一步明确了南北地域的不同用药原则："凡用药皆随土地所宜。江南岭表，其地暑湿，其人肌肤薄脆，腠理开疏，用药轻省。关中河北，土地刚燥，其人皮肤坚硬，腠理闭塞，用药重复"，强调临证用药必须考虑水土、气候及患者的体质等因素。《中国医学源流论》指出："吾国地大物博……是以水土气候、人民体质各地不同，而全国医家之用药，遂亦各适其宜，而多殊异。"火神派产生于我国四川、云南一带，因该地区日照少、湿度大，故善用干姜、附子等火热药物，推崇温热法。四川人常食制附子，医家惯用乌头、制附子数两，麻黄、柴胡、干姜数钱，而绝少伤阴劫津之弊者，乃川人常饮西康雪山之寒水，故用麻黄、柴胡解表散寒，用干姜温中祛寒，用乌头、附子温肾祛寒。

4. 同病异治、因地制宜

同一病证，地域不同，特点不同，治疗也各异。如自汗症，南方地处卑湿，水土薄弱，人体腠理疏松开泄，自汗则易伤阴，故治疗以北沙参、天冬、浮小麦、白芍、生龙骨、生牡蛎、五味子、糯稻根、乌梅等养阴敛津以清热；北方人腠理致密，自汗多为卫气不固或内热所致，往往是伤阳伤气为主，故使用黄芪建中汤、桂枝汤、参附龙牡汤等。再如久泻证，北方人阳气已虚，久泻者对附子理中汤、四神丸、真人养脏汤类大辛大热之剂反应好，而且姜、附用量宜大；南方患者由于气候和体质等原因，应在附、桂温运阳气的同时参用健脾利湿、芳香化湿、疏肝清化之法较为合适。

二、察病属

（一）辨病位浅深

湿病辨证，要明病因、辨病性、定病位、审病势，通过综合分析，确定治法方药。

1. 明病因

《黄帝内经》根据“湿”不同的存在形式，将“湿”分为天之湿和地之湿两类。天之雾气，为浊中之清，多伤于上；地之湿气，为浊中之浊，多伤于下。《灵枢·百病始生》曰：“夫百病之始生也，皆生于风雨寒暑、清湿喜怒……风雨则伤上，清湿则伤下。”《素问·五常政大论》指出：“大雨时行，湿气乃用。”《金匮要略》曰：“湿伤于下，雾伤于上……雾伤皮腠，湿流关节。”明代赵献可《医贯·湿论》云：“有在天之湿，雨露雾是也，在天者本乎气，故先中表之荣卫。有在地之湿，泥水是也，在地者本乎形，故先伤肌肉、筋骨、血脉。”顾松园说：“天之湿，雾露雨露是也；地之湿，冰水泥泞是也；人之湿，汗出沾衣是也。”故伤于湿者，有天之湿、地之湿、人之湿之分；又有外感、内伤之别。而湿病之根本取决于人体正气之虚，《医方考》曰：“湿淫于内者，脾土虚弱不能制湿，而湿内生也。”

（1）外感之湿

湿为自然界常见的气候因素之一，一年四季中，长夏主湿，但四季皆有之。外湿主要涉及天之湿及地之湿。

天之湿：触冒雾露之气，冒雨涉水，梅雨季节，多阴少晴，空气潮湿，夏季暑湿，夜宿室外，空调过用，雾霾伤人，超越了机体的正常防御能力，就会成为病因，导致机体发病。其致病往往伤人之表，或伤人体上部。伤于肌表者症见鼻塞、恶寒、微发热、无汗、肢体酸楚、口不渴、舌苔白腻，或身热不扬、身重胸闷、口渴心烦、乏力、溲黄、舌苔黄而腻、脉濡缓或濡数；伤于人体上部可见头重如裹、眩晕耳鸣、肢体困重，或脘腹痞满、泛酸呕恶、便溏等。

地之湿：久居湿地，或涉水溅泥，或以水为事等易致湿邪留滞，浸淫机体而犯病。如东南沿海之地，地势低洼，水网密布，环境多湿，易感受湿邪为患。地之湿浊伤人体下部，流注肌肉关节则为痹为痿。症见肢体关节疼痛重着、屈伸不利，肌肤麻木，手足沉重，兼脘痞腹胀，纳呆，大便黏滞不爽，舌苔白腻，脉濡缓等。后期致关节肿大畸形，屈伸不利，腰膝酸软，精神倦怠等。伤于筋脉者，气血运行不畅，经脉失于濡养，则可见颈项强急、四肢抽搐、恶寒发热，或手足蠕动等筋脉拘挛之证。正如《素问·至真要大论》所说：“诸颈项强，皆属于湿。”薛生白在《湿热病篇》中指出：“湿热证，三四日即口噤，四肢牵引拘急，甚则角弓反张，此湿热侵入经络脉隧中”，亦是指湿热侵犯筋脉导致筋挛脉急之证。《素问·气交变大论》曰：“岁土太过，雨湿流行，肾水受邪，民病腹痛，清厥，意不乐，体重烦冤，上应镇星，甚则肌肉痿，足痿不收行，善瘛，脚下痛，饮发中满，食减，四肢不举”，说明感受外湿亦可导致痿证，症见肢体筋脉弛缓、软弱无力，严重者手不能握物，足不能任身，肘、腕、膝、踝等如觉脱失，渐至肌肉萎缩，不能随意运动。

（2）内伤之湿

内湿为运化之湿，多因脾胃运化失司、水湿内聚而成。内湿产生的原因与以下因素有关：一是素体阳气不足，或久病重病，形成阳气虚的体质，是湿病产生的内因，《素问·八正神明论》曰“以身之虚，而逢天之虚”，导致机体对于湿邪易感，外界环境湿度过大，即易感受湿邪而形成湿病；二是饮食失调，嗜食肥甘厚味，过食生冷瓜果和食品，或饮冰冻饮料，或食用贮存不当的食物，导致脾胃运化无权而生湿；三是脾胃素虚，加之饥饱不调、劳役过度，日久劳伤脾胃，脾虚失于运化，则水停而成内湿；四是体内湿的代谢需要五脏的参与，肺、脾、胃、肾、膀胱、皮肤等，其中一个或多个脏腑功能失调，均可致水液输布代谢失常，化生湿浊；五是情志失调，作息无度，导致气血紊乱、水湿内停、气郁化热，进一步导致湿热互结。

2. 辨病性

湿来源广泛，伤人途径多样，可损伤皮肤筋脉骨骼、经络脏腑、气血津液。湿性弥漫，变动不居，其性随环境体质的从化，或寒或热，或清或浊，具有独特的属性。

（1）湿为浊邪，易困阻清阳，蒙蔽清窍，可见头重沉痛、鼻塞不利等症状。《素问·生气通天论》云：“因于湿，首如裹。”《素问·至真要大论》有云：“诸痉项强，皆属于湿”“湿淫所胜……民病饮积，心痛，耳聋”。湿性重着趋下，故湿邪易先伤害人体下部。《灵枢·百病始生》云：“清湿则伤下。”《灵枢·百病始生》云：“清湿袭虚，则病起于下。”《素问·气交变大论》云：“雨湿流行……民病腹痛，清厥，意不乐，体重。”《素问·痹论》云：“其风气胜者为行痹，寒气胜者为痛痹，湿气胜者为着痹也。”湿邪流注，影响肠道分清别浊的功能，又可见小便不利、大便稀溏。《素问·至真要大论》指出：“太阴在泉，客胜则足痿下重，便溲不时，湿客下焦，发而濡泄。”《素问·气交变大论》说：“雨湿流行……民病腹满，身重，濡泄，寒疡流水。”

（2）湿性易变，根据时令，个性差异及湿的兼夹，会产生不同的变化。如四季之湿，可随四时而变，在春为风湿，在夏为湿热，在秋为燥湿，在冬为寒湿；湿邪伤人，根据体质的不同，又有寒化、热化之分。叶天士指出：“酒客里湿素盛，外邪入里，与之相搏。在阳旺之躯，胃湿恒多，在阴盛之体，脾湿亦不少。”薛生白则明确指出：“中气实则病在阳明，中气虚则病在太阴。”《湿热病篇》有曰：“暑月病初起，但恶寒，面黄，口不渴，神倦，四肢懒，脉沉弱，腹痛下利，湿困太阴之阳”，即中焦脾阳虚，感受湿邪则体现为寒湿中阻之证；又曰“湿热症，初起发热，汗出，胸痞，口渴，舌白，湿伏中焦”，即胃中燥热，感受湿邪则可出现湿热中阻之证。

（3）湿多兼症，单独伤人较少，多与他邪相兼而病，如风湿、寒湿、湿热、燥湿等。

（4）湿、痰、瘀易变，湿性黏滞，一旦侵入人体，则不易清除，湿聚为痰，痰阻血瘀，成为多数病证的发病机制，湿、痰、瘀互结，演变为复杂的病证，甚者导致肿瘤的发生，病重难愈。

3. 定病位

湿邪为病广泛，无处不到，外达皮肤、肌肉、筋脉，内至上、中、下三焦，脏腑骨髓。湿邪侵犯人体有3条途径。

（1）湿从口鼻而入，先侵犯人体的上焦，进而侵犯中焦、下焦。湿伤于肺卫，出现鼻塞流涕、咽痛、发热的感冒症状；湿邪阻肺，肺失通调之职，则出现咳嗽、痰饮、胸闷、水肿、尿少等；湿伤中焦脾胃，则便溏、泄泻、嗳气、恶心、呕吐痰涎；湿阻于心，心阳不振，则心悸、气短、尿少、水肿；湿阻于下焦肝胆，肝胆失于疏泄，则口苦、黄疸、结石；湿阻于膀胱，气化不利则小便淋沥，或癃闭、水肿；肾虚不固则遗尿、腰痛、水肿。

（2）湿由肌表而入，先伤肌表，次经络，终于脏腑。湿伤肌表，多与风合，风湿在肌表，表现为发热恶寒、肢体困重、头痛咽痛、咳嗽、舌苔薄白、脉浮数；湿邪浸淫皮肤可出现皮肤湿疹、痒疮；湿伤筋脉，可表现为肢体麻木、重着；湿伤关节，可出现关节疼痛、肿胀；湿伤脏腑，先伤脾胃，次肝胆，后伤肾出现重症。

（3）湿直中脾胃，此必是脾虚湿重之人，湿邪直中伤脾胃，表现为脘腹胀满、呕吐泄泻、不欲饮食；脾胃湿郁，肝胆失于疏泄则口苦胁痛，出现黄疸；脾虚湿重损伤肾阳，则脾肾俱虚、形寒肢冷、腰酸腿疼、大便溏稀、尿少浮肿。

（4）湿在不同部位的特点

湿在头部，邪蒙蔽清窍，困阻清阳，症见头重如裹、头昏脑胀、神昏倦怠、多寐、头发油腻、白发增多等。

湿在眼，则眼浮肿，眼袋下垂，眼眵多，眼流泪，黑眼圈。

湿在鼻，则鼻塞，不闻香臭，流鼻涕。

湿在咽部，则咽部有痰，有异物感，形成梅核气。

湿在耳，则耳痒，耳鸣，耳内流水。

湿在口舌，则口干、口苦、口臭，生口疮，口舌糜烂，舌苔厚腻。

湿在面部，则满脸油光，面部出现黄褐斑、痤疮、皮疹，面部瘙痒。

湿在颈部，则颈部沉重、酸困、转动不利，颈部疼痛。

湿在皮肤，可见皮肤湿疹，皮肤长癣、起疱，皮肤软疣、黑痣，出现白癜风。

湿在胸部，胸阳不振，症见胸闷不舒，心前区、胸骨后闷痛，痛引肩背，肢体困重乏力，舌质紫暗、边有瘀斑，舌苔白，脉濡涩。

湿阻心包，湿郁日久，湿聚为痰，痰浊蒙蔽心包，症见身热不扬，神志似清似昧，时或神昏谵语，舌红绛，苔黄腻，脉滑数。

痰湿蒙蔽心窍，心神被扰，症见神志呆滞、蒙昽昏昧，喉中痰鸣，胸闷痰多，头晕，身体困重，面色晦暗，舌苔白腻，脉濡滑。

湿在于心，可见心悸、心律不齐、胸闷憋气、气短，入睡难、睡眠易醒，打鼾。

湿阻于肺，肺失肃降，症见胸闷，咳嗽、气喘、咳吐白痰量多，胸痛、纳呆食少，舌苔白腻，脉弦滑。

湿在于胃，胃失和降，症见食欲不振、泛酸、打嗝，胃胀、胃痛、胃部发凉，不敢吃凉东西。

湿邪困脾，脾阳被遏，运化失司，症见腹胀、腹痛，大便稀溏，稀水样便，吃凉东西则腹泻，五更泻，大便黏滞不爽，肛门下坠，下腹痛遇凉加重，肢体困倦无力，舌苔白腻，脉濡。

湿郁胃燥，从阳明胃热化燥化火，症见脘腹痞满，腹胀而痛，身热，便秘，甚则神昏谵语，惊厥抽搐，或衄血、吐血、便血，舌红或绛红，舌苔黄而少津，脉弦滑数。

湿邪壅滞三焦，三焦气化失司，出现上、中、下三焦病变，症状以脾胃为中心，如胸痞、苔白、腹胀、纳呆等；同时湿在上伴头昏不清，湿在下伴腰重、腰痛，小便淋沥作痛或不利，大便垢如塘泥而难下，影响宗筋则阳痿早泄，女子有闭经、痛经、带下异常等。

湿在肝，疏泄失常，可见情绪抑郁，闷闷不乐，恶心、不欲饮食，两胁胀满疼痛，阴囊潮湿，或阴囊湿疹瘙痒，睾丸胀痛，女子阴痒，带下黄臭，舌苔黄腻，脉弦数。

湿在于胆，湿热交蒸，胆内结石，症见身发黄，发热口苦，胁肋胀痛，纳呆呕恶，大便不调，身体过敏。

湿在于肾，可见腰膝酸软，对房事不感兴趣，小便不利，骨质疏松，健忘痴呆。

湿在膀胱，气化不利，开合失司。症见尿频、尿急、尿不畅、尿失禁，尿液混浊，有异味，或尿有砂石，尿道灼热疼痛，小便黄赤混浊，少腹拘急，伴发热，心烦口渴，舌红，苔黄，或黄腻，脉滑数。

湿在肛门，气滞不通，症见肛门丘疹、瘙痒、湿烂，舌红，苔白腻，脉滑数。

湿在胞宫，症见带下量多，带下清稀或色黄黏稠，阴部瘙痒、糜烂，舌红，苔白或黄腻，脉滑数。

湿在精室，可见阴部胀痛，遗精、精中夹脓液，阴部瘙痒或糜烂，口干黏而渴，舌质红，苔白或黄腻，脉滑数。

湿伏膜原，时疫湿毒从口鼻而入，伏于膜原，初起症见恶寒发热、头身痛、手足沉重、烦躁口苦，后但热不寒、日晡益甚，或寒热往来，胸膈痞满，舌苔厚腻或如积粉，脉数。

湿郁肌表，湿邪从皮毛而入，在肌表经络和肺卫，症见恶寒发热、少汗，头重如裹或头痛，身困关节酸楚，咳嗽身重，鼻塞流涕，湿疹，肌肤瘙痒渗液，舌淡红，苔薄白，脉浮或濡。

湿滞肌肉关节，症见肢体酸楚，湿疹赘疣，颈项强直，肌肉关节酸重、麻木、屈伸不利。

湿阻滞气血，气血郁滞，症见头昏，胸胁、脘腹胀闷窜痛，恶心欲吐，肢体困重，或有浮肿，舌苔白，脉弦滑。

按照定位定性原则，湿邪为病常有下列几型：①暑湿在表型。此型定位在表，定性为暑湿。主要临床表现为身热不扬，恶风，汗少，肢体酸重疼痛，头重昏胀，咳嗽，鼻流浊涕或伴口中黏腻，舌苔薄黄而腻，脉濡数。其病机为暑湿伤表，表卫不和，肺气不畅。治疗常用清暑祛湿解表法。方用香薷散加味。②寒湿袭表及脾型。此型定位在表和中焦脾胃，定性为寒湿夹风。临床表现为恶寒发热，鼻塞头痛，肢体酸痛，苔薄白或白腻。其病机特点为寒湿外束，由表及里，伤及脾胃。治疗常用解表散寒、芳香化湿法。可用藿香正气散加减。③肠道湿热型。其定位在肠道，定性为湿热。临床表现为泄泻，或伴腹痛，泻下急迫，或泻而不爽，肛门灼热，或伴小便短黄，舌苔黄腻，脉滑数。其病机为湿热之邪伤及肠胃，传化失常。治疗常用清热利湿、苦寒燥湿法。方可选用葛根芩连汤。④湿热及营型。此型定位在营分，定性为湿热。主要病机为湿热内郁，蒸腾伤营，以致热蒸津液外泄。常表现为汗出蒸蒸，汗黄染衣，口苦，烦躁，尿黄，面热等。治疗常用清热利湿、化湿和营法。可用龙胆泻肝汤合四妙丸加减。⑤肝胆湿热型。此型定位在肝胆，定性为湿热。根据其湿热程度可有不同表现，轻者如肝胆湿热型胁痛，表现为口苦，恶心呕吐，或伴有目赤，尿黄，目黄，舌苔黄腻，脉弦滑。病机在于湿热蕴结肝胆，肝胆络脉失和，失于疏泄。治疗常用清热利湿、疏肝利胆法。多用龙胆泻肝汤加减，并酌加青皮、郁金、川楝子、延胡索等。重者可发展为黄疸病证，表现为身目俱黄，发热，口渴，伴口干，口苦，恶心呕吐，心中懊侬，或大便秘结，小便黄赤，舌苔黄腻，脉弦数，或兼见头身困重，纳差腹胀等。根据辨证分型可分为湿重于热和热重于湿两种。治疗常用清热利湿、泄下化浊法。可选用茵陈蒿汤或茵陈五苓散等。⑥寒湿困脾型。此型定位在脾，定性为寒湿。临床可见于阴黄或鼓胀的证型中。阴黄证可表现为身目俱黄，色晦暗，纳少脘痞，或腹胀，大便溏薄，神疲畏寒，舌质淡，苔腻，脉沉迟。治疗常用温化寒湿、健脾益胃法。可用茵陈术附汤加川厚朴、茯苓、虎杖、郁金等利湿行气之品。如果表现为腹大胀满，甚则颜面、下肢浮肿，脘腹痞满，神疲乏力，畏寒怕冷，小便少，大便溏薄，舌苔白腻，则属于寒湿困脾之鼓胀证，可用实脾饮温中健脾，佐以利水行气之品。⑦湿热蕴结膀胱型。此型定位为下焦膀胱，定性为湿热。临床表现为小便灼热刺痛，尿少色黄，伴少腹拘急胀痛，或有口苦，腰痛拒按，或有大便秘结，尿频尿急，舌质红，苔根黄腻，脉濡数。病机在于湿热蕴结下焦膀胱，膀胱气化功能不利。治疗常用清热利湿通淋法为主。可选用八正散加减，加用生地黄、知母、白茅根、王不留行、石韦等。⑧湿痹腰痛型。此型定位在腰部，定性可分为寒热两种。寒湿腰痛者表现为腰部冷痛，遇阴雨及寒冷天加重，苔白腻，脉沉迟。可选用肾着汤加牛膝、桂枝、杜仲、狗脊等温经补肾之品。湿热腰痛者可表现为腰痛伴有热感，热天及暑季加重，可选用四妙丸加味，旨在清热利湿、舒筋活络止痛。⑨湿痹关节型。此型定位在关节，定性亦分寒热两种。寒湿者表现为肢体关节酸痛，遇风寒加重，痛处不移，手足沉重，活动不便，或伴肌肤麻木不仁，苔白腻，脉濡缓。可选用薏苡仁汤以通络除湿、祛风散寒。湿热者表现为关节疼痛、局部灼热红肿，遇冷则减，可病及多个关节，口渴，舌苔黄燥，脉滑数。治疗应以除湿通络、清热利湿为法。可用白虎加桂枝汤加减治疗，酌配威灵仙、地肤子、桑枝等。

4. 审病势

病势轻重反映了病证的严重程度及病情的变化，湿性弥漫流动、重浊黏腻，发病虽缓，但因其流动黏滞的特点，在发病过程中会出现因重浊留滞郁而化热，湿伤阳气可致正气不足，出现正邪盛衰局面，湿留而不去，导致疾病缠绵难愈，长期慢病可造成多器官损害，从而出现多种病势变化，因此临证当审湿证的病位传变、正邪盛衰、病性演变、病情缓急。

（1）审病位传变

薛生白在《湿热病篇》中指出，湿热病与伤寒不同，且与温病大异，三者性质不同，传变各异，因而辨证体系不可因袭。湿病的产生，内因为脾胃升降失调，湿邪停聚，外因为感受外界湿邪，湿土同气，内外相引，故病在脾胃。薛生白曰："太阴内伤，湿饮停聚，客邪再至，内外相引，故病湿热。"湿在脾胃，由于体质的差异，可出现不同的转化，薛生白进一步指出："湿热病，属阳明、太阴经者居多，中气实则病在阳明，中气虚则病在太阴。"《医宗金鉴》也指出："人感受邪气虽一，因其形藏不同，或从寒化，或从热化，或从虚化，或从实化，故多端不齐也。"以上说明湿证由于体质差异，中气的盛衰决定了疾病的转归，中气实者阳气旺，湿从热化，表现为湿热病证。根据脾胃虚实的情况，可能出现湿偏重、热偏重、湿热并重3种类型。湿偏重多见于脾阳素虚者，表现为湿邪困脾、清阳被遏的证候，症见脘腹痞满胀痛、口腻纳呆、呕恶欲吐、口淡不渴、腹痛便溏、肤黄而晦暗、女性白带量多清稀、舌质淡胖、舌苔白腻、脉沉濡缓。热偏重多见于胃阳素旺者，表现为邪热炽盛、津液耗伤的证候。湿偏重者多见于湿证早期和前期阶段，随之湿郁化热，逐步转变为湿热并重或热重于湿。《重订广温热论》中描述了湿多或热多的证候："湿多者，湿重于热也，其病多发于太阴肺脾，其舌苔必白腻，或白滑而厚，或舌苔带灰兼黏腻浮滑，或舌苔带黑点而黏腻，或兼黑纹而黏腻，甚或舌苔满布，厚如积粉，板贴不松，脉息模糊不清，或沉细似伏，断续不匀，神多沉困似睡，症必凛凛恶寒，甚而足冷，头目胀痛昏重，如裹如蒙，身痛不能屈伸，身重不能转侧，肢节肌肉痛而且烦，腿足痛而且酸，胸膈痞满，渴不引饮，或竟不渴，午后寒热，状若阴虚，小便短涩黄热，大便溏而不爽，甚或水泻……热多者，热重于湿也，其病多发于阳明胃肠，热结在里，由中蒸上，此时气分邪热郁遏灼津，尚未郁结血分，其舌苔必黄腻，舌之边尖红紫欠津，或底白罩黄、混浊不清，或纯黄少白，或黄色燥刺，或苔白底绛，或黄中带黑，浮滑黏腻，或白苔渐黄而灰黑，伏邪重者，苔亦厚且满，板贴不松，脉象数滞不调，症必神烦口渴，渴不引饮，甚则耳聋干呕，面色红黄黑混，口气秽浊，余则前论诸证或现或不现，但必胸腹热满，按之灼手，甚或按之作痛。”如上，对湿偏重、热偏重两种证型的病位、病机、主要症状，阐发无遗，尤其对舌苔的描述更为具体生动。湿热并重者，湿与热合，如油裹面，热蕴湿中，湿遏热伏，湿热相合，形成复杂的病证，清代叶天士曰：“热得湿而热愈炽，湿得热而湿愈横，湿热两分，其病轻而缓，湿热交合，其病重而速。”湿热病除了湿重的表现，如头身困重、胸脘痞满、大便溏泄，还表现为湿热交蒸、湿遏热伏的症状，如身热不扬、口干不欲饮、小便短赤、大便黏而不爽、舌红苔黄腻、脉濡数等。湿热致病发病广泛，湿为热扰，蒸腾弥漫，上、中、下三焦无处不到，如叶天士所说：“湿热一合，则身中少火悉化为壮火，而三焦相火有不皆起而为暴者哉？所以上下充斥，内外煎熬，最为酷烈。”

（2）正邪盛衰

湿为脾胃升降失调的病理产物，《医贯》曰：“气郁而湿滞，湿滞而成热，热郁而成痰，痰滞而血不行。”湿邪和痰饮均是津液代谢失调的病理产物，为有形之阴邪。《医门法律》曰“湿无定体”，容易像雾露一样弥漫三焦，具有病位广泛的特点。痰饮同样无处不到，但较湿病而言，更为局限，痰可凝聚为痰核而咳出，湿是以侵浸、渗透的形式，存在于人体组织中的液体，形质不如痰饮明显。湿邪日久，凝聚为痰，湿邪是痰饮形成的主要来源。湿邪阻滞经络，血液运行不畅，从而造成湿停血瘀，湿困脾胃，脾胃运化不利，气血生成不足，可导致血虚。湿热浊邪，蕴结不散，久经煎熬，可形成砂石样病理产物，即结石。饮食偏嗜肥甘厚味，嗜酒，影响脾胃运化，或情志失调，肝胆气郁，肝失条达，胆汁疏泄不畅，导致湿热胆汁蕴结，日久煎熬，形成胆结石。湿热滞留于下焦，气机不利，日久郁结为肾结石、膀胱结石。

湿邪久郁，“湿胜则阳微”，直接损伤阳气，或脾胃为湿所困，造成阳气不足，或治疗过程中，过用寒凉，损伤阳气，均可导致湿胜阳微。

湿的代谢和运行，依靠气的推动、温煦、气化作用。气行则湿化，气虚则湿阻。人的阳气旺盛，气机条达，就不容易生湿。反之，湿邪侵入人体，则会阻碍气机的运行，成为湿停气滞之证。人体气机升降出入障碍，清气不能上升而头晕、头目不清；中焦气机升降失常则大便溏稀，食欲不振；下焦清气不升，浊气不降，气化失司则小便不利，混浊，尿失禁及淋沥不尽。阳气不能布散肌表，则四肢肌肤寒冷，湿邪阻滞可出现气虚、气郁、阳虚、阳郁等各种病理变化。

（二）辨湿邪兼夹

湿为无形之邪，黏滞胶着，流动性差，不能独伤人，往往和其他邪气兼夹同时侵犯人体，如风湿、寒湿、湿热、暑湿、燥湿、痰湿、湿瘀等。

1. 风湿

湿与风合为风湿，具有风和湿不同的特点，风为阳邪，其性主动，善行数变，易犯阳位，感邪途径多由上由外始。湿为阴邪，其性重浊黏腻，感邪途径多由内而下，风湿合邪，侵犯人体形成上下内外疾病，喻嘉言《医门法律·风湿论》曰：“风也，湿也，二气之无定体而随时变易者也。”“其中人也，风则上先受之，湿则下先受之，俱从太阳膀胱经注入。风伤其卫，湿留关节；风邪从阳而亲上，湿邪从阴而亲下；风邪无形而居外，湿邪有形而居内；上下内外之间，邪相搏击，故显汗出恶风，短气发热，头痛，骨节烦疼，身重微肿等证。”风湿伤于体表、肌肉、筋骨、血脉，出现如下病证。

风湿外感：风湿袭表，从皮毛而入，病位以肌表经络和肺卫为主。症见恶寒发热少汗，头痛头重如裹，关节酸痛，肢体困重，咳嗽，鼻塞流涕，舌淡苔薄白，脉浮或濡。

风湿郁热：风湿之邪郁久化热，郁遏肌肤关节。症见发热口渴，肢体困倦，或关节肿痛，或肌肤瘙痒渗液，舌质红，舌苔黄白而干，脉濡数。

风湿阻络：风湿相搏，阻遏经络。症见汗出恶风，头痛身痛，关节烦疼，屈伸不利，小便不畅，舌苔薄白或薄黄稍腻，脉浮紧或濡。

风湿夹毒：风湿郁遏肌肤，久郁成毒。症见下肢浮肿，溃疡，阴部湿疹，瘙痒，流黄水或足趾间奇痒，妇女黄白带下。

2. 寒湿

寒与湿相合，即为寒湿，寒湿俱为阴邪，最易伤阳气和阻遏阳气，其致病体现寒湿侵犯不同部位的特点。清代吴鞠通在《温病条辨》中曰："寒湿者，湿与寒水之气相搏也，盖湿水同类，其在天之阳时为雨露，阴时为霜雪，在江河为水，在土中为湿，体本一源，易于相合，最损人之阳气。"《证治汇补·湿证》曰："伤湿又兼寒，名曰寒湿，因先受湿气，又伤生冷，其证头汗身痛，遍身拘急，不能转侧，近之则痛剧，遍身无汗，小便不利，证与风湿相似，但大便转泄耳，宜渗湿汤主之。"寒邪客内，阻滞气血津液运行可致水湿内生，由原来的寒证转化为寒湿证；湿邪损伤阳气，阳虚生内寒，或素体阳虚感受湿邪，可致单纯湿证转化为寒湿证。《医原·内伤大要论》有曰"阳虚必生内寒，内寒必生内湿"，说明了寒、湿的共同转归。寒湿可停留在关节、经络、脏腑，易伤阳气，阻滞气机，形成各种疾病。

寒湿外感：外感寒湿，从皮毛、口鼻而入，邪伤肌表兼困脾胃。症见恶寒重，发热轻，或仅恶寒不发热，头身肌肉关节拘急疼痛，屈伸不利，或兼胸闷痞满，腹痛，恶心呕吐，口淡不渴，肠鸣泄泻，舌质淡，苔白滑，脉浮紧或濡。

寒湿内盛：寒湿内盛，痹阻经脉，湿郁肝胆。症见恶寒畏冷，肢体困重酸楚或刺痛，喜温恶寒，或脘腹痞闷胀满，或身目色黄晦暗，神疲乏力，口淡不欲饮，或恶心呕吐，口唇紫暗，舌质紫、有瘀斑，舌苔滑腻，脉细弦紧或沉细涩。

寒湿痹阻：寒湿痹阻经络，气血不畅，筋脉关节阻滞。症见肢体麻木沉重，活动不利，关节固定冷痛，舌体胖大，舌苔白腻，脉沉涩。

寒湿凝滞：寒湿凝滞筋脉，气血不通。症见肢体关节游走疼痛或沉重疼痛，关节局部肿胀冷痛，舌淡灰暗，苔白，脉沉涩或濡缓。

寒湿困脾：寒湿之邪困于脾胃，阳气受损，运化失常。症见脘腹痞闷胀痛，纳呆，呕恶欲吐，口黏腻，或口淡不渴，腹痛便溏，或肢黄晦暗，女性白带量多质稀，舌淡胖，舌苔白腻，脉沉濡缓。

寒湿阻肺：外感寒湿伤肺，或素体阳虚寒湿盛，内外合邪。症见咳嗽反复发作，咳声重浊，受冷咳甚，痰白清稀易咳，食油腻、甘甜则咳加重，胸闷脘痞，呕恶纳少，疲乏，便溏，舌淡苔白腻，脉濡滑。

寒湿黄疸：寒湿阻滞，胆汁不循常道而外溢肌肤。症见身目俱黄，黄色晦暗，或如烟熏，纳呆脘痞，腹胀大便不实，口淡不渴，神疲畏寒，舌淡苔白腻，脉濡缓或沉迟。

肾经寒湿：寒湿伤肾，肾阳亏虚。症见腰膝沉重冷痛，活动受限，畏寒肢冷，舌淡苔白腻，脉濡缓。

大肠寒湿：寒湿停滞大肠，肠道寒湿蕴结。症见腹胀冷痛，畏寒肢冷，大便濡泻，或泻下便质清稀，舌苔白滑，脉弦紧或濡缓。

3. 湿热

湿与热合，即为湿热，湿热相合，如油裹面，湿遏热伏，难分难解，病机复杂，症状也比较特殊。清代叶天士曰：“热得湿而热愈炽，湿得热而湿愈横。湿热两分，其病轻而缓，湿热交合，其病重而速。”湿热致病，病位广泛，湿为热蒸，蒸腾弥漫，上、中、下三焦无处不到。叶天士又曰：“有湿无热，只能蒙蔽清阳，或阻于上，或阻于中，或阻于下。湿热一合，则身中少火悉化壮火，而三焦相火有不皆起而为暴者哉？所以上下充斥，内外煎熬，最为酷烈。”热和湿存在相互生成的条件，如温度高的夏天正是湿气重的季节，有热多雨就会生湿，湿与热相裹则湿热胶结。《病机汇论·湿门》曰：“湿本土气，火热能生土湿，故夏热则万物湿润，秋凉则万物干燥，湿病本不自生，因于火热怫郁，水液不能宣行，即停滞而生湿也”，说明天气热可以生湿，体内阳气郁结，也可导致湿气内停，湿与热结，成为湿证的趋向。湿热病变以脾胃为中心，但中焦湿热，既可熏蒸上焦，又可波及下焦，从而影响多个脏腑功能，致表里上下交相为患。故湿热具有弥漫性、广泛性的致病特点。关于湿热的传变，叶天士卫气营血论认为，初起邪在肌表，卫阳被遏，多见卫分证；进而病邪由卫及气，脾胃受困，中焦升降失调，湿热留恋，根据湿热对脾、胃的亲和及黏合作用，分为湿重于热、热重于湿、湿热并重几种类型；气分不解，则湿热化燥伤阴，邪入营分，内陷厥阴，出现耗血动血、心神被扰、肝风内动等证。湿热大家薛生白认为湿热的传变应从表里三焦立论，初起邪伤肌表，卫阳被遏，或邪客经络，络脉不舒，可出现湿热表证，但更多表现为邪阻膜原、三焦枢机不利的半表半里证。病邪留滞三焦，上焦则肺气不开，心神被扰；中焦则脾胃失运，气机郁滞；下焦则膀胱气化不利，或肠失泌别清浊之职。湿热化燥，灼伤营血，内陷厥阴，出现营血之证。后期正气虚衰，可出现阴虚阳亢的少阴热化证，或见脾肾阳虚之证。如余邪未尽，气阴两伤，则种种变证丛生。后贤吴鞠通创三焦辨证法，将湿温病从上、中、下三焦分述，上焦证以肺卫、经络受邪和包络蒙蔽的病理变化为主；中焦证为脾胃受困，升降失司；下焦证主要表现为膀胱、小肠、肝肾功能失常。总之，湿热证病机复杂，变化多端，可表现为以下证型。

湿热困表：湿热之邪从皮毛或口鼻侵袭人体，病位在肌表。症见身热不扬，恶寒，身体困重，关节肌肉酸痛，胸脘痞闷，纳呆，恶心呕吐，口渴不多饮，头胀头重如裹，无汗或少汗，舌红苔白腻，脉濡。

湿热蕴结：湿热互结，湿遏热伏，湿不得泄，热不得越。症见身热不扬，口渴不欲饮，大便泄泻，溏而不爽，小便短黄，舌红苔黄腻，脉滑数。

湿热郁阻：湿热熏蒸，气机受阻。症见身热发黄，汗出热不退，但头汗出，咽痛腮肿，肢酸困倦，尿短黄，舌红苔黄腻，脉濡数或滑数。

湿遏热伏：湿热合邪，湿困热外，热在湿中。症见头痛身重，发热不甚，肢体困倦，胸脘痞闷，纳呆，口不渴，小便黄赤，舌红绛苔白，脉濡数。

湿热痹阻：湿热阻于经脉，流注关节，气血痹阻。症见身热，关节肿胀沉重，局部灼热疼痛，关节屈伸不利，舌红苔黄腻，脉滑数。

湿热痿证：湿热浸淫筋脉，气血运行不畅。症见肢体痿弱无力，或兼微肿麻木，下肢尤甚，或有发热，胸脘痞闷，小便涩痛，舌苔黄腻，脉濡数或濡缓。

三焦湿热：湿热弥漫全身，累及三焦，三焦功能失常。症见身热不扬，渴不多饮，咳嗽胸闷，腹胀呕恶，肢体困重，便溏不爽，小便短赤，舌红苔黄腻，脉濡数或滑数。

湿热结喉：湿热熏蒸咽喉部，气道不畅。症见咽喉红肿疼痛，声音不扬，或嘶哑，咽喉充血肿胀，痰黄不易咳出，心烦少寐，小便黄赤，大便干，或黏而不爽，舌红苔黄腻，脉滑数。

脾胃湿热：湿热蕴结中焦，脾失健运，胃失和降。症见脘腹痞闷，呕恶纳呆，肢体困倦，便溏不爽，面黄，身热不扬，汗出热不退，渴不多饮，舌红苔黄腻，脉濡数。

胃中湿热：湿热阻滞胃肠，转枢不利。症见脘腹痞满，呕恶，纳呆，大便黏滞，溏薄不爽，或腹泻，发热口渴，舌红，苔黄腻，脉滑数。

大肠湿热：湿热蕴结，阻滞肠道，气机壅滞，传导失常。症见腹胀腹痛，大便暴泻，下痢脓血，里急后重，泄泻不爽，大便黏稠如酱，腥臭不堪，肛门灼热，身热口渴，纳呆呕恶，肢体困倦，尿短黄，舌质红，苔黄腻，脉滑数。

肝胆湿热：湿热郁于肝胆，疏泄失常。症见身黄，发热口渴，胆结石，胁肋胀满、灼热，纳呆呕恶，或皮肤湿疹，尿黄或短赤，大便不调，阴囊潮湿，睾丸胀痛，或女子阴痒，带下黄臭，舌质红，苔黄腻，脉滑数。

肝郁湿热：肝气郁结，湿热内蕴。症见发热神倦，两胁胀满，胁下痞块，或身目发黄，口渴，口苦，纳呆呕恶，厌油腻，尿黄赤，舌质红，苔黄腻，脉弦数。

肾经湿热：湿热蕴结于肾，肾经湿热。症见腰部灼热胀痛，小便涩痛，血尿，发热口渴，舌质红，苔黄腻，脉滑数。

膀胱湿热：湿热侵袭膀胱，气化不利，开合失司。症见尿频，尿急，尿灼热疼痛，血尿，小腹刺痛拒按，舌红，有瘀斑，苔黄腻，脉弦数。

胞宫湿热：湿热侵袭，蕴结胞宫。症见带下量多，色黄，黏滞臭秽，阴部瘙痒，糜烂，心烦口渴，口干黏，舌质红，苔黄腻，脉滑数。

湿热阻滞精室：湿热侵袭，蕴结精室。症见阴部灼热胀痛，遗精或精中夹脓液，阴部瘙痒，或糜烂，心烦不寐，口干黏而渴，舌质红，苔黄腻，脉滑数。

湿热下注：湿热侵及肠道、膀胱、子宫、阴部、下肢等。症见小便频数、淋沥涩痛，或大便腥臭、溏烂，或带下臭秽，阴部湿疹、瘙痒，或下肢生疮、溃烂流水，舌质红，苔薄黄腻，脉滑数。

肛门湿热：湿热之邪蕴结肛门，气机壅滞。症见肛门丘疹，瘙痒，湿烂，心烦，口干黏，舌质红，苔黄腻，脉滑数或濡数。

4. 暑湿

湿与暑合，则为暑湿。夏季暑热当令，暑热必伴有湿重，故暑湿相合。清代费伯雄《医醇賸义》曰：“惟夏则暑、热、湿三气迭乘，合操其柄……但暑热之气自上而下，湿气自下而上，人在其中，无时无处不受其熏蒸燔灼，致病已非一端，又况起居不慎，饮食不节，其受病尚可问乎?”夏季气候炎热，雨水增大，外湿与暑热相合；又夏季人们多贪凉喜冷，经常食冰棍、饮冰水等，湿从内生，因此暑邪与湿的关系密切。清代叶天士曰“暑邪必夹湿”，指出其必然性。暑湿之证常表现为如下证型。

暑湿外感：暑热季节，湿热交蒸，暑湿侵袭肌表，卫气失调。症见发热微恶寒，身重困倦，无汗或有汗，口渴不欲饮，舌质红，苔白腻或黄，脉濡数。

暑湿内闭：暑湿蕴结，湿阻热郁。症见身热面赤，胸脘痞闷，呕恶，口渴或不渴，肢体困倦，关节酸痛，神疲心烦，面垢，汗出不彻，尿短色黄，便溏不爽，舌质红，苔黄腻，脉滑数。

暑湿困脾：暑湿中阻，困脾胃。症见身热有汗，汗多黏腻，胸脘痞满，口渴心烦，呕恶，身体困倦，小便短赤，舌红苔白腻或黄腻，脉洪大或滑数。

5. 痰湿

湿邪是体内的病理产物，湿停日久，湿聚热蒸，炼液为痰，痰湿阻滞。明代李中梓《医宗必读》曰："稠浊为痰，清稀为饮，按痰之为病，十尝六七，而《内经》叙痰饮四条，皆因湿土为害。"《医贯》亦云："气郁而湿滞，湿滞而成热，热郁而成痰，痰滞而血不行。"《临证指南医案·卷五》亦曰："一切诸痰，初起皆由湿而生。"湿与痰饮为体内有形之邪，容易阻滞身体的各个部位，但"湿无定体"，如雾状可弥漫三焦，病位广泛。痰饮流动性强，无处不到，但病位较湿邪局限，形成痰核，表现在身体的某些部位，不会形成弥漫之势。痰湿形成，伤于人体，形成复杂的病证，常表现为如下证型。

痰湿瘀滞：痰湿内阻，气机瘀滞，气机不畅。症见胸闷脘痞，腹胀，或刺痛，头身困重，疲乏嗜睡，或肌肤肿硬麻木，舌淡紫，或有瘀斑，苔滑腻，脉沉滑。

痰水流注：痰湿流注经脉、骨节等处，阻滞气机。症见肢体深处触及柔韧肿块，隐痛，劳累加重，或脓液活动受限，舌苔腻，脉濡滑。

痰湿蒙窍：痰湿上扰，蒙蔽清窍。症见头昏头胀，头重如裹，视物不清，五官感觉不灵，鼻塞不闻香臭，胸闷痰多，色白质稀，嗜睡困倦，或喉中痰鸣，辘辘有声，神志不清，语言不利，苔白腻，脉滑。

痰湿阻于咽喉：痰湿内蕴，阻滞咽喉。症见咽喉肿胀，有异物感，声音不扬，或嘶哑，声带肿胀，或生息肉，呼吸不利，痰多，舌苔腻，脉濡滑。

痰湿阻肺：痰湿阻于肺，宣降失职。症见胸闷咳嗽，气喘，咳吐白痰量多，口淡纳减，舌苔白滑，脉弦滑或濡滑。

痰湿蒙蔽清窍：痰湿蒙蔽清窍，心神被扰。症见神志呆滞，蒙胧昏昧，喉中痰鸣，胸闷痰多，头晕，身体困重，面色晦暗，舌苔腻，脉濡滑。

痰湿中阻：痰湿阻滞胃肠，纳化失常。症见口腻纳呆，恶心呕吐，脘腹痞满，肠鸣音活跃，大便稀溏，舌淡胖，苔白腻，脉濡缓。

痰湿凝滞胞宫：痰湿阻滞胞宫，冲任失调，胞脉受阻。症见月经延期，或闭经，或不孕，带下色白，质黏稠量多，气味腥臭，体形肥胖，身体困倦乏力，胸闷泛恶，纳呆，便溏溲浊，面色㿠白，舌质淡，脉滑，或濡细，脉濡缓。

痰湿阻滞精室：症见精液清稀，阳痿不起，性欲低下，肥胖倦卧，或阴囊冷胀不适，或腰酸困，舌苔白腻，脉滑或濡。

6. 湿瘀

湿停血瘀，指湿邪阻滞经络，血液在经络中运行不畅，造成湿停血瘀。明代赵献可《医贯·血症论》曰："血亦水也，故经中之水与血，一得寒气皆凝滞不行。"津液和血液以经络为通道，到达脏腑组织起到滋养作用，一旦津液代谢障碍，湿气停留，血液运行即可产生阻碍而成湿瘀，湿瘀于内，身体发暗，舌质暗红，口唇青紫，形成湿与瘀相兼的病证，常见如下证型。

湿热瘀阻：湿热导致血瘀，同时出现湿热与血瘀的表现。症见午后身热，身体沉重，困倦无力，腹胀不适，食欲不佳，腹泻，两胁胀痛，口苦，关节疼痛，面色暗沉，皮肤错乱如鱼鳞样，舌紫暗伴有瘀点，脉涩。

湿瘀互结胞宫：湿邪蕴结胞宫，阻滞气血，气血不通，形成湿瘀互结证。症见经期腹痛或胀痛不适，有灼热感，痛连腰骶，或经前腹痛，血量多或经期长，色暗红，质稠或夹黏液，平素白带多，色黄质稠臭秽，小便黄赤，舌质红，苔黄腻，脉滑数或弦数。

痰湿血瘀：湿聚为痰，痰阻血瘀，形成痰湿血瘀证。症见体形肥胖，颜面浮肿，面色晦暗或瘀斑，口中黏腻，身重不爽，胸闷憋气，倦怠乏力，舌质暗红，苔白腻，脉弦滑。

脾虚湿瘀：脾虚生湿，湿阻血瘀，形成脾虚湿瘀证。症见腹胀腹泻，便秘，心悸失眠，关节疼痛，肌肉酸痛，腹痛，皮肤紫暗色，皮肤结节，舌质红、有瘀斑，脉细涩。

痰瘀互结：痰浊瘀血互相搏结。症见局部肿胀、疼痛，肢体麻木，胸闷，咳嗽痰多或痰中带血，常见于胸痹、痹证、肺痈、狂证、中风后遗症等。

湿热浊邪，蕴结不散，或久经煎熬，可形成结石病理产物，成为结石。常见于肝胆结石、肾膀胱结石。

肝胆结石：肝胆湿热交蒸，煎熬胆液，日久成石。症见右胁胀痛连及肩背，恶心呕吐，口苦胸闷，或恶寒发热，身目发黄，尿黄赤，舌红苔黄腻，脉弦数。

肾膀胱结石：小便滞涩不畅，尿中夹砂石，或小便急迫难出，痛引少腹，或尿时中断，腰痛如绞，连及会阴，尿中带血，舌红苔薄黄，脉弦数。

7. 湿燥

湿与燥合为燥湿，湿与燥是代谢的病理产物，气虚水湿不化则生湿，气虚津液不生则生燥，湿与燥是一对矛盾的对立统一体，其形成与肺、脾、肾功能失调有关，脏腑功能失调，气化功能障碍，导致水湿津液代谢异常，从而生湿、生燥，湿与燥可兼夹、转化，在外感病证中，可表现为湿燥合病。内伤疾病中，可湿燥相兼，出现上燥下湿、上湿下燥、外燥内湿、外湿内燥诸证。

湿燥表证：外湿侵犯肌表，湿郁化燥，出现湿燥表证。症见恶寒发热，身体拘急，皮肤瘙痒，搔抓出水，渴不欲饮，肢体困重，浮肿，关节疼痛，口干，咽痛咽干，少汗，头胀痛，目赤肿痛，便秘，舌苔白滑，脉浮紧。

湿燥互结：内生湿与燥皆产自于脾胃，脾主升喜燥，胃主降喜润，润燥失济，升降失调，运化失司，则湿燥互结。症见胃反酸，口干口苦，四肢发胀，心慌气短，失眠，乏力纳差，大便干燥，舌质红，苔薄白，脉细滑。

上燥下湿：饮食情志所伤，或感受燥邪，灼伤胃阴，脾虚湿重，形成下湿上燥之证。症见眼干涩模糊，大便不成形，或大便黏，睡眠不实，舌红少苔，脉沉细。

外燥内湿：饮食失节，湿蕴于脾胃，肌肤失养，湿盛于内，燥盛于外，形成外燥之证。症见皮肤瘙痒，丘疹，面部红肿，口疮，平时喜凉，大便不成形，舌苔白腻，脉弦细。

脾湿心燥：脾虚湿重，心之气血运行手足，心脉瘀阻而致脾虚心燥。症见心慌气短，胸闷憋气，心前区疼痛，大便稀溏，纳呆腹胀，舌苔白腻，脉弦滑。

脾湿肺燥：脾虚湿重，肺失宣发肃降，肺不布津，机体失养而生内燥。症见咳嗽，咯血，潮热，盗汗，口干，喘憋胸闷，舌红苔白腻，脉弦滑。

脾湿肝燥：脾虚湿重，土壅木郁，损伤肝血，导致脾虚肝燥。症见腹胀，面目发黄，癥瘕积聚，手掌发红，口干衄血，舌质红，苔白腻，脉弦细。

脾湿肾燥：脾肾互为滋养，脾虚日久，必伤及肾，肾虚亦可伤脾，遂成脾湿肾燥之证。症见全身浮肿，腹满，腰酸乏力，尿闭不通，大便秘结，舌红苔白，脉沉细。

三、明三焦

（一）三焦之渊源

三焦概念源于《内经》，阐于《难经》，发于河间，完善于鞠通。

1. 各家论述三焦

《内经》《难经》中对三焦有如下认识。

一是三焦属于六腑，《素问·金匮真言论》："肝、心、脾、肺、肾，五脏皆为阴，胆、胃、大肠、小肠、膀胱、三焦，六腑皆为阳。"

二是对部位而言，是上焦、中焦、下焦的统称，《灵枢·营卫生会》曰："上焦出于上口，并咽以上，贯膈而布胸中，走腋，循太阴之分而还，还至阳明……中焦亦并胃中，出上焦之后，此所受气者，泌糟粕，蒸津液，化其精微，上注于肺脉，乃化为血……下焦者，别回肠，注于膀胱，而渗入焉。"

三是对功能而言，《素问·灵兰秘典论》："三焦者，决渎之官，水道出焉。"《灵枢·营卫生会》："上焦如雾，中焦如沤，下焦如渎，此之谓也。"《难经·三十八难》进一步说明了三焦"通行元气，主持诸气"的功能："所以腑有六者，谓三焦也，有原气之别焉，主持诸气。"《灵枢·决气》也阐述了其功能："上焦开发，宣五味，熏肤、充身、泽毛，若雾露之溉。"

四是特指手少阳三焦经。如《难经·二十五难》曰："有十二经，五脏六腑十一耳，其一经者何等经也？然，一经者手少阴与心主别脉也。心主与三焦为表里，俱有名无形，故言经有十二也。"此处所指为经络学中的一条经脉即手少阳三焦经。

后贤张仲景《伤寒杂病论》中对于三焦的论述，基本遵循《内经》《难经》的观点，运用三焦辨证阐述了伤寒的发病规律及演变。首先从部位论述三焦，如《伤寒论》第159条，明确区分中焦下利与下焦下利之异同："伤寒服汤药，下利不止，心下痞硬，服泻心汤已，复以他药下之，利不止，医以理中与之，利益甚，理中者，理中焦，其利在下焦，赤石脂禹余粮汤之主。"又指出："太阳病六七日，表证仍在，脉微而沉，仅不结胸，其人发狂者，以热在下焦，少腹当硬满，小便自利者，下血乃愈……抵当汤主之。"本条"其人发狂""少腹满"，指出其热在下焦，治疗当"下血乃愈”。

张仲景又从功能角度论述三焦，在解释小柴胡汤作用机制时，指出：“上焦得通，津液得下，胃气因和，身濈然汗出而解也”，说明小柴胡汤调和剂的机制，是以中焦脾胃为枢，使胃气调和，上下交通，正气来复，病邪驱除，“身濈然汗出而解”。

张仲景同时提出了三焦分证，《金匮要略·五脏风寒积聚病脉证并治第十一》指出：“热在上焦者，因咳为肺痿；热在中焦者，则为坚；热在下焦者，则尿血，亦令淋秘不通。”

温病学先驱者刘河间首从三焦分证治疗热病及其他病证。在《素问病机气宜保命集》中曰：“病有暴热者，病在心肺；有积热者，病在肝肾。”在阐述上焦病证及治疗时，指出：“暴热上喘者，病在心肺……上焦热无它证者，桔梗汤。”关于中焦的病证及治疗：“有虚热，不能食而热者，脾虚也，宜以厚朴、白术、陈皮之类治之；有实热能食而热者，胃实也，宜以栀子黄芩汤或三黄丸之类治之，郁金、柴胡之类亦是也。”下焦病证：“瘦弱虚烦，肠澼下血，皆蒸劳也”，治疗“宜养血益阴，热自能退，当归、生地黄或钱氏地黄丸是也”。刘河间提出的三焦热病及其治疗，虽不是很完善，但对于清代吴鞠通创立三焦辨证理论具有很好的启迪作用。

刘河间还从三焦立论，论述了病证的三焦辨证及治疗。如在《素问病机气宜保命集·吐论第十七》曰：“吐有三，气、积、寒也，皆从三焦论之。上焦在胃口，上通于天气，主纳而不出；中焦在中脘，上通天气，下通地气，主腐熟水谷；下焦在脐下，下通地气，主出而不纳。是故上焦吐者，皆从于气，气者，天之阳也，其脉浮而洪，其证食已暴吐，渴欲饮水，大便燥结，气上冲而胸发痛，其治当降气和中；中焦吐者，皆从于积，有阴有阳，食与气相假为积而痛，其脉浮而弱，其证或先痛而后吐，或先吐而后痛，治法当以毒药去其积，槟榔、木香行其气；下焦吐者，皆从于寒，地道也，其脉沉而迟，其证朝食暮吐，暮食朝吐，小便清利，大便秘而不通，治法当以毒药通其闭塞，温其寒气，大便渐通，复以中焦药和之，不令大便秘结而自愈也。”在治疗上，又进一步指出：“治上焦气热上冲，食已暴吐，脉浮而洪，宜先和中，桔梗汤主之。”中焦吐食用“紫沉丸，治中焦吐食，由食积与寒气相假，故吐而痛，宜服之。”治下焦吐食，指出：“治下焦吐食，朝食暮吐，暮时朝吐，大便不通，宜附子丸。”

又论述三消，指出：“消渴之疾，三焦受病也，有上消、中消、肾消。

上消者，上焦受病，又谓之膈消病也，多饮水而少食，大便如常，或小便清利，知其燥在上焦也，治宜流湿润燥。中消者，胃也，渴而饮食多，小便黄，《经》曰：热则消谷，知热在中；法云：宜下之，至不欲饮食则愈。肾消者，病在下焦，初发为膏淋，下如膏油之状，至病成而面色黧黑，形瘦而耳焦，小便浊而有脂，治法宜养血以肃清，分其清浊而自愈也。"

明末清初喻嘉言论治瘟疫提出三焦治疗原则："未病前，预饮芳香正气药，则邪不能入，此为上也。邪既入，急以逐秽为第一义。上焦如雾，升而逐之，兼以解毒；中焦如沤，疏而逐之，兼以解毒；下焦如渎，决而逐之，兼以解毒。"

三焦辨证思想成熟于清代，清代温病四大家之一，也是治疗湿病四大家之一，叶天士首倡，其所著《温热病篇》，丰富发展了中医温病理论，是温病学的奠基人之一。他重点研究新感温病，提出"温邪上受，首先犯肺，逆传心包"的温病发病机制和传变趋向，创造性确立了温病卫、气、营、血的辨证纲领，诊断上重视察舌、验齿、辨斑疹白㾦，丰富了温病的诊断方法，治疗上强调清热解毒、养阴护津、芳香开窍诸法，临床疗效显著，被后世誉为"温病大师"。叶天士也是湿病大家，第一个提出"吾吴湿邪害人最广"的湿病病因说，又在治疗上提出"先安未受邪之地""芳香化浊"，湿热留恋三焦，以分消三焦湿浊的方法，为湿病的治疗及用药树立了榜样。

同时代的湿病大家薛生白，继承了前贤有关湿热的病因、辨证、治疗理念，结合自己的临床经验，在其所著《湿热病篇》中详尽阐述了湿热病的因、证、脉、治，并在叶天士卫气营血辨证基础上又创新性地提出了湿热之邪，治从三焦的辨证思想。薛生白认为："湿热之邪，不自表而入，故无表里可分，而未尝无三焦可辨，犹之河间治消渴，以分三焦者是也。夫热为天之气，湿为地之气，热得湿而热愈炽，湿得热而湿愈横，湿热两分，其病轻而缓；湿热两合，其病重而速。湿多热少，则蒙上流下，当三焦分治；湿热俱多，则下闭上壅，而三焦俱困矣。犹之伤寒中二阳合病，三阳合病是也。盖太阴湿化，三焦火化，有湿无热，止能蒙蔽清阳，或阻于上，或阻于中，或阻于下。"他认为三焦辨证、辨湿热孰轻孰重是湿热病证之机要。三焦辨证作为辨治湿热病重要辨证法之一，有必要对其展开探析。湿热病全程可分为3个阶段，初起邪传上焦，可见心肺之证；滞留中焦，可见脾胃之证；下传下焦，可见肝肾之证。后期正气已耗，以中下焦证多见。

湿热蒙扰上焦：《湿热病篇》第9条记载"湿热证，数日后，脘中微闷，知饥不食，湿邪蒙扰上焦。宜藿香叶、薄荷叶、鲜稻叶、鲜荷叶、枇杷叶、佩兰叶、芦尖、冬瓜仁等味。”此条文阐述湿热已解后余邪留滞上、中二焦导致胃气不舒，脾气不运，而见“脘闷”“知饥不食”的症状。薛氏用药尽是轻清芳香之品以宣肺胃之气，说明本证应是湿重于热或是以湿邪蒙扰上焦为主，湿性重浊黏滞易困清阳，清阳不升，浊阴上干，《内经》云“其高者，因而越之”，故以五叶芦根汤芳香化湿，醒脾开胃，大气一转，其气乃散，气行则湿化，从而恢复自身气机升降之常，透邪外出。

湿热蕴伏中焦：《湿热病篇》第 10 条记载“湿热证，初起发热，汗出、胸痞、口渴、舌白，湿伏中焦。宜藿梗、蔻仁、杏仁、枳壳、桔梗、郁金、苍术、厚朴、草果、半夏、干菖蒲、六一散、佩兰等味。”本条是湿热蕴伏中焦，湿重于热之证治，症见“发热”“汗出”“口渴”“胸痞”“舌白”等。薛生白注释曰：“浊邪上干则胸闷，胃液不升则口渴，病在中焦气分，故多开中焦气分之药。”杏仁、桔梗、枳壳性辛、微苦，以宣肺降气；藿梗、蔻仁、佩兰、干菖蒲、郁金芳香醒脾，行气化湿；苍术、厚朴、草果、半夏燥湿健脾，再用六一散淡渗利湿，使湿热之邪从小便而去，体现了薛氏治疗中焦湿热“湿多热少，则蒙上流下，当三焦分治”的思想，体现了“宣湿、化湿、燥湿、利湿”治湿四法。

若中焦热重于湿，如《湿热病篇》第 17 条：“湿热证，呕恶不止，昼夜不瘥，欲死者，肺胃不和，胃热移肺，肺不受邪也。宜用川连三四分、苏叶三五分，两味煎汤，呷下即止。”本条病机为“胃热移肺，肺不受邪，还归于胃，呕恶不止。”肺胃不和，治宜通降肺胃之气，以黄连降湿热，苏叶通肺胃，此乃湿热郁于中焦，热重于湿，故用黄连清热以祛湿。

若中焦湿热并盛，薛氏喜重用祛湿药温开而少佐清热药，如《湿热病篇》第 14 条提及：“湿热证，初起即胸闷，不知人，瞀乱，大叫痛，湿热阻闭中上二焦。宜草果、槟榔、鲜菖蒲、芫荽、六一散，各重用。或加皂角，地浆水煎。”湿热并重，“胸闷”“不知人”“胸痛”，薛氏用草果、槟榔、鲜菖蒲、芫荽、六一散、皂角、地浆水等燥湿、利湿，因本证湿热初起，邪虽盛但正气未伤，散邪为急，治以辛通，湿去则热无以依附，若用大量清热药则有寒凉凝滞气机之弊，故少用之。见原文注释：“此条乃湿热俱盛之候，而祛湿药多，清热药少者，以病邪即闭，不得不以辛通开闭为急务，不欲以寒凉凝滞病机也。”

湿热留滞下焦：《湿热病篇》第 11 条记载“湿热证，数日后，自利溺赤，口渴，湿留下焦。宜滑石、猪苓、茯苓、泽泻、萆薢、通草等味。”此条文阐述湿热证迁延数日后，湿热下流，膀胱气化失常而见小便黄，大肠传导失司而见泄泻，下焦津液不能上承而见口渴等症，治疗以“湿滞下焦，故独以分利为治。”分利湿邪，以猪苓汤去阿胶加萆薢、通草以清热利水，使湿从小便而去，所谓“治湿不利小便，非其治也”，在自注中薛氏还指出“然兼证口渴胸痞，须佐入桔梗、杏仁、豆卷，开泄中上，源清则流自洁矣，不可不知。”湿留下焦不可独用分利之品，因症状上常常兼有口渴、胸痞，须佐入桔梗、豆卷以开泻中上，正所谓“源清则流自洁矣”，其与《伤寒论》“上焦得通，津液得下”相契，亦为后世医家所指“提壶揭盖”之意。

清代温病大家吴鞠通，继承吴又可、叶天士诸家治疗温病的经验，遵《内经》三焦之说，领悟刘河间热病三焦辨证的初始思想，又旁纳各家，如喻嘉言三焦治疗思想、薛生白湿热病治疗从三焦论治的观点，创立了湿热病三焦辨证学术体系。

2. 三焦传变规律

吴鞠通认为，温病（湿热病）过程中病变由上及下、由浅及深传变，即由上焦—中焦—下焦。“温病由口鼻而入，鼻气通于肺，口气通于胃，肺病逆传则为心包。上焦病不治，则传中焦，胃与脾也；中焦病不治，即传下焦，肝与肾也。终上焦，始下焦。”

三焦辨证：上、中、下三焦，归纳了温病发展过程中3个不同的证候类型，以此作为临床辨证的大纲。上焦内含心、肺，是手太阴肺和手少阴心、手厥阴心包所属部位，反映心、肺、卫分的病变。上焦病证既有轻证，也有一定程度的重证（逆传心包）。中焦内含脾胃，为足太阴脾经所属部位。表现的病变以脾、胃两脏腑为中心。包括两方面性质的病变，一是温热，以阳明胃经病变为主；二是湿热，以太阴脾经病变为主。中焦病的主症为“面目俱赤，语声重浊，呼吸俱粗，大便闭，小便涩，舌苔老黄，甚则黑有芒刺，但恶热，不恶寒，日晡益甚”。中焦病变为温病的中期及极期阶段，以热盛为主要特征。下焦是肝肾之地，主藏阴精，温病发展至下焦，成为疾病的后期，此时正气已衰，阴精耗损，临床表现以肝肾阴虚、邪少虚多为主要特征。主症为“身热面赤，口干舌燥，甚则齿黑唇裂……手足心热甚于手背……舌干齿黑，手指但觉蠕动……热深厥甚，脉细促，心中憺憺大动”等。

三焦为水湿代谢升降出入之枢纽。《素问·灵兰秘典论》说："三焦者，决渎之官，水道出焉。"决，疏通；渎，沟渠。决渎，即疏通水道，明确提出了三焦总司水湿代谢的职能，一切行水之道，皆为三焦所主。而《素问·经脉别论》云："饮入于胃，游溢精气，上输于脾，脾气散精，上归于肺，通调水道，下输膀胱，水精四布，五经并行，合于四时五脏阴阳，揆度以为常也"，说明了水液进入胃部，经脾气消化之后，通过胃与食管夹层间隙输送于肺，肺气宣降，将水津敷布于全身，下行于肾，经肾阳蒸化循环利用，其无用之物则下聚膀胱为尿液，或通过玄府蒸发成汗液排出。而以上水津代谢所有的过程都是通过三焦传输。故三焦为水液代谢之枢纽。三焦功能失常，则水液代谢障碍，而停留于三焦不同部位，形成各种湿病，故在湿病的治疗中，须明三焦识病证，根据三焦不同的病证，采取相应的治疗方法。

（二）三焦辨证

1. 上焦病证

上焦病证包括湿邪在肌表、肺脏、心脏、心包的病证。

湿邪袭表：湿邪与风邪相合，侵犯肌表，首犯皮毛。病位在肌表经络和肺卫为主。症见身热不扬，恶寒少汗，头胀如裹且疼痛，肢体骨节酸痛，痛处不定，咳嗽声重，鼻塞流涕，舌淡白或白滑，脉浮濡。若寒湿偏重，侵犯肌表，可兼寒湿困脾。症见恶寒重、发热轻，但恶寒不发热，头身肌肉关节拘急疼痛或麻木，活动不利，或兼胸脘痞闷，腹痛，恶心呕吐，肠鸣泄泻，口淡不渴，舌苔白滑腻，脉浮紧。若湿热之邪侵犯人体，感邪途径为皮毛或口鼻，病位以肌表为主，兼有脾胃被困症状。症见身热不扬，恶寒，身体困重，关节肌肉酸痛，胸脘痞闷，纳呆，恶心呕吐，口渴不多饮，头胀、头重如裹，无汗或少汗，舌红苔白腻，脉濡。

湿邪阻肺：湿邪阻肺，影响肺的宣发肃降功能。症见咳嗽，咳痰量多，胸闷气喘，口淡纳减，舌苔白腻，脉弦滑。寒湿侵犯肺脏，肺气失宣，同时寒湿伤脾胃，脾失健运，痰湿内生。症见咳嗽反复发作，咳声重浊，受冷咳甚，痰黏腻或凝结成块，晨起咳甚痰多，胸闷痞满，呕恶纳少，疲乏，大便稀溏，舌淡苔白腻，脉濡滑。若外感湿热之邪或内湿与外湿相合，阻于肺脏，肺气失于宣降，以致湿热阻肺。症见咳嗽痰多，色白或黄、黏腻，咳声重浊，不发热或有低热，胸闷脘痞，纳少恶心，腹胀便溏，不渴，气急，舌苔白腻，脉濡或滑。

湿阻心脉：湿邪内停，阻碍气血运行，导致心脉瘀阻；或长期情志不调，气机郁滞，导致湿、痰、瘀互结，痹阻心脉。症见心胸憋闷，痛引肩背及内侧臂，心悸怔忡，头昏头重，有痰，精神不振，便溏。湿热者多伴口苦，舌红有瘀斑，舌苔黄厚黏腻；寒湿者多伴畏寒，胸痛甚，舌淡苔白腻，脉结代。

湿热蒙蔽心包：湿热病发展过程中，湿热郁蒸，酿成痰浊，蒙蔽心包。症见身热不扬，午后热甚，神情呆滞，时昏时醒，昏则谵语，醒则神呆，呼之能应，昼轻夜重，舌红苔白腻或黄腻，脉濡滑或滑数。

2. 中焦病证

中焦病证包括湿邪在脾、胃、肝、胆和膜原的病证。

脾虚湿困：脾虚湿浊内停，运化失职。症见胃脘痞闷，饮食减少，口黏纳呆，呕恶便溏，肢体困重，面色萎黄，女性白带多，舌淡苔白，脉沉缓。

胃肠湿热：湿热内蕴，阻滞胃肠，枢机不利。症见脘腹痞胀，呕恶纳呆，大便黏滞，溏薄不爽，或腹泻如注，发热口渴，舌红苔黄腻，脉滑数。

肝胆湿热：湿热蕴结，郁于肝胆，疏泄失常。症见身发黄，发热口苦，胆内结石，胁肋胀痛，纳呆呕恶，皮肤湿疹，大便不调，阴囊湿疹，睾丸胀痛，女子阴痒，带下黄臭，舌红苔黄腻，脉滑数。

痰热郁胆：湿热夹痰，郁于胆经。症见惊悸不眠，烦躁不安，口苦，呕恶，胸闷胁胀，头晕目眩，舌苔黄腻，脉弦滑。

邪伏膜原：湿热疫戾之邪，伏于半表半里。症见初起恶寒发热，后但热不寒，日晡益甚，有汗而热不解，头痛身痛，或胁痛，耳聋，口苦呕恶，或见腰背痛，眉棱骨痛，鼻干，舌红苔白腻或白如积粉，脉数。

3. 下焦病证

下焦病证包括湿邪在大肠、小肠、肛门、膀胱、肾的病证。

湿阻肠道：湿阻肠道，传化失司，病位在肠。症见少腹胀满，大便稀溏，或黏滞不爽，色黄如酱，臭秽，脘痞呕恶，纳呆疲乏，舌苔白腻，脉濡缓。

小肠湿热：心火下移小肠，影响小肠泌别清浊的功能。症见尿黄，尿热，尿急，小便淋沥涩痛，或尿血，脘腹胀闷疼痛，大便稀溏，舌苔黄腻，脉濡数或滑数。

肛门湿热：湿热之邪蕴结肛门，气机壅滞。症见肛门丘疹、瘙痒、糜烂，心烦，口干黏，舌质红，苔黄，脉滑数。

膀胱湿热：湿热之邪蕴结膀胱，瘀血阻滞，灼伤阴络，气化失常。症见尿频，尿急，尿痛，血尿，小腹刺痛拒按，尿带砂石，舌红有瘀斑，苔黄腻，脉弦滑。

肾虚寒湿：湿病日久，耗伤阳气，致肾虚寒湿内停。症见下肢浮肿，腰酸肢冷，神疲乏力，畏寒肢冷，腹胀便溏，腹痛隐隐，纳少，小便混浊，或咳嗽气喘，痰白，舌淡苔白腻，脉濡弱。

（三）三焦论治原则

吴鞠通在《温病条辨》中提出了三焦论治的总原则和大法。他说："治上焦如羽，非轻不举；治中焦如衡，非平不安；治下焦如权，非重不沉。"上焦为心肺所居。轻则以肺经病变为主。肺主气，外和皮毛，宣发营卫之气，性喜肃降，喜洁净而恶浊，肺与口鼻相通，外邪首先入肺，而有发热、恶寒、咳嗽、头痛、口微渴等表卫之症。治疗上，《内经》有曰"其在皮者，汗而发之"，叶天士亦曰："在卫汗之可也。"吴鞠通根据这一原则，立辛凉解表之法，以冀温邪透达外散，创制了辛凉轻剂桑菊饮、辛凉平剂银翘散，以及新加香薷饮、桑杏汤等。这些均是依据"治上焦如羽，非轻不举"的原则而确立的。至于上焦证中的逆传心包，或热闭心包证，吴氏认为，心包证病位在上，病势在血之表，用药仍当用清疏营分轻剂，疏通气机，给邪以出路，药用清宫汤，以犀角、玄参、麦冬等清营保津，还配竹叶、连翘、金银花轻清透邪之品，在清营凉血中，寓叶天士"透热转气"之意。中焦温病包括两个方面：一是燥热，以阳明胃热为主；二是湿热，以太阴脾经病变为主。前者以清胃热为务，用大剂量白虎汤。若大肠为有形热结而见腑实证，治宜苦寒攻下、釜底抽薪，药用承气汤，调和中焦脾胃升降，恢复其平衡。湿热为主者，症见身重、呕恶、脘腹胀满、便溏、舌苔滑腻、脉濡数。吴氏以五加减正气散，祛湿为主，佐以清热；白虎加苍术汤及三石汤，以清热为主，佐以祛湿；杏仁滑石汤及黄芩滑石汤，清热祛湿并重。治疗中焦温病，抓住一个衡字，无论清热泻火，攻下热结，清热化湿，均以达到脾胃升降平衡为目的。温病后期，病邪深入下焦，耗伤肝肾之阴，病机邪少虚多。治疗以滋、潜、镇为主。取"如权"重坠之品，滋补阴精、息风潜阳。

（四）湿病的三焦治疗

三焦论治湿病是根据湿邪所在部位采取的因势利导治法，病势急而病位偏于上者，治在上焦；病势急而病位偏于中者，治在中焦；病势急而病位偏于下者，治在下焦，多采取通下祛邪法。即吴氏所言：“逐邪者随其性而宣泄之，就其近而引导之。”故湿病三焦论治原则，应上焦宜“宣降”，中焦宜“和利”，下焦宜“温渗”。

湿郁上焦，外犯肌表，内伤心、肺，兼及中焦。湿伤肌表，进而入肺，影响肺的宣发肃降，导致三焦气机向外和下降的运动失常，发散排湿和通降排湿的两个出口受到影响，湿停上焦，形成湿伤肌表和肺卫病证，治以“提壶揭盖法”，如清代石寿棠在《医原》中所说：“启上闸，开支河，导湿下行，以为出路，湿去气通，布津于外，自然汗解。”湿郁上焦，影响到肺的宣降功能，湿阻肌表，肺卫失调，湿从口鼻入肺，可见身热不扬、咳嗽、倦怠、口不渴、舌苔薄白、脉浮缓。治以宣肺解表祛湿，药用藿香、香薷、羌活、麻黄、桂枝、前胡、桔梗、枇杷叶等，解表祛湿、宣肺降气。风湿在肌表引起风湿痹证，症见恶寒发热、头身困重、肌肉疼痛、关节不利、腰酸疼痛、舌苔白腻、脉弦。治以疏风解表化湿，药用羌活、独活、防风、秦艽、豨莶草、海风藤等。湿郁上焦，兼及中焦，多见头昏脑胀、胸闷不舒、纳呆腹胀、身体困重、身热不扬，或神志昏蒙、舌苔白腻、脉濡等症，治以芳香化湿、解表和中，药用藿香、佩兰、苏叶、郁金、白豆蔻、石菖蒲、羌活、白术、砂仁等，既有化湿解表，又有醒脾和中的作用。湿在上焦总以宣降为主，湿在肌表宜芳香化湿、解表和中；湿在肺脏宜宣发肃降，通利水湿；湿邪逆传心包者，则宜涤痰利湿开窍。

湿在中焦，病变中心在于脾胃，病机主要是脾胃气机升降和运化失调，影响到肝胆。因此中焦祛湿以调和、舒达为主。湿阻中焦，脾胃气滞，脾湿胃燥，宜用苦温燥湿和苦寒燥湿法治疗，苦温燥湿是运用苦温燥湿药物祛除湿浊的方法，适用于湿浊中阻所致的脘闷腹胀、食少纳呆、口淡无味、肢体困重、酸楚困倦、嗜睡、舌苔白腻、脉濡等症状，药用苍术、白术、枳实、厚朴、草果、陈皮、白豆蔻、半夏等；苦寒燥湿法是用苦寒燥湿的药物组方以祛除湿热病邪的治法，适用于胃肠湿热所致的腹胀腹痛、大便稀烂热臭、舌苔黄腻等症，常用黄连、黄柏、黄芩、龙胆草、茵陈、金钱草等药物。湿热蕴于中焦，往往影响少阳枢机，故和解少阳枢机、利胆祛湿，是不可忽略的治法；脾胃湿困，必伤肝，故疏肝解郁利湿，是路老“治胃必治肝”的不二选择；中焦之湿，极易酿成湿热，故清利之法也是中焦常用之法。湿在中焦，湿热交结，寒热错杂，治以寒温并用、辛开苦降、调和脾胃为主，湿热影响肝胆疏泄，湿性下流，影响下焦功能，故中焦治疗以调和、通利为主。

湿在下焦，影响肾之气化功能，引起小便不利、水肿、淋浊、泄泻、痰饮、关节肿痛等，治疗遵循“治湿不利小便，非其治也”的原则，使用淡渗利湿的药物，祛除体内湿邪，利水消肿，通淋止痛。常用药物有通草、滑石、薏苡仁、茯苓、泽泻、猪苓、车前子、车前草、玉米须、胡芦巴等。

湿性弥漫，三焦无处不到，故临证往往三焦同治，芳化、燥湿、淡渗药物同用，但常以中焦为重点，调脾胃祛湿的同时照顾到肺之肃降、肝之疏泄、心之温煦、肾之渗利的作用，注重三焦气化，根据湿邪所在部位、侵及脏腑，采取相应治法，灵活多变。华岫云在总结叶天士治湿方法时说：“今观先生治法，若湿阻上焦者，用开肺气，佐淡渗、通膀胱，是即启上闸，开支河，导水势下行之理也；若脾阳不振，湿滞中焦者，用术朴姜半之属，以湿运之；以苓泽、腹皮、滑石等淡渗之，亦犹低湿处，必多烈日晒之，或以刚燥之土培之，或开渠以泄之耳。然三焦又为一整体，用药当互为策应。”湿在下焦，因势利导，以渗利为主，湿在下焦容易伤肾，故应以温渗为主，助膀胱气化而使湿从下焦渗利而出。

（五）三焦辨证论治应用实例

1. 轻扬宣透，芳香化湿

此法适用于湿热在上焦的证候，症见身热不扬、头目昏重、肢体疼重、胸脘痞闷、苔薄腻、脉缓等。即以辛散、轻扬宣透之品，疏通肌腠，使腠理通达，微有汗出，湿邪可以汗解。因肺居上焦，主一身之气，唯肺气宣畅，则一身之气布达，湿邪自无容留之地，通过宣通肺气，开通水津运化的源头，使三焦气机和水液运行上下畅通，这种通过宣肺达到利湿目的的方法，又被称为“提壶揭盖法”。薛生白在《湿热病篇》中指出：“湿热证，恶寒无汗，身重头痛，湿在表分，宜藿香、香薷、羌活、苍术皮、薄荷、牛蒡子等味。”叶霖在评述吴鞠通治上焦湿温用三仁汤时指出“若湿自外来，上焦气分受之……宜宣通气分，如豆豉、苓皮、滑石、半夏、猪苓、米仁、蔻仁之属”，故对湿在肌表，用药多取芳香宣透之品，如藿香正气散、藿朴夏苓汤等。正如吴鞠通所说“治上焦如羽，非轻不举”。

案例：患者，男，28岁，2006年8月18日来诊。3天前，患者出现怕冷少汗，身热不甚，午后热象较明显（自测体温38 ℃），头重如裹，身重肢倦，即到内科门诊就诊。诊为上呼吸道感染。给予清开灵片和阿莫西林胶囊。服药后不见好转。次日，到某诊所就诊，给予5%葡萄糖液250 mL，加入左氧氟沙星0.4 g、地塞米松5 mg静脉滴注。2日后仍无明显好转，故来中医求治。刻下症：恶寒少汗，身热不扬（体温37.7 ℃），头重如裹，身重肢倦，胸闷脘痞，二便正常，苔白腻，脉濡缓。证属湿邪壅遏卫气。治以芳香宣化。以藿朴夏苓汤（《医原》）加减。处方：藿香12 g，半夏9 g，赤苓15 g，杏仁12 g，薏苡仁25 g，白蔻仁9 g，猪苓10 g，泽泻10 g，淡豆豉15 g，厚朴9 g，香薷9 g，苏叶8 g。水煎服，每日1剂。服用3剂，热退，诸症大减。因湿性黏滞，恐其卷土重来，故又守方服3剂，诸症悉除。

按语：本病为湿遏卫气，内外合邪。恶寒少汗，是湿邪郁遏卫阳所致。身热不扬，乃湿中蕴热、热处湿中的表现。午后湿热交蒸更甚，故午后热甚。湿浊内阻，清阳不升，故头重如裹。湿着肌肉，气机不宣，故身重肢倦。湿阻气滞则胸闷脘痞。苔白腻，脉濡缓，均为湿阻之征。故以芳香宣化之剂，以祛表里之湿。方中用藿香、淡豆豉、香薷、苏叶芳香宣透，以化肌表之湿，苏叶兼能行气和胃，杏仁开肺利气，以化湿邪，厚朴、半夏、白蔻仁苦温燥湿，并有芳化之效，猪苓、赤苓、泽泻、薏苡仁淡渗利湿。本方集芳香化湿、苦温燥湿、淡渗利湿于一方，以使表里之湿内外分解。

2. 辛开苦降，燥化水湿

此法适用于湿盛中焦的证候。脾为湿土，喜燥恶湿，湿邪内侵，最易损伤脾胃。湿浊困脾，脾运化功能失常，又易导致水湿内停。治此者，宜辛开苦泄，燥化湿邪，以调其升降，使脾胃恢复健运之职。若湿重于热，症见胸闷脘胀、便溏纳差、舌苔白腻、脉濡缓等。宜辛温、苦温合用，以温化中焦之湿。薛生白《湿热病篇》指出："湿热证，舌遍体白，口渴，湿滞阳明，宜用辛开，如厚朴、草果、半夏、干菖蒲等味。"常用方剂如雷氏芳香化浊法（《时病论》）。若湿热并重，症见发热、脘痞泛恶、口渴欲饮或不欲多饮、小便黄赤、苔黄腻、脉滑数等，大多选用黄芩、黄连、黄柏、栀子，既能清热，又能燥湿，以达祛除湿热之目的。常用方剂如王氏连朴饮（《霍乱论》）。

案例：患者，女，42岁，2007年9月6日来诊。患者述2日前觉发热，汗出，口渴但不欲饮，汗出热不减，胸脘痞闷，心中烦闷，恶心。自以为是中暑，口服藿香正气水，每次1支，每日2次。服药2日，胸闷恶心稍减，但热仍不退，反而加重。就诊时测体温38.8 ℃。刻下症：神志清醒，痛苦貌，发热，汗出热不减，口渴不欲多饮，脘痞呕恶，心中烦闷，便溏色黄，小便短赤，苔黄腻，脉滑数，证属湿热俱盛。治以化湿清热，用王氏连朴饮加减。处方：黄连 8 g，厚朴 10 g，石菖蒲 6 g，半夏 6 g，淡豆豉 15 g，栀子 15 g，芦根 30 g。水煎服，每日 1 剂，5 剂服后，热退，诸症大减，后又加减继服 5 剂而愈。

按语：本病为湿热俱盛、相互交蒸之候。湿热蒸腾则汗出，湿渐化热，里热转盛，则发热渐高。热盛则口渴，但因湿邪内阻，故虽渴而不欲多饮。湿热郁蒸中焦，气机阻滞，则脘痞呕恶，心中烦闷。便溏色黄，小便短赤，苔黄腻，脉滑数，均为湿热俱盛之象。故治以清化湿热。方中用黄连、栀子苦寒清热兼以燥湿，厚朴、半夏苦温燥湿，降逆消痞和胃，石菖蒲芳香化浊，淡豆豉透达蕴热，芦根清热除烦利尿而兼能生津。全方合力，使热清湿化，病告痊愈。

3. 甘淡渗下，通利水湿

此法适用于湿阻下焦之证。症见小便短赤，甚或不通，大便溏泄，口渴，舌苔黄腻，脉濡数等。肾者，水脏，水液之所以在体内运行、输布，使水精四布，五经并行，泌别清浊，下注膀胱，均有赖于肾、膀胱的蒸腾气化作用，若其功能障碍，温煦无力，不能化气行水，可导致水湿内停于下焦，自当应用淡渗利湿药，渗利湿邪，使湿浊从小便外泄。薛生白《湿热病篇》云："湿热证，数日后，自利溺赤，口渴，湿流下焦，宜滑石、猪苓、茯苓、泽泻、通草等味。"常用方剂如茯苓皮汤（《温病条辨》）。"治下焦如权，非重不沉。"

案例：患者，男，60 岁，2006 年 8 月 29 日来诊。患者自述 2 日前出现热蒸头胀，口渴，小便短少，自昨晚至今晨，小便点滴不出，口渴但饮水不多，并觉恶心欲吐，舌苔白腻。证属湿浊上蒙清窍，下阻膀胱。治以淡渗分利，使湿热之邪从小便而出。以茯苓皮汤（《温病条辨》）加味。处方：茯苓皮 20 g，薏苡仁 20 g，猪苓 20 g，大腹皮 12 g，通草 10 g，淡竹叶 9 g，车前子 15 g（包煎），竹茹 10 g。服药 3 剂后小便通，头胀及呕逆减轻，上方加减继服 6 剂而痊愈。

按语：本患者属湿热浊邪，上蒙清窍，下阻膀胱。热为湿遏，困阻清阳，则热蒸头胀。浊邪犯胃，胃失和降，则恶心欲吐。湿阻于下，泌别失职，则小便不利，甚而不通。口渴不欲饮，舌苔白腻，为湿浊内阻之象。故治以淡渗分利。上方中，茯苓皮、猪苓、大腹皮、薏苡仁淡渗利尿，车前子、通草、淡竹叶清热利尿通淋，竹茹除烦止呕，共奏淡渗分利之效，以使小便通利，湿浊下泄。

以上三法，均据邪停部位不同，而施以不同的治法，可用沈金鳌在《沈氏尊生书》中的话概括之："湿在上，宜防风，风能胜湿，犹湿衣悬透风处则易干也；湿在中，宜苍术，犹地上有湿，灰多则渗干也；湿在下，宜利小便，犹欲地干，必开水沟也。"另外，湿邪易弥漫三焦，故临床上以上三法多相兼使用，总以分消走泄、通畅三焦为法，兼顾各个部位，且湿邪易阻遏气机，损伤脾胃，在祛湿药中，配伍理气导滞药和益气健脾药，使各脏腑气机活动正常，往往达到事半功倍的效果。

（六）三焦论治临床常见疾病案例

1. 三焦论治湿热型咳嗽

王世强等运用三焦辨证理论治疗湿热型难治性慢性咳嗽，认为湿热型难治性慢性咳嗽的病因病机，有以下几点。①外感湿热：特定季节、地域，如夏季、江浙闽湖广蜀渝等南方地域，湿热邪气蕴蒸，素有痰湿体质之人，起居不慎，最易感受湿热邪气。正如薛生白在《湿热病篇》中说"太阴内伤，湿饮停聚，客邪再至，内外相引，故病湿热"。②饮食内伤：过食肥甘厚味、烟酒无度或常食生冷油炸之品，导致脾胃运化功能失常，内生湿邪，郁久化热，上蒸于肺，宣降失常，咳嗽由是而生。③劳欲过度，情志内伤：劳欲伤肾，过于思虑或情志不畅则伤肝脾，机体气机郁滞，气化失常，津液停聚，生湿生热。清代名医石寿棠曾说"思虑过度则气结，气结则枢转不灵而生内湿"。④医源因素：抗菌药物、糖皮质激素的长期使用损伤人体阳气，阳气虚弱则湿易内生，郁久而成湿热，虚实夹杂，久病难愈。今人尚滋补，误以滋补为治病良方，过度进补导致脾失健运，酿湿生热。凡此种种，外感和内生湿热之邪弥漫三焦，居于上焦之肺脏气机失常，上逆而咳。湿热致病，因热附于湿，湿交杂于热，黏滞难解，病势缠绵，迁延难愈，而成慢性难治性咳嗽。

治疗湿热型难治性慢性咳嗽时要采用三焦分消的治法。上焦治以清热解毒、清透湿热，药物有黄芩、连翘、薄荷、射干等；中焦治以芳香化湿、悦脾和中，药物有藿香、白豆蔻、石菖蒲等；下焦治以清利湿热，药物有木通、淡竹叶、通草、滑石、茯苓等。如此三焦分消，辛、苦、香、渗并用解决湿热之邪弥漫三焦、气运不畅、水道不通的问题。

治疗湿热型难治性慢性咳嗽过程中发现过于运用寒凉的药物不仅不能清热，反而更难祛除湿邪，主要原因是过度寒凉损伤阳气，导致湿邪不化，加重湿邪，附着于湿的热邪也不易祛除。故在“祛湿”与“清热”之间如何权衡才是祛除湿热之邪的关键。在临床中无论是“湿重于热”，还是“热重于湿”，都应当把祛湿作为重点，辅以少量清热之品，切忌过于寒凉。

威灵仙有善走而不守之性，可消咽喉部骨鲠，通咽喉部壅结的痰瘀之结，用于治疗喉源性咳嗽。笔者在临证时发现湿热型难治性慢性咳嗽患者喉咽部黏膜或声带肥厚、咽喉壁淋巴滤泡增生经久不消，此为湿热之邪日久，凝炼成痰，痰瘀胶结于喉窍之络。故在诊治湿热型难治性慢性咳嗽时加入威灵仙 10 ~ 15 g，亦有异曲同工之妙。

案例：袁某，男，48 岁，2021 年 7 月 26 日就诊。嗜烟酒，长期在冷库工作。3 个月前不明原因出现咳嗽，咳少量白色黏痰，体胖，倦怠，纳呆，口黏，口气较重，大便黏腻不爽，小便偏黄，舌质淡红、苔黄厚腻，脉弦滑。于多方就诊，血常规、胸部 CT 平扫、支气管镜检查未见明显异常，支气管肺泡灌洗液查脱落细胞、细胞学分类、一般细菌培养、抗酸染色等亦无明显异常结果，支气管舒张试验阴性，无胃食管反流和鼻后滴漏依据。先后经口服阿奇霉素片、左氧氟沙星片抗感染，复方甲氧那明胶囊、美敏伪麻溶液、氨酚双氢可待因片等药物镇咳，布地奈德福莫特罗粉吸入剂抗炎、舒张支气管等治疗，效果均不佳。西医诊断为难治性慢性咳嗽。中医诊断为咳嗽；辨证为湿热证。中医治法为芳香化浊、清热利湿、宣降肺气以止咳。方用甘露消毒丹加减：藿香、滑石、石菖蒲、威灵仙各 15 g，白豆蔻、制半夏、苍术各 9 g，茵陈、射干、白前各 10 g，通草 5 g，连翘、川贝母、炒黄芩、生甘草、焦栀子各 6 g，薄荷 3 g（后下）。共 7 剂，水煎服，每日 1 剂，每次 200 mL，早晚餐后 1 小时温服，并嘱其暂时在家休息，戒烟酒，清淡饮食。

二诊：2021 年 8 月 2 日：诉咳嗽减轻，痰少，较前容易咳出，自觉身体轻便，倦怠、口黏改善，大便仍黏腻不爽，小便偏黄，舌苔明显较前变薄，仍偏黄腻，脉弦滑。前方去通草，加淡竹叶、大黄（后下）、枳实各 6 g。10 剂，服药方法如前。

三诊：2021 年 8 月 12 日：患者欣喜来告，咳嗽已基本消失，倦怠、口黏、口臭等不适也都已消大半，大小便均已正常。查看舌苔薄黄微腻，脉滑。以参苓白术散 7 剂善后，健脾利湿，恢复中焦运化之功，进一步祛除体内湿热之邪，巩固疗效，回访时患者咳嗽已近痊愈。

按语：一诊时详询病史，了解患者长期在湿冷环境中工作，嗜烟酒，体胖，倦怠，口黏，口气较重，大便黏腻不爽，小便偏黄，舌质淡红、苔黄厚腻，脉弦滑，提示湿热之邪弥漫三焦，但又以中焦为主。因此，在三焦分消的同时，重点在于芳香化湿、悦脾和中。笔者在诊治湿热型难治性慢性咳嗽时谨记“热附于湿”的特点，总结出“湿祛热易消，湿存热难除”的经验，湿热证治法重点在于“祛湿”，兼以清热，避免过于寒凉，导致阳气损伤，湿邪难除。利用威灵仙的走窜之性、祛湿化痰消瘀之能，防止湿热之邪阻滞经络、凝湿成痰阻于咽喉而加重咳嗽。在药物剂量的把握上，藿香、白豆蔻、苍术、石菖蒲、制半夏、射干等性温的药物剂量偏大，连翘、茵陈、滑石、焦栀子、薄荷等性偏凉的药物剂量偏小。其中选用焦栀子、炒黄芩也是为了去性存用，避免过于寒凉。二诊时湿热已去除大半，但仍在中焦，正气未虚，稍加大黄、枳实通便，促邪外出。三诊时，还是以中焦为主，因此选用参苓白术散加减，重在健脾、淡渗利湿，最终湿热之邪清除，咳嗽痊愈。

2. 三焦论治心衰水饮证

三焦是水液代谢之通道，《难经·三十一难》说：“三焦者，水谷之道路，气之所终始也。”《素问·灵兰秘典论》说：“三焦者，决渎之官，水道出焉。”《灵枢·本输》说：“三焦者，中渎之腑，水道出焉，属膀胱，是孤之腑也。”以上均说明三焦是人体管理水液的脏腑，有疏通水道、运行水液的作用。人体水液代谢是一个复杂的生理过程，是很多脏腑的一系列生理功能的综合作用，如《素问·经脉别论》所说：“饮入于胃，游溢精气，上输于脾，脾气散精，上归于肺，通调水道，下输膀胱，水精四布，五经并行。”水液代谢虽由胃、脾、肺、肾、肠、膀胱等脏腑共同协作而完成，但人体水液的升降出入，周身环流，则必须以三焦为通道才能实现。因此，三焦水道的通利与否，不仅影响水液运行的迟速，也必然影响到有关脏腑对水液的输布与排泄功能。也可以说，三焦运行水液，是对脾、肺、肾等脏腑主管水液代谢作用的综合概括。

心力衰竭（简称“心衰”）患者，初期表现为劳累性呼吸困难，也就是活动后气短，此时体内水饮尚微，属于心肺气虚，饮阻气滞，也就是张仲景《金匮要略》中提到的微饮，“水停心下，甚者则悸，微者短气”“夫短气有微饮，当从小便去之”“胸痹，胸中气塞，短气”，此时病在心肺之上焦。若出现胃脘胀满、腹胀、食欲不振、恶心呕吐，此必由于中阳不足，脾胃虚弱，脾虚不能运化水液，水停胃肠，而致胃气壅塞，胃气上逆，此时病在脾胃之中焦。若出现小便量少、腰酸畏寒、下肢水肿，此则由于肾阳不足，无以温煦膀胱，“膀胱者，州都之官，津液藏焉，气化则能出矣”，膀胱失于温煦，气化失司，则小便量少，水饮停聚，下注外溢，则下肢水肿，此时病在肾与膀胱之下焦。虽然根据患者的临床表现分上、中、下三焦的病变，但三者是密切联系的，常常相兼为病，即上、中、下三焦同病，只不过是以哪一部分为主罢了。比如，病在上焦，饮阻气滞，可伴有食欲不振之中焦病变；病在中焦，水停心下，胃脘胀满，很多患者会同时伴有腰酸畏寒、小便不利之下焦病变，即脾肾阳虚；当然，若病在下焦，肾阳虚衰，阳虚水泛，水饮凌心射肺，漫溢脾土，必然导致中上焦病变。

水为阴邪，其病之产生缘于阳气不足，故张仲景提到“病痰饮者，当以温药和之”。水饮内停，欲令外出，无非采用如《黄帝内经》“开鬼门，洁净府”之法，即发汗利尿之法。张仲景也在《金匮要略》中说道：“诸有水者，腰以下肿，当利小便，腰以上肿，当发汗乃愈。”发汗之法多应用于一身悉肿之风水证，正气充盛，外邪侵袭导致肺失宣肃，病在上焦者。而心衰患者多为正气已虚，阳气不足，汗为心之液，发汗之法，恐更伤阳气，故发汗之法于心衰患者应用较少，而利小便之法更为多用。利小便并不意味着只是温肾利水，治疗下焦。因水液代谢与肺、脾、肾、三焦均相关，小便的产生也需由脾气散精、肺气肃降，才能下输膀胱，气化而出，故利小便不能单纯只想到温阳补肾、化气利水，还应注意健脾、利肺，也就是要注意从三焦论治。如张仲景提到“夫短气有微饮，当从小便去之，苓桂术甘汤主之，肾气丸亦主之”，苓桂术甘汤公认为治疗中焦病变之方，从《伤寒论》第67条“伤寒若吐若下后，心下逆满，气上冲胸，起则头眩，脉沉紧，发汗则动经，身为振振摇者，茯苓桂枝白术甘草汤主之”，亦可佐证。肾气丸偏于下焦，然二方皆有桂枝辛温，功兼治肺。“胸痹，胸中气塞，短气，茯苓杏仁甘草汤主之，橘枳姜汤亦主之”，茯苓杏仁甘草汤偏治上焦，方中杏仁入肺经，既宣且降。橘枳姜汤偏治中焦，陈皮、生姜味皆辛温，均入肺、脾经，健脾化饮的同时，亦辛散宣肺，助肺宣降。真武汤常被作为治疗心衰水饮之代表方，方中除附子温肾外，亦用茯苓、白术健脾，生姜宣肺化饮。另一治疗心衰水饮之要方葶苈大枣泻肺汤更是以葶苈子为主泻肺利水，因此自张仲景始即重视水饮的三焦论治，后世医家无不效法，在治疗水饮证时常采用葶苈子或桑白皮泻肺利水。如清代费伯雄治疗水饮证之桑苏桂苓汤，方中桑白皮、苏子、杏仁是肃降肺气之品，茯苓、橘皮、半夏、生姜上中焦同治，更有桂枝宣肺温肾。当代心血管病大家郭士魁先生治疗心衰亦常用桑白皮、葶苈子、车前子泻肺利水，黄芪、党参健脾升清，肉桂、附子温肾助阳。因此，对于心衰水饮证，应当重视从三焦论。

案例：患者，男，72岁。主因胸闷、喘憋3年，加重伴水肿1个月来诊。3年前患者开始出现活动后胸闷，喘憋，在外院行冠状动脉造影提示冠心病、三支病变，建议行冠状动脉旁路移植术，患者拒绝。多次住院治疗，诊断为冠心病、缺血性心肌病、心力衰竭、心功能Ⅲ级。近来胸闷喘憋症状加重，伴双下肢轻度水肿，乏力气短，咳嗽，咳稀白泡沫痰，畏寒肢冷，后背凉，纳呆，腹胀，夜尿频、量少，大便干，舌淡暗，苔水滑，脉沉细弦。曾服益气活血利水中药效果欠佳。西医诊断：冠心病；缺血性心肌病；心力衰竭；心功能Ⅲ级。中医诊断：心衰病（阳虚水泛）。治法：温阳利水。方选真武汤合五苓散加减。处方：炮附片10 g（先煎），炒白术10 g，生姜15 g，白芍10 g，茯苓12 g，桂枝10 g，泽泻15 g，猪苓10 g，桑白皮15 g，苏子10 g，丹参10 g。5剂，水煎服，日1剂。服药后小便量明显增多，双下肢水肿消退，胸闷喘憋症状明显减轻，咳嗽及咳痰减少，腹胀缓解，大便仍干，舌淡暗，苔滑，脉沉细滑。药已中鹄，前方加肉苁蓉30 g，再进7剂，诸症悉退，予金匮肾气丸善后。

按语：高龄患者，心病日久，脾肾阳衰，脾虚不能转输，肾虚不能蒸化，水饮内停，上凌心肺而发胸闷咳喘，外溢肌肤而现下肢水肿。阳虚则乏力气短，畏寒肢冷。脾虚则腹胀纳呆，肾虚故尿频量少。舌淡暗，苔水滑，脉沉细弦，均为脾肾阳虚、水饮内生之象。此患者既有水凌心肺致咳喘胸闷之上焦病变，又有腹胀纳呆之中焦脾胃病变，更有尿频量少之下焦病变，三焦同病，故治以真武汤合五苓散温阳利水、健脾温肾，合桑白皮、苏子泻肺化痰利水，加丹参活血化瘀。三焦同治，药证相合，故5剂后尿增肿消，诸症大减。二诊加肉苁蓉温阳通便，再进7剂而病瘥。

3. 三焦论治大肠癌

案例：患者，男，57岁，腹部隐痛伴便血半年。初诊：2016年12月5日，1周前肠镜下发现乙状结肠占位，活检确诊为恶性肿瘤，现感左下腹隐痛，午后明显，大便次数增多，5～6次/日，便稀，色黄，伴有鲜红色出血，量少，胃纳欠佳，口干不喜饮，心烦易怒，夜寐欠安。平素喜烟酒，饮食肥腻，体形偏胖，少运动，病前大便1～2次/日，不成形，近半年来体重减轻4 kg。舌质偏红，苔薄黄，脉滑数。辨为下焦湿热证，予四苓芩芍汤合黄土汤加减，处方：黄芩9 g，泽泻12 g，白芍9 g，茯苓8 g，陈皮12 g，广木香6 g，白芷6 g，厚朴6 g，白术9 g，伏龙肝20 g，合欢花5 g，炙甘草6 g。5剂，早晚顿服。

二诊：2016年12月11日，腹部隐痛较前好转，便血止，大便次数1～2次/日，仍未成形，自感进食增多，有神疲乏力感，夜寐欠安，舌质偏红，苔薄白，脉弦细。去泽泻、陈皮、伏龙肝，黄芩减量至6 g，加阿胶珠6 g，生地黄9 g，炮附子2 g。5剂，早晚顿服。5剂后患者隐痛少作，疲乏渐消，夜寐可，守方15剂后患者感诸症消，舌淡红，苔薄白，脉稍细。

按语：患者素体脾胃已虚，肝气郁滞，湿热之邪传于下焦，病结于大肠，辨证为下焦湿热证，以黄芩、泽泻清泄湿热为君，白术、茯苓、陈皮健脾祛湿，白芍缓急止痛，广木香行气止痛，合欢花解郁安神、活络止痛，小剂量白芷、厚朴引药归大肠经，因脾喜燥恶湿，两者可实中焦，有防传变之用，另外厚朴有抗肿瘤作用，与伏龙肝相配可燥湿止泻、止血。二诊患者腹痛及胃纳较前好转，大便次数减少，有神疲乏力感，舌偏红，苔薄白，脉弦细，热邪较前已去，但仍有湿热邪气缠绵，肿瘤消耗明显，继续清热利湿，理气止痛，予阿胶珠、生地黄生血养阴，炮附子升阳，祛邪护正并重。四苓芩芍汤和黄土汤，初看一为清热利湿清滞，一为温阳健脾，两者不合，但临床应用中，下焦湿热证者实为下焦实、中焦虚，以四苓清利下焦邪实，黄土汤中补脾土固中多有裨益。若进展至下焦虚热证，下焦肝肾阴津已伤，太阴精气衰败，胃火上炎，不适合再予黄土汤中辛温之辈续损阴津；至下焦虚寒证，则黄土汤温脾阳止血之力不足以继，需以升肾阳以补脾阳。大肠癌三焦辨证虽重部位，却仍以整体为出发点，虽简仍详，重视脏腑传变及阴阳变化，治疗上强调扶正祛邪、匡扶阳气。

4. 三焦论治肾病

陈以平教授认为三焦可能是尚未被现代医学发现的“神经－内分泌－代谢－免疫”等与水液代谢有关的网络体系，因此强调三焦在慢性肾脏病诊治中的重要地位，以广义的“三焦”为纲，概括慢性肾脏病治疗过程中的整体观，即治肾不独在肾，治取三焦。在肾脏病临床上陈教授首创“斡旋三焦”法辨治慢性肾脏病，并研发出系列专方、专药，陈教授强调“斡旋”有治理、调节之意，斡旋之法内涵丰富，包括燮理水火、疏调气机、助推气化、补泻同施、分消走泄、清利湿热、活血化瘀、消癥化积等多种治法，达到拨乱反正、平衡阴阳、调和气机的目的，从而使病情缓解和康复，即“以平为治”，亦即《中藏经》所云：“三焦通，则内外左右上下皆通也。”陈教授通过对3006例肾脏疑难病例进行研究，总结提炼出“斡旋三焦”的治疗方法。如IgA肾病临床表现复杂多样、肾脏病理变化多端，早期病及上、中二焦脾肺两脏，病深者渐入下焦损及肝肾，需要采用疏利三焦的方法，形成了肾平、肾安等专方；在膜性肾病的治疗中，陈教授强调补脾以复中焦气化，制定了“益气活血化湿”之补泻同施之治法，确立了“参芪膜肾方”等专方；在糖尿病肾病的治疗中，陈教授确立了“始上焦，终下焦”为其病机传变规律，早期治疗重在清利上焦，重用清热养阴；中晚期治疗当调和中、下二焦，尤需温补脾肾，益气活血贯穿始终，确立了“黄芪牛蒡子”系列专方。

余仁欢教授提出“肾病宜调和三焦，三焦病宜补肾为主”的观点，并指出从三焦论治包括两方面内容：①将三焦作为一个脏腑来论治肾病。主要针对肾病患者湿热或水湿之邪弥漫三焦、气机壅滞而设。湿热弥漫三焦者，症见低热、咳痰、纳差、腹胀、大便不爽、小便短赤、舌红苔黄腻，治疗以调畅气机、清热利湿为法，组方以芳香化湿、苦寒燥湿、淡渗利湿、祛风胜湿类药物为主，常用方有三仁汤、杏仁滑石汤、宣痹汤等；水湿弥漫三焦者，治疗以通利三焦、行气利水为法，常用方有导水茯苓汤、五苓散、温胆汤等。②三焦辨证的思路来诊疗肾脏疾病。上焦证以外邪犯肺和肺气亏虚为特征，治疗上以扶正祛邪为原则，扶正以补益肺气为治法，常用玉屏风散、清暑益气汤。祛邪包括宣肺利水、疏风解表、清热解毒等，常用越婢五皮饮、麻黄连翘赤小豆汤、银翘散等。中焦证治疗上以调理脾胃为原则，使清阳得升、浊阴得降，常用参苓白术丸、黄连温胆汤、加味正气散等。下焦证以肾元不足、溺毒壅滞为特征，治疗上以温补肾元、利湿降浊为法，常用真武汤、温脾汤、知柏地黄汤、己椒苈黄丸等。

刘伟敬教授认为慢性肾脏病治疗过程中应把握好宣上焦、调中焦、畅下焦的治则。①宣上焦：上焦主宣，气机失宣，则卫表不固，易受外邪，肺失通调，则津液代谢失常，水湿泛溢肌肤为肿。故治疗重在宣上焦气机，以通调水道。常用透热消癥方（黄芩、牛蒡子、连翘、玄参等）和疏利分消饮（柴胡、黄芩、连翘、水蛭、杏仁、厚朴、鱼腥草等），总以轻清宣散之品，宣通气机以通调水道。②调中焦：中焦为三焦之枢，承上启下，中运失健，湿浊内生，枢机不利，则上焦雾露弥漫，痰浊壅塞，凌心迫肺；下焦通调失司，清浊不分，精微下泄，直走膀胱形成蛋白尿，所谓“中气不足，溲便为之变”。治宜枢转气机、升清降浊，常用升阳益胃汤、半夏厚朴汤、泻心汤、黄连温胆汤等，总以健脾防滞，运脾消食祛湿，以保中焦气畅，津液疏布无碍。③畅下焦：下焦属湿、热、瘀、毒等邪气易聚之巢穴。诸邪积聚下焦，派生新患，气机不通，精气互化失利，致命门火衰，阴阳格拒。故肾失温煦而气化无根，肾失封藏而精气溢泄，肾失开阖而水液泛滥。治以通阳化气，通利水谷，以开关格，常用加味泄浊消癥方，以熟地黄、山药、吴茱萸等补益肾精，使精气互化，大黄、白茅根、土茯苓、瞿麦、萹蓄、栀子等通利水谷，祛除下焦壅滞，使下焦得畅，浊毒以排，附子、肉桂等温阳化气。

5. 三焦论治肝硬化腹水

肝硬化腹水的形成，不仅是肝、脾、肾三脏功能失调，其关键在于气、血、水相互搏结，三焦不利，气滞血瘀水停。气滞是先导，三焦的功能是主持诸气、通行水道。肺居上焦，主气司呼吸，为水之上源，具有通调水道、宣发和肃降的功能，能调节水液的输布、运行和代谢。肺气郁闭或亏虚，通调失职，则水液停聚体内，既可致水肿，也可致水停腹中而成鼓胀。脾居中焦，主运化水液，脾失健运，水液不能正常吸收、运输与布散，蓄积腹中则成鼓胀。肝肾同居下焦，肝主疏泄，调畅气机，若疏泄失职，则气机升降出入失常，气滞不行，血行不利，水聚腹中而成鼓胀。肾主水液，体内水液的分布及排泄均赖肾气的开阖，气化失常则开阖不利，水液停聚，蓄积腹中终成鼓胀。三焦具有主持诸气、通行水道之功，而鼓胀的形成机制，多是气滞在先，血瘀在后，终成水聚。欲使三焦气机条达、水道通畅，应调气机、化血瘀，气行则血行，血行则水去，水去则鼓胀自消。故治疗鼓胀应以通利三焦为主。气、血、水互结为患，而成肝硬化腹水，三者互为因果，病程日久正气益衰，鼓胀益甚。《医门法律·胀病论》曰：“胀病亦不外水裹、气结、血瘀”。腹水以气滞血瘀为本，水停为标。气滞为血瘀之先导，化瘀是行水之关键，行气又为化瘀之关键，二者相互影响。所谓：“大气一转，其气乃散。”行气要从上、中、下三焦同时着手。《医学真传·三焦》云：“三焦者，上、中、下少阳之气所主也。”三焦总司诸气之转输，转输利则气机和，上、中、下三焦气机得以宣畅，三焦水道通利，则津液得下，腹水自除。故治疗鼓胀，应通利三焦，调畅三焦气机，气机通畅，决渎正常，水液才得以通畅。宣利上焦、调畅中焦、通利下焦为肝硬化腹水的重要治法。若上焦不宣，则湿不易行；中焦不畅，则湿不易化；下焦不利，则湿无出路。

在通利三焦同时，应配合益气扶正，以巩固疗效。此外，营血运行正常是三焦水道通畅的重要条件，故应重视活血类药物的运用。临床上通过调理三焦，纠正气、血、水三者之互结，使人体气血调和、水湿消散，从而治疗肝硬化腹水。

（1）通调三焦水道，化湿利水

《素问》曰："中满者，泻之于内""下之则胀已"。三焦水道通利则聚水得下，水下则鼓胀自消。故通调三焦水道，输布运化水液，化湿利水，是治疗肝硬化腹水的重要手段之一。肝硬化腹水早期，正气尚足，可用十枣汤攻下逐水，荡涤三焦水湿，使水湿从二便分消。本方主治三焦水道受阻，腹胀喘满、二便不利之肝硬化腹水实证。使用时宜从小剂量开始，逐渐增加剂量，服药得快利后宜食糜粥保养脾胃。《金匮要略》所载之已椒苈黄丸，主治肺失通调，三焦决渎失职，水饮内停，郁而化热，膀胱气化失常而外溢，蓄积胃肠而成的鼓胀，同样适用于肝硬化腹水实证。

（2）通利三焦气道，行气活血

《圣济总录》云："论曰三焦有水气者，气滞不通，决渎之官内壅也……治宜导气而行之，气通则水自决矣。"故治疗鼓胀，应通利三焦气道，调达三焦气机之升降，以利水湿消散，配合活血利水，则气行血畅，腹水自消。疏调气机的四逆散、柴胡疏肝散、逍遥散、柴胡桂枝干姜汤等，活血化瘀的桂枝茯苓丸、桃红四物汤、血府逐瘀汤、鳖甲煎丸等均可加减运用。

（3）培补三焦谷道，调补脾肾

《医述》云："初者，病邪初起，正气尚强，邪气尚浅，则任受攻；中者，受病渐久，邪气较深，正气较弱，任受且攻且补；末者，病根经久，邪气侵凌，正气消残，则任受补。"肝硬化腹水晚期，病程迁延日久，以正气亏虚为主要病机特点，机体免疫功能减退，抵抗力下降，宜培补三焦谷道，以濡养气血生化之源，调补脾肾，固根本。治以益气养阴扶正为主，祛邪为辅。可选用参苓白术散、八珍汤、桂附地黄丸、六味地黄丸等。正如温病医家之心得，宣化三焦，则湿热之邪渐退，而药不灭毒毒自灭，药不扶正正自复。肝硬化腹水中医治疗，应着重从三焦辨证论治，在临床中恰当运用这一治法治疗肝硬化腹水，可收到良好疗效。

案例：王某，男，52 岁，2016 年 1 月 20 日就诊。主诉：腹大胀满、乏力，纳差 1 年余。查体：巩膜黄染，面色黧黑，可见肝掌及蜘蛛痣，腹壁静脉曲张，腹部膨隆，全腹无压痛、反跳痛，肝脾肋下触诊，移动性浊音阳性，双下肢轻度凹陷性水肿。胃镜：胃底及食管静脉曲张（中度）。B超：肝硬化腹水，胆结石，盆腔腹水 35 mm。实验室检查：HBsAg、HbeAb、HbcAg 均（+），TBIL 84.5 mmol/L。西医诊断为肝硬化腹水。中医诊断为鼓胀；辨证为肝脾血瘀。患者曾在外院行保肝退黄利尿治疗（具体不详），效果欠佳。就诊后停用其他西药，以徒都子补气丸加减治疗，将丸药改为汤剂，药量减半，治疗 14 日后，患者病情明显好转，腹胀明显消退，食欲增加，乏力明显改善。查体：腹部平坦，全腹无压痛及反跳痛，移动性浊音阴性，双下肢无水肿，B 超检查提示腹腔无腹水。实验室检查：TBIL 降至 351 mmol/L，随访 1 年未再复发。

6. 三焦论治湿疹

清代吴鞠通《温病条辨》中说："治上焦如羽，非轻不举；治中焦如衡，非平不安；治下焦如权，非重不沉。"阐释了三焦病证的辨治原则。湿邪为湿疹发病的重要因素，因此祛湿是治疗湿疹的根本大法。①治上焦如羽：湿疹在上焦者，其病位重点在心、肺。因卫气不固、风邪侵袭或夹火、湿邪气闭郁于肌肤腠理或心火内郁、外感风邪而引起湿疹。叶天士认为："从鼻吸而受，必先犯肺，乃上焦病。"治宜疏风祛湿、清热利湿和清心导湿。疏风祛湿法主要代表方剂为《外科正宗》中的消风散，药用荆芥、防风、当归、生地黄、苦参、苍术、牛蒡子、蝉蜕、胡麻仁、知母、生石膏、甘草和木通，诸药合用疏风清热、燥湿止痒。清热利湿法主要方剂为《太平惠民和剂局方》中的龙胆泻肝汤，药用龙胆草、黄芩、车前子、泽泻、木通、生地黄、当归、柴胡和甘草，诸药合用泄热除湿、清热解毒。清心导湿法主要代表方剂为《医宗金鉴》中的解毒泻心汤，药用荆芥、防风、黄连、牛蒡子、黄芩、木通、玄参、知母、生石膏和六一散，诸药合用清心泻火、渗湿止痒。②治中焦如衡：湿疹在中焦者，其病位重点在脾胃。因湿邪由上焦下传，最易侵袭脾胃，使中焦升降失司，湿浊内停；或因脾气亏虚，运化失调而引起湿疹。薛雪认为："太阴内伤，湿饮停聚，客邪再至，内外相引，故病湿热。"治宜利水渗湿或健脾益气。代表方剂有《医宗金鉴》中的除湿胃苓汤和《疡科心得集》中的萆薢渗湿汤。除湿胃苓汤药用苍术、白术、茯苓、陈皮、泽泻、厚朴、白鲜皮和六一散，诸药合用健脾和中、燥湿消疹；萆薢渗湿汤药用萆薢、黄柏、茯苓、薏苡仁、牡丹皮、通草、泽泻和滑石，诸药合用健脾益气、清热利湿。③治下焦如权：湿疹在下焦者，其病位重点在肝、肾。因先天禀赋不足，肝血亏虚或因年老气血不足，血虚生风或湿邪深入下焦，耗阴伤血而引起湿疹。治宜滋阴养血法或温阳化饮。代表方剂有《圣济总录》中的地黄饮子和《伤寒论》中的五苓散。地黄饮子药用生地黄、熟地黄、当归、牡丹皮、玄参、葳蕤、茯苓、何首乌、泽泻、白鲜皮、白蒺藜和僵蚕，诸药合用养血润燥、祛风止痒；五苓散药用白术、泽泻、茯苓、猪苓和桂枝，诸药合用利水渗湿、温阳化气。

案例：赵某，女，48 岁，2016 年 8 月 24 日初诊。主诉：全身散在淡红色粟米样大小丘疹 1 月余。现症见：腹侧为甚，腋下及双足浸淫成片，瘙痒难耐，大量渗液，淋漓不止，伴有胸胁满闷，脘腹痞满，体胖懒动，口淡流涎，纳差，不欲饮食，睡眠尚可，小便正常，大便溏泄，舌淡红、苔白水滑，脉濡滑。西医诊断：湿疹。中医诊断：湿疮（三焦气滞，水道不利）。治法：宣畅气机，渗湿利水。处方：生薏苡仁、白鲜皮各 30 g，杏仁、白蔻仁、半夏、苍术、厚朴各 15 g，滑石、木通各 10 g，香附 12 g。5 剂，水煎服。

二诊：2016 年 9 月 2 日，服药后，诸症略减，效不更方，续服 7 剂。

三诊：2016 年 9 月 9 日，除双足皮损处有渗液外，诸症基本消除，故以原方加川牛膝 30 g，独活 15 g，继续服 7 剂而愈。随访至今未复发。

按语：本病案属三焦气滞，决渎失司，水道不利，湿邪泛溢肌腠，发为湿疹。全方以三仁汤为基础方，开上、宣中、渗下，使三焦气机条畅，气化湿亦化，由此内外上下畅达、升降出入有序，肌表之湿疹必愈。

7. 三焦论治失眠

赵晓东介绍了姜良铎教授治疗失眠的用药规律：姜教授在治疗失眠时，首调三焦，若该患者符合“三焦郁滞”证，则必须调畅三焦，常用柴胡桂枝汤。柴胡桂枝汤出自《伤寒论》：“伤寒六七日，发热微恶寒，支节烦疼，微呕，心下支结，外证未去者，柴胡桂枝汤主之”“发汗多，亡阳，谵语者，不可下，与柴胡桂枝汤，和其荣卫，以通津液，后自愈”。《金匮要略》云：“腠者，是三焦通会元真之处，为血气所注；理者，是皮肤脏腑之文理也。”柴胡桂枝汤主治外证未去，邪留半表半里之少阳，即腠理之间，而且能够“和其荣卫，以通津液”，可见柴胡桂枝汤正是疏通腠理气机，以行气透达的方式驱赶伏于营卫的外邪，使三焦“通会元真”。韩建勇等提到，小柴胡汤有和解少阳、调畅枢机的作用，能开启足少阳胆经的表里枢机，三焦得通，肝胆得调，则脾胃得运；而桂枝汤调和营卫，主要作用是开启手少阳三焦经的上下枢机，营卫得和，则阴阳得平。以柴胡桂枝汤为底方使患者三焦畅通，再根据患者情况进行辨证施治，随证加减。

三焦尚通，需维稳三焦。若患者有三焦不通的表现但未发展为“三焦郁滞”证的潜在病机，则仍需调畅三焦以保证疗效。常用白芍、赤芍、枳壳、枳实、炒栀子等药以通畅三焦。《神农本草经》记载芍药：“主治邪气腹痛、除血痹、破坚积，寒热，疝瘕，止痛，利小便，益气。”《名医别录》记载芍药能“主通顺血脉”，《景岳全书》记载芍药“敛降多而升散少”，皆体现芍药能调理气机，祛除并疏通积聚的邪气，透达三焦之效。在柴胡桂枝汤中便有芍药，而古时不分赤芍、白芍，故姜教授遵古法赤白同用，又能气血双行、表里兼顾。《神农本草经》言：“枳实，味苦平，生山谷，治阴痿水肿，益气充肌肤，明目聪慧先知”，可见枳实能够行气利水。《本草衍义》言：“枳实、枳壳一物也，小则其性酷而速，大则其性详而缓。”同用，缓急相济，行气之力强而不伤正气。《本草纲目》言：“枳壳主高，枳实主下；高者主气，下者主血……皆能利气……三焦相通，一气而已。”枳实枳壳同用，通此“一气”，从而三焦得通。栀子归三焦经，能泻三焦之火，开三焦之郁，朱丹溪言：“古方中多以山栀子为热药之向导，则邪易伏，病易退，正易复而病安。”《本草崇原》言：“栀子生用能起水阴之气上滋，复导火热以下行……有交水火，调和心肾之功。”《本草汇言》载：“（栀子）清气凉血，散三焦火郁之药也……三焦浮游之火，六郁气结之火，皆可清也……总属气、火、湿、热，四端壅闭不通之所致病，惟山栀均可治之。”三焦气机郁滞，郁久则必化火，栀子清泻三焦之火，同时作为热病之向导，有引经之意。姜教授采用调畅三焦之法，实则是为辨证施治开辟道路。若三焦不通，则余药难起效果，只有在三焦畅通的环境下，诸药才能随气机变化，遍布四肢百骸，直达病所，每获佳效。在保证患者三焦畅通后，姜教授继而辨证施治，根据患者的具体症状，判定证型，选择合适的角药、对药进行加减。

案例：患者，男，36 岁，2018 年 1 月 5 日初诊。主诉：失眠 1 年。患者 1 年前无明显诱因出现失眠，表现为入睡困难、夜间易醒、半夜心慌气短。平均每日睡眠时间 4 小时，凌晨 2 点后勉强入睡，7 点前必醒，心烦易怒，乏力，口苦咽干，双足冰凉，饮食可，小便调，大便不成形，每日 1 行。舌红苔黄腻，脉弦。西医诊断：失眠。中医诊断：不寐，辨证为三焦不畅、心肝火旺。治以调畅三焦，疏肝泻火，清心安神。以小柴胡汤合四逆散加减，处方：柴胡 15 g，黄芩 15 g，姜半夏 9 g，枳实、枳壳各 10 g，赤芍、白芍各 20 g，郁金 10 g，炒栀子 10 g，牡丹皮 12 g，丹参 15 g，莲子心 5 g，百合 15 g，炒枣仁 15 g，夜交藤 15 g，麦冬 15 g，五味子 10 g，黄连 10 g，阿胶 15 g，全蝎 6 g，甘松 10 g。14 剂，日 1 剂，水煎服。

二诊：2018 年 1 月 20 日，患者诉服药后睡眠明显改善，平均日睡眠时间延长至 5～6 小时，夜间睡眠较前安稳，未再出现心慌气短。心情略有好转，无口苦，咽略干，大便已成形。舌淡红，苔薄黄，脉弦。继由前方加减：去丹参、莲子心、全蝎，柴胡、黄芩皆减至 10 g，加合欢皮 15 g，继服 14 剂。诸症好转，患者未再诊。

按语：患者为青年男性，年轻多属实证，且易怒、心烦、大便不成形，有上热下寒之表现，辨证为三焦不畅、心肝火旺。姜教授以枳实、枳壳、赤芍、白芍、炒栀子梳理三焦，柴胡、黄芩、姜半夏取小柴胡之义，调少阳以利三焦并能清泻肝火，郁金、牡丹皮解肝郁，莲子心、百合、黄连清心火，炒枣仁、夜交藤安神助眠，麦冬、五味子、阿胶养阴生津。诸药合用，滋阴泻火，养心安神，三焦通畅，气机通达，共奏安眠之功。

8. 从三焦论治前列腺炎

吕生辉等论述了从三焦论治前列腺炎的体会，认为前列腺炎多发于青壮年，临床辨证初起以实证居多，湿热瘀互结，治以清热利湿、活血化瘀；病久虚实夹杂治以攻补兼施。从三焦论治前列腺炎的观点基于三焦为气血津液通道的理论基础，分上、中、下三焦辨证论治。

（1）提壶揭盖，通调上焦水道

《东垣试效方·小便淋闭门》：“《三难》云：病有关有格，关则不得小便。又云关无出之由，皆邪热为病也……若肺中有热，不能生水，是绝其源……宜清肺而滋其化源也。”又有心火盛，下移小肠，小肠主泌别清浊，功能失常则小便赤涩。总之，上焦郁闭临床表现为：小便灼热涩痛，尿黄短赤，心烦胸闷口干，舌尖红，苔薄或黄，方用清心莲子饮加减；或小便刺痛，尿末滴白，虚热盗汗，舌淡红，苔薄，脉细数，方用沙参麦冬汤加减。

（2）清热化湿，畅达中焦气机

脾胃居中焦，为人体气机升降出入的枢纽。湿热困于中焦滞脾碍胃，则津液不行，趋向下焦。若临床表现为尿频、尿急、尿痛，尿道灼热，阴囊潮湿，会阴不适，舌红苔滑，脉滑，方用五苓散加茵陈蒿、防己、黄柏、炒栀子；若湿浊内盛，见小便混浊、白如泔浆，大便时或小便末有白色浊液从尿道口溢出，但无排尿不适，舌质淡红，苔白薄或厚滑，脉濡，方用二陈汤加苍术、白术。若病程日久，脾不升清，临床表现为尿终末滴白，尿意不尽，尿后余沥，劳累后加重，会阴部隐痛、有下坠感，纳少便溏，阴囊常潮湿，小便清长或频数，神疲乏力，面色无华，舌淡胖有齿痕，苔薄白或薄腻，脉细弱，治宜健脾益气、升清举陷，方用补中益气汤加减。正如《灵枢·口问》曰："中气不足，则溲便为之变。"

（3）调肝益肾，扶助下焦气化

精液和尿液能够顺利排出而不阻滞于前列腺，有赖于肾的气化。张景岳说："所谓气化者，即肾中之气也，即阴中之火也。阴中无阳，则气不能化……若气不能化，则水必不利。唯下焦之真气得行，始能传化，唯下焦之真水得位，始能分清。"若肾气、肾阳虚损，气化不力，则表现为小便淋沥，或大便时有前列腺液、精液自尿道流出，畏寒，腰膝酸软，精神萎靡，多寐，阳痿，早泄，舌淡，苔薄白，脉沉迟，宜金匮肾气丸加减。肝经入毛中，环阴器，抵小腹，循经前列腺，又肝主条达疏畅，前列腺炎病情缠绵反复，患者每有紧张、焦虑、担心和忧郁。所以调肝理气不仅对津液气化，还对疏畅情志都有着重要的作用。临床表现以局部胀痛或不适和排尿障碍为主症，可伴失眠多梦、焦虑紧张等神经衰弱和性功能障碍的症状。治疗用柴胡疏肝散加减。乙癸同源，病程迁延，阴虚火旺，见会阴部坠胀，尿道口常有少量黏液，头晕眼花，腰膝酸软，失眠多梦，遗精，五心烦热，小便短赤，舌红苔少，脉沉细。方用知柏地黄汤加减。根据败精瘀阻下焦的病机及久病入络的中医理论，对临床表现为会阴部及小腹坠胀痛，小便赤涩，前列腺肿大坚硬、有触压痛，舌紫暗或有瘀斑，脉弦涩者，古方用虎杖散（虎杖三两，加麝香一分，炖服），今多用少腹逐瘀汤或桂枝茯苓丸加减。总之，前列腺炎的临床表现复杂，临床辨证比较困难，应当综合分析，不可只执一端，以致贻误病情，增加治疗难度。从三焦论治前列腺炎的思路体现了中医整体观念、辨证论治的思想，又切中病机。

9. 从三焦论治郁证

郁病在早、中、晚期病位不同，病机各异，症状不同，治疗方法亦不相同。根据郁病病程进展，结合三焦的生理特点，总结提出下焦宜疏，肝肾同治；中焦宜调，疏肝健脾；上焦宜补，三焦同治。

（1）下焦宜疏，肝肾同治

《灵枢·营卫生会》云："余闻上焦如雾，中焦如沤，下焦如渎，此之谓也。”“渎”为沟渠，为疏通之意，下焦畅通则三焦气机得畅。郁病早期，初起下焦之时，主要以肝气郁结为主，治疗当以疏肝解郁为主。如《素问·六元正纪大论》曰：“木郁达之。”《景岳全书·郁证》亦曰：“木郁之治，宜于达矣。”常用柴胡疏肝散、越鞠丸、六郁汤等方剂为主加减治疗。此外郁病早期就同肾关系密切，中后期气郁化火也会损及肾阴，如《景岳全书·论情志三郁证治》曰：“惊则气乱，恐则气下，必伤肝肾。”因此疏肝的同时，根据具体情况也应增加益肾固本的药物。《周慎斋遗书·郁》论治郁病曰：“固肾以助生胃之机，疏肝以转少阳之枢。”现代研究采用肝肾同治的方法治疗郁证已经收到较好的临床疗效。贺邵华等研究发现肝肾同治能明显降低大鼠血清、海马、前额皮质中单胺类神经递质的含量，得出肝肾脏腑功能的变化贯穿抑郁症发病过程的结论。潘婕等研究表明，应用补肾中药能纠正脑内单胺类神经递质的紊乱，调节 HPA 轴，有效改善了模型动物的抑郁状态和认知功能。这些研究为郁病早期肝肾同治提供了理论基础，也再次佐证了郁病起于下焦之说。

（2）中焦宜调，疏肝健脾

中焦如枢，为气机升降之枢纽，脾胃的升清降浊作用对机体气机的升降出入至关重要。郁病中期，病位上移累及中焦。如《素问·气交变大论》云：“岁木太过，风气流行，脾土受邪。”此时的病机为肝郁脾虚为主，疏肝的同时当调理脾胃。《辨证录·五郁门》云：“治法宜疏通其土，使脾胃之气升腾，则郁气可解。”《临证指南医案·木乘土》亦云：“夫木既犯胃，胃受克为虚……制木必先安土，恐防久克难复。”《证治汇补·郁证》曰：“治郁之法，多以调中为要。”临床常用逍遥丸、健脾疏肝汤等加减治疗。《类证治裁·郁证》载有：“以逍遥散治木郁，诸郁皆因而愈。”目前应用疏肝健脾的方法治疗郁证报道较多，也肯定了其临床疗效。

（3）上焦宜补，三焦同治

上焦如雾，布散水谷精微至全身，滋养五脏六腑，水谷得布，形神得养。病至上焦，影响水谷精微输布，加之气病及血，久病入络，易致心肺失其所养，证型多为心脾两虚、劳伤心神、阴虚火旺等证。虚则补之，治疗当补益为主，药物常用归脾丸、天王补心丹、甘麦大枣汤、酸枣仁汤、知柏地黄丸等。补益的同时也应考虑肺气的宣肃，《理虚元鉴》指出：“肺气一伤，百病蜂起。”《医门法律》指出：“人身之气，禀命于肺，肺气清肃，则周身之气莫不服从而顺行。”现代研究也发现治疗郁病采用宣肺益肺的方法能改善患者的抑郁状态，提高生活质量。《素问·阴阳应象大论》曰："治病必求于本。"治疗上焦的同时，考虑郁病从中、下二焦上传而来，有三焦同病的情况，《临证指南医案·木乘土》曰："初病肝气之逆，久则诸气皆逆，而三焦皆受。"临床采用三焦同治的方法更有益郁病的恢复，如应用疏肝健脾养心法治疗郁证能取得了较好的临床疗效，基础研究也为该方法治疗郁证提供了理论基础。郁病传变中因气机不畅也会导致气滞血瘀、气停痰聚、气郁化火、伤津扰神等兼症出现，当随证治之。正如《证治汇补·郁证》总结："郁病虽多，皆因气不周流，法当顺气为先，开提为次，至于降火、化痰、消积，尤当分多少治之。"郁病既为神志疾病，调畅情志也是促进郁病痊愈的方法之一。如《临证指南医案·郁》曰："盖郁证全在病者能移情易性。"《类证治裁·郁证》亦载："然以情病者，当以理遣以命安，若不能怡情放怀，至积郁成劳，草木无能挽矣。"以上均强调了心理治疗的重要性。

四、本中土

清代章虚谷曰："湿热之邪，始虽外受，终归脾胃。"内湿产自于脾胃，是脾胃功能失调的病理产物，脾虚有湿，很容易招致外湿侵犯，因此脾胃功能失调是内湿的主因、外湿的内因，调理脾胃也是湿病治疗最根本的方法。对于调理脾胃的方法，笔者在临床遵从路老提出的"调脾胃十八字方针"："持中央，运四旁，怡情志，调升降，顾润燥，纳化常。"

（一）持中央、运四旁

1."持中央、运四旁"的内涵

（1）持中央

"持，握也"（《说文解字》），持又引申为控制，掌握。持中央之"持"，是立足、居于、把握的意思。持中央有广义、狭义之分，狭义指立足中央，即立足脾胃，围绕脾胃的特性及生理功能，如脾主运化水谷精微和水湿，水湿运化不利则是内湿产生的根源，因此治疗湿病要以脾胃为本。广义的持中央是持中致和的意思，指自然界事物不是孤立存在的，而是息息相关的一个整体，看待事物和处理矛盾，都要从整体出发，抓住主要矛盾，不偏不倚，持中而致和。路老对孔孟之道认识深刻，主张中医为王道，治病贵在和，以和中思想指导中医的治疗，认为医者唯有持中央，怀仁心仁术，方可利于天下，因此在复杂病证的治疗中，提出“持中央、运四旁”的观点，反映了中医治疗的中庸之道和治病贵在和的思想。同时本思想的提出源于路老对易经的深刻解读，河图洛书，面南背北，左东右西，中央戊己土天（阳）数五，地（阴）数十，上面南为五，下面北为五，合上下地为十；东方甲乙木天数三地数八；南方丙丁火地数二天数七；西方庚辛金地数四天数九；北方壬癸水天数一地数六；土象脾胃仓廪之官，木象肝胆，火象心小肠，金象肺大肠，水象肾膀胱。河图洛书是中原黄河流域天文地理物候气候观测而生成的史前期尚无文字的古代哲学、科学的理论基础。体现了中医药学的原创性思维，当是指导辨证论治的圭臬。路老“持中央、运四旁”以中央戊己土奠定了脾胃学说的根基，天数五而地数十，以地利谷气充养为主体，中气即太和或称中和之气为主，“运四旁”即中和之气的主体分化为肝胆、心小肠、肺大肠、肾膀胱之气。无论气化与气禀均以中央脾胃为主。立足脾胃，结合脾胃与其他脏腑的生理病理关系，治疗湿病及各种疾病。持中央具有如下含义。

1）脾胃居中属土，生养万物，为后天之本，五脏皆依赖其滋养，五脏本身的滋润及功能活动没有脾胃生化的支持则不能完成。故“调脾胃即所以安五脏”，持中央方能运四旁。

2）脾胃为气血生化之源，全身经络脏腑之气血全靠脾胃的运化功能。脾胃虚则气血不足，临证所见气短懒言、倦怠乏力、容易感冒等气虚病变，以及面色无华、气短心慌等血虚之象，都要采取健脾益气补血的方法治疗。故持中央可治疗全身的疾病。

3）脾胃为气机升降的枢纽，也是五脏运转的中枢。肺胃之合降，心肝之气升，心肾之交合，肝胆之疏泄，肺肾之纳气，各脏器之间的交合疏通与联系，皆以中焦脾胃为枢轴。故清代叶天士提出“上下交病，治在中焦”的观点，也是持中央的具体体现。

（2）运四旁

运四旁之“运”，“移徙也”（《说文解字》），“转也”（《广雅》）。“运”取通达、运送之义，“四旁”是相对之义，上下左右对中间而言是为四旁，五脏六腑、四肢百骸、经络筋骨对中央脾胃而言，统称为四旁，张景岳云：“脾为土脏，灌溉四旁，是以五脏中皆有脾气，而脾胃中亦有五脏之气，此其互为相使……故善治脾者，能调五脏，即所以治脾胃也。”运四旁在湿病及杂病治疗中具有以下含义。

1）“中央”与“四旁”的表述，是一个立体的概念。从中央脾胃而言，上下左右即心肾、肝胆，谓其四旁，中央与四旁既有空间的联系，又形成气机升降出入的圆盘，功能上构成密不可分的共同体，同时中央与四旁的活动达到动态的平衡。

2）“中央”与“四旁”有生养运化的功能联系，脾胃运化以生万物，滋养四旁脏气而发挥生理功能，故“治中央，常以四时长四脏”；脾胃运化失常则四脏均受影响，形成中央与四旁生理病理的相关和依赖的联系。清代名医黄元御在《四圣心源》中曰：“肝血温暖而性生发，肾水温升而化木者，缘己土之左旋也，是以脾为生血之本。心火清降而化金者，缘戊土之右转也，是以胃为化气之原。”又曰：“四象之内，各含土气，土郁则传于四脏，而作诸味，调和五脏之原，职在中宫也。”以上均指出了中央与四旁的生化关系。

3）“中央”与“四旁”在气机升降开合方面，构成一个整体，形成一个大的磨盘，脾胃位于中央枢纽，其他四脏位于周围。脾胃升降协调，则四旁得运，人体升降条达；脾胃升降失调，则四旁运滞，人体升降失职。如脾胃与肝胆的关系，土气冲和，则肝随脾升，胆随胃降，木气郁滞，则肝病下陷而胆气上逆；清代黄元御《四圣心源》曰：“土木郁迫，水火不交，外燥而内湿，下寒上热。”路老强调：“脾胃为升降之枢纽，全身气机之调畅皆与肝脾相关，当肝脾同治，身心俱调。”所谓使心火下降而不苦，肾水上润而不咸，肝木直升而不酸，肺金下降而不辛，此四旁气化之理，与中央气机和调，则人体平衡而健康永矣。

2. “持中央、运四旁”在湿病中的应用

“持中央、运四旁”化湿邪：《内经》描述了水液代谢的过程，即“饮入于胃，游溢精气，上输于脾，脾气散精，上归于肺，通调水道，下输膀胱。”因脾胃为收纳、运化器官，为水液代谢的中心环节。脾气亏虚，无力散精，水湿停滞中焦，内湿则生。脾又主斡旋气机，调节全身气机运动，阳气主升浮，阴气主沉降，阴阳二气升降浮沉全赖脾之斡旋，若脾失其用，阳气不升，阴气不降，阴阳二气滞于中焦，聚则成形，散则化气，阴阳交聚故而生湿成形。概言之，脾伤则生内湿，或因气虚水精不布，或由气滞阴阳交聚，脾气健则湿有去路，脾气虚则湿困中焦，故历代医家秉承从脾论治水湿为基本思路。《素问·太阴阳明论》曰：“脾者土也，治中央，常以四时长四脏。”《伤寒论》亦云：“阳明居中，主土也，万物所归。”脾胃位居中州，故治湿应秉承“持中央”的思想。牢牢抓住脾胃这一核心，注重恢复脾胃自身的生理功能，通过补脾益气，运化湿邪，达到培固正气、充养四肢百骸的作用。亦即“持中央、运四旁”。

治湿脾胃为中心，上下同病调其中：脾胃居中焦，灌溉四旁，既有坤静之德，又有乾健之能，是人体气机升降的枢纽；肺居上焦，具有宣发肃降，助脾胃运化水湿的功能，肺脾健则心肺之阳降、肝肾之阴升，而成天地交泰之常，故气化湿化，气机得畅，湿邪自解。故湿病辨治过程中，顾护脾肺之气，应放在治疗的首位，无论苦温燥湿、清热利湿、淡渗利湿或扶正祛湿，都要在辨证基础上，加入宣肺降气、化浊醒脾的药物，如杏仁、桔梗、苏梗、藿梗、荷梗、佩兰、白蔻仁、枳壳等，肺气畅，脾胃健则湿邪可祛。肝肾位于下焦，在水液代谢中起着重要的作用，肝肾亏虚则脾胃失去先天的滋养而运化无力，湿的输布与排泄障碍，造成水湿内停。因此调脾胃祛湿的同时，要依据辨证，适当加入疏肝补血、补肾填精的药物，如肝血不足者要加熟地黄、当归、白芍、女贞子、桑椹、枸杞子、川芎等，肾气亏者要加入补骨脂、菟丝子、黄精、芡实、巴戟天、鹿角霜等。

“持中央、运四旁”，调脾胃可安五脏。脾胃居中属土，与其他四脏关系密切，不论哪脏受邪或劳损内伤，都会伤及脾胃，各脏器的病变均可通过调脾胃来治疗，清代喻嘉言在《医门法律》治疗心肾失交证时指出应以甘味药补脾“调和其间”，寓有上下同病取中之意。后贤尤在泾认为，在治疗阴阳失和复杂病证时，应以调中为主，指出“欲救阴阳之和者，必求之于中气，求中气之立者，必以建中也。”路老认为脾胃位于中焦，主运化水湿，交通上下而灌溉四旁，运化水谷精微，化生气血而滋养诸脏，脾胃运化正常则生气不竭，四脏皆得安和。若中气失运、水精失布，诸脏不荣则百病丛生。由于脾胃为三焦之枢，在治疗复杂病证时，调脾胃畅达枢机、鼓舞中州气化至关重要。在湿病的五脏治疗中，是以脾胃为中心，采取“上下同病调其中”的方法，达到和谐统一。具体运用如下。

（1）心肾失交，调补中气

心主火，位于上，肾主水，位于下，生理情况下，心火下温于肾使肾水不寒，肾水上济于心使心阳不亢，心肾水火既济，阴阳互补，称为心肾相交。心肾精血互生、互化为心肾相交的物质基础。若心肾功能失调，心火亢于上，肾水亏于下，则可出现心肾不交、火水失济的病变。此时治宜交通心肾，使水火相济，精血互生。心肾位居上下，欲其交者，必赖中州为之转输，中州脾胃化生精血，上可养心，下可滋肾，故交通心肾，调补脾胃至为重要。道家有云：“玄婴姹女，黄婆为媒。”这里玄婴喻指心之阳神，姹女主阴比喻为肾，曹仁伯解释为：“夫心肾即婴儿姹女，欲其交者，须得黄婆为之媒合。黄属中央，脾土所主。”这说明了心肾之交，必以中焦脾胃为媒介，治疗心肾病变必参以调中之药。元代罗天益使用三才封髓丹（天冬、熟地黄、人参、黄柏、砂仁、甘草）降心火益肾水，治疗心肾不交之证。清代喻嘉言解释此方：“以黄柏入脾滋阴，以砂仁入脾行滞，而以甘草少变天冬、黄柏之苦，俾合人参建立中气，以伸参两之权”，说明了人参调中养心益肾以使心肾相交的作用。

案例：李某，男，35 岁，2008 年 9 月 16 日初诊。主诉：不寐 1 年。刻下症：1 年来睡眠不佳，每晚 2—3 点方能入眠且多梦易醒，伴见心悸乏力，面色萎黄，食纳不香，口干苦，心烦急躁，腰酸软无力，头晕，大便时干，小便正常，舌质暗红，苔薄白，脉弦滑。既往有心肌炎病史。中医辨证为不寐，其病机为肾阴亏损，肾水不足，不能上济心阴，心火扰动，加之中焦脾胃化源不足，上不能养心、下不能滋肾致心肾失交引发不寐。治宜健脾和胃、泻南补北、交通心肾。以黄连阿胶汤、交泰丸合温胆汤加减，处方：太子参、生白术、厚朴、半夏、茯苓、炒谷芽、炒麦芽、胆南星、肉桂、黄连、夜交藤、鸡子黄、阿胶、黄芩、赤芍、炒枳实。

按语：方中以太子参、茯苓、炒谷芽、炒麦芽、半夏、炒枳实健脾益气和胃，调理升降以使心肾相济，并向上引阴协同黄连、黄芩以清心火，向下益精助阿胶滋肾阴以补肾水，药后不寐即明显改善。对此法之机制清末名医张聿青阐释为：“心在上肾在下，上下相交，惟胃中为交通之路，然后可以接合”，说明心肾之中枢在于脾胃，心肾失交者，乃“坎离相交之道阻梗，遂致水火不能相媾”欲交通心肾必以中焦脾胃为媒介，“通其道以成水火既济之功”。

（2）肺肾同病，调补中州

肺为水之上源，肾为主水之脏，肺为气之主，肾为气之根，两脏在水液代谢、呼吸出入活动中相互配合，共同调节人体的水液代谢和完成吐故纳新、升清降浊等活动。脾位中州，主运化水湿，其精微物质上润肺、下滋肾，在水液代谢和气机升降过程中，肺、脾、肾三脏相互协作，才能发挥其正常的生理功能。水肿的形成，主要是肺、脾、肾功能失调，三焦、膀胱气化不利而成。张景岳云：“凡水肿等症，乃肺脾肾三脏相干之病，盖水为至阴，故其本在肾，水化于气，故其标在肺，水惟畏土，故其制在脾”，说明了水肿的发生以肾为本，肺为标，脾起中流砥柱的作用。关于水肿的治疗，清代喻嘉言在《医门法律》中认为浮肿虽为上、中、下三脏同病，但治疗上应“以实土为先务”。清代王九峰进一步指出：“治水之法，禹功、疏凿虽善，然非羸弱所宜，虚则补中土，一定成法”，主张使用异功散和五苓散，治中虚补脾胃，培土制中，为治水湿之重要法门。喘出自肺、肾，但与脾关系尤为密切，脾气虚衰，运化无力，则聚湿为痰，停饮积水，正所谓“脾为生痰之源”，痰浊壅阻气道，肺气上逆而为喘，肾虚少纳而为促，甚者出多入少不能平卧。治疗喘促之证，本着上下同病取其中的原则，应以补脾益气、温运中州为主，兼顾肺肾。盖脾气健运，痰蠲喘平，精气自复，在补脾之中寓培土生金、助肾纳气之义。孟河医家费伯雄治疗金水亏虚、中土尤弱之咳痰，不能平卧，大便微溏，痰中夹血之证，谓之必以“金水两调，和中镇逆”而立“平调中土，顺气涤痰”法治之，咳嗽之症方平。又治疗秋燥伤肺咳喘、痰中带血者，认为“内热便泄，形神日羸，饮食日少，肾损于下，肺损于上。上损从阳，下损从阴，上下交损，从乎中治”，以异功散去茯苓加生姜、山药、冬虫夏草主之，药后诸症即平。

案例：王某，女，54岁，2008年9月16日初诊。主诉：胸闷气短、喘息23年。患者23年前流产后出现胸闷气短喘息，后每遇换季、感冒后诱发。刻下症：喘息、喉中有痰鸣，咳嗽痰多，色黄质黏，胸闷气短，夜寐欠安，夜尿频多，腰酸乏力，纳差，时见烘热汗出，心烦急躁，大便日1次，偶干结，舌质紫暗，苔花剥，脉弦滑尺弱。中医辨证为哮喘。病发起于流产后气血损伤，脾气虚衰，化源不足，痰湿内停，渐致肺肾两虚。肺虚失于肃降，肾虚失于摄纳，痰阻气壅，上逆而喘，喘证日久，肺脾肾三脏皆虚，当以健脾益气、宣肺化痰、益肾纳气法上下同治。处方：太子参、生黄芪、浙贝母、炒杏仁、炒薏苡仁、姜半夏、百部、炒白术、茯苓、仙灵脾、补骨脂、盐知母、盐黄柏、南沙参、僵蚕、炒苏子。

按语：方中以太子参、生黄芪、炒白术补脾气；茯苓、半夏、炒薏苡仁化痰祛湿，和胃降逆。此法从中焦入手，通过调理脾胃之升降，使肺得清肃，肾得受纳，三脏功能恢复则喘自平。

（3）肺肝同病，健脾补中

肺主肃降，以降为顺，肝主升发，其气以升为和顺。肝升肺降，相反相成，维持人体气机的条畅。若肝升发太过，则肺失清肃而致“木火刑金”。

反之肺失清肃，不能制肝致疏泄不利，故“土壅木郁”，脾胃在中焦为升降之枢，在肺、肝之气机升降过程中起着协调的作用，故肺肝同病可通过调理脾胃达到治疗作用。如清代赵海仙治疗抑郁伤肝、肝火犯肺之证，症见咳逆频作、声音不扬、精神萎靡困顿、饮食减少、大便溏泄、脉弦细而数。诊为后天不足加以木火凌金，故咳逆不已，大便溏泄，拟补土生金泻肝法，肺肝同病，治取脾胃。药用百合、黄芩、白扁豆、山药、冬瓜子、川贝母、陈皮、桔梗、枇杷叶、人参、糯稻根须、白术、茯苓、甘草。方取四君子汤加山药、白扁豆等健脾补中，生化气血而上润肺金、下养血柔肝，使肺、肝升降相谐而诸症得缓。

案例：张某，女，51 岁，患干燥综合征 1 年。刻下症：口舌干燥、眼干、鼻干，关节疼痛，头晕耳鸣，纳食不馨，食后脘部及左下腹胀满不适，腹中肠鸣，大便干燥，睡眠不实，汗出烦躁易怒，周身乏力，干咳少痰，每日饮水量多，舌暗红少苔，脉沉细。中医辨证为燥痹。路老认为本病系肺津、肝阴、脾胃之阴皆受伤，上下升降失常，如徒降肺气恐碍肝气不升，徒疏肝虑肺燥愈甚，故治以健脾润肺生津法佐以疏肝。处方：太子参、南沙参、麦冬、石斛、生白术、炒山药、炒神曲、苦桔梗、茵陈、生谷芽、生麦芽、当归、素馨花、炒白芍、炒枳实、夜交藤、绿萼梅、生薏苡仁、炙甘草。药后症状即减轻，继如法调理数月，病情缓解。

按语：是证肺肝脾同病，病情复杂，仅治一脏，恐他脏难平，采取上下同病取其中的原则，从中焦脾胃入手，中气一建，肺肝升降自调。以生白术、炒山药、生薏苡仁、苦桔梗健脾以升清；枳实、炒神曲消食以和胃；太子参、南沙参、麦冬、绿萼梅、炒白芍润降以养肺肝之阴；素馨花、茵陈、生麦芽生发少阳之气。通过调理脾胃、肺肝之升降，以使脏腑功能调和，达到“水精四布、五经并行”，使燥痹顽症得以缓解。

脾胃居中为枢，交通上、下而灌溉四旁，脾胃功能正常则诸脏安和。脾胃不足，则诸脏不荣，上下交乱，百病丛生。故治疗心肾失交、肺肾同病、肺肝同病时，多取中治，也是“持中央、运四旁”的具体应用。

3.“持中央、运四旁”应用案例

（1）“持中央、运四旁”治疗系统性红斑狼疮

系统性红斑狼疮的患者发病年纪一般较轻，是先天禀赋不足，肝肾阴亏，精血不足，加之情志内伤，劳倦过度，六淫侵袭，阳光暴晒，瘀血阻络，血脉不通，皮肤受损，渐及关节、筋骨、脏腑而致。本病的基本病机是

素体虚弱，真阴不足，热毒内盛，痹阻脉络，内侵脏腑，本病属本虚标实，心、脾、肾三脏气血阴阳虚损为本，郁热、火旺、瘀滞、积饮为标。

在慢性活动期的患者，以虚损为主的症状并不少见，并可贯穿整个病程的各个证候之中，机体正气不足，气血津液运行无力，痰浊、痰热等病理产物丛生，相互交结，极易为外邪所诱发而引起急性发作，故在临床治疗中，应密切关注患者症状及相应化验指标的变化，及时对病情进行评价。若患者病程已久，则病证多易累及多个脏腑，而出现以精、气、血、阴阳多方面的亏虚为主要证候的病证。肾为先天之本，脾为后天之本、气血生化之源，故在治疗多方面虚损时应注意顾护脾胃，令气血生化有源，滋养机体，缓解疾病。

案例：患者，男，22 岁。患系统性红斑狼疮、狼疮性肾炎 5 年。5 年前缘于感冒，伴发热，并出现明显脱发症状，经服消炎药高热不退，延及 3 个月后，发现尿色浊白，就诊于当地医院，经肾穿刺诊断为系统性红斑狼疮、狼疮性肾炎，之后鼻梁、耳部、手指肚部位渐渐出现红斑，于是使用泼尼松片口服治疗，由每天 10 片逐渐减量至现在每天 6 片，抗核抗体 1：(160 ~ 1000)，血压 120/90 mmHg，谷丙转氨酶为 60 U/L。就诊时患者觉困倦乏力，神疲，头沉，面色晦暗，鼻梁处仍可见出血性皮疹，皮肤粗糙，食欲不振，大便日 2 ~ 3 次，稀便，尿浊，欲睡，但多不实，梦多，吃偏凉食物易出现肢痛症状，舌质淡，边有齿痕，苔白腻，脉弦细。四诊合参，本病属血痹虚劳范畴，辨证为气血阴阳俱虚，治法为益肾健脾、以滋化源。处方：太子参 12 g，炒苍术 12 g，炒白术 12 g，炒山药 15 g，莲子肉 15 g，炒芡实 12 g，炒杜仲 12 g，桑寄生 15 g，墨旱莲 12 g，女贞子 15 g，炒黄柏 6 g，怀牛膝 12 g，炒薏苡仁 30 g，益母草 15 g。每天 1 剂，水煎服。另予西洋参 6 g，麦冬 10 g，石斛 12 g，绿萼梅 10 g，玉米须 30 g，金樱子 10 g，白茅根 30 g。每 2 天 1 剂，代茶饮。服药 14 剂后乏力改善，食欲逐渐增加，睡眠状况好转，续服半年诸症稳定。

按语：审详病机，四诊合参，本例患者为青年男性，病情稳定，属系统性红斑狼疮慢性活动期。病程日久，气阴耗伤，阴损及阳，气血阴阳俱虚，脾阳已不足，运化无力，故见食欲不振、便溏，阳虚不能温煦四末，故见食凉食出现肢痛，清阳不升，则头沉；气血生化乏源，气血不足，则见神疲乏力、面色晦暗，肌肤失于濡养，则皮肤粗糙；心脾两虚而欲睡难安、多梦，肾虚不固而尿浊。舌质淡，边有齿痕，苔白腻，脉弦细，为脾虚运化无力之象。方中太子参、炒苍术、炒白术、炒山药、炒薏苡仁益气健脾，莲子肉、炒芡实加强益肾健脾止泻之力，并可交通心肾；怀牛膝、炒杜仲、桑寄生、墨旱莲、女贞子平补肾阴肾阳；佐以炒黄柏除虚热，益母草活血。另配茶饮方，以加强益气养阴利小便之功效。

本案患者年纪尚轻，虽为虚损之证，全方却未使用大量滋补之药，而是从脾肾入手，补益先天，顾护后天，旨在调动机体自身运化功能，化生气血，以后天养先天，达到缓解症状的治疗目的。

（2）“持中央”治疗肛肠术后排便不利

案例：患者，男，60 岁，2009 年 3 月 15 日初诊。主诉：痔疮术后排便不利 4 年，伴失眠。望其体形清瘦，胃纳尚可，大便每天 3～4 次，排便不利，形状微细，小便正常，夜卧易醒，睡眠量少，晚上无睡意，每晚靠服安眠药方能入睡，每天只睡 5～6 小时，舌质淡红，苔薄白，脉弦细弱。路老认为术后排便不利为脾气受损，脾气不升，宗气有下陷之势，糟粕运行无力；“胃不和则卧不安”“脾不和亦卧不安”，脾气虚则心失所养，故失眠、睡眠量少，治用健脾补气以安心神。处方：太子参 12 g，茯苓 15 g，生白术 9 g，山药 15 g，莲子肉 12 g，升麻 3 g，当归 12 g，炒枳壳 12 g，炙甘草 6 g，大枣 12 g。14 剂，水煎服。

2009 年 4 月 1 日复诊，自述药后大便欲解未尽明显好转，睡眠较前安稳，用上方加炒枣仁 15 g 以加强养心安神之力，上方出入调理 2 月余而安。此乃脾健补气，失眠脾治，“理脾约便”，“魄门亦为五脏使”具体应用的范例。

（3）“持中央”治疗经皮冠状动脉腔内成形术后

案例：患者，男，46 岁，2009 年 2 月 4 日初诊。主诉：左前胸酸胀伴气短、自汗 1.5 年。患者于 2006 年 2 月突发心肌梗死，在某三甲医院行冠状动脉介入治疗（左室壁动脉植入支架 3 个），之后一直服用活血化瘀中药以及西药抗凝药物治疗。近 1 年半左前胸酸胀发紧，两胁胀走窜隐痛，倦怠乏力，气短懒言，动则汗出，易感冒；自觉有气走窜疼痛，晨起口干、口苦，眼睛模糊干涩，视物模糊，夜寐差，需服用中西药安眠，可入睡 5～6 小时，夜寐不安，易醒多梦；情绪低落，大便 2～3 日 1 次，质地正常，但大便无力，欲解不尽，解时乏力，矢气多，小便黄、有泡沫，纳呆。先后在多家医院经数十名医生诊治，服用中西药物，效果欠佳，经某针灸名医推荐，特求治于路老，望其体形瘦弱，面色萎黄而无华，精神欠佳，语声低微。舌质暗，舌苔白，脉细弦。既往有病毒性肝炎史。父亲因心肌梗死病逝。路老采用健脾益气、疏肝和胃法治之。处方：太子参 15 g，黄精 12 g，柴胡 12 g，郁金 12 g，当归 12 g，炒白术 15 g，炒山药 15 g，炒三仙各 12 g，莪术 12 g，茯苓 30 g，清半夏 9 g，炒白芍 15 g，娑罗子 10 g，炙甘草 8 g，生姜 2 片。水煎服，14 剂。

二诊：2009 年 2 月 18 日，自述服药后左前胸酸胀痛基本消失，精神好转，汗出减少，大便已正常，胃纳转佳，仍晨起口干、口苦，但程度较前减轻，后背部常觉胀痛麻木感，左胁下及腋窝下窜痛，遇风则流清涕，足心及足跟痛，乏力，眼干涩，饭后或遇冷空气即打嗝，入睡困难，每天需服用 3 粒安神丸方能入睡，腰膝酸软，牙齿松动，二便尚调。舌质暗红，苔白微腻，脉沉细缓尺弱。标证减轻，本虚显现，脾胃渐和，气机有调畅之机，不治汗而汗自止，脾胃和则气机升降自如，胸胀痛自止；足跟痛、腰膝酸软、牙齿松动乃肾虚之明证。路老辨其脾肾两虚，佐入益肾之品，前方加减。处方：西洋参 15 g（炖），黄精 12 g，郁金 12 g，当归 12 g，炒白术 15 g，炒山药 15 g，炒三仙各 12 g，墨旱莲 12 g，女贞子 15 g，茯苓 30 g，清半夏 9 g，娑罗子 10 g，炙甘草 8 g，生姜 2 片。14 剂。服药后症状基本消失，经调理而安。

按语：路老以倦怠乏力、气短懒言、动则汗出、易感冒、语声低微、排便无力作为主症，认为是脾气虚弱；情绪低落乃肝气不疏，土虚木弱，不得升发舒展；纳呆、口苦乃胃失和降，故健脾益气、疏肝和胃，先调理后天，待脾健、胃和、肝舒，再脾肾同治，先后天双补，但始终不忘和胃，脾纳化正常以运四旁，不治心而心痛自愈。

（4）“持中央、运四旁”治疗嗜睡

案例：患者，女，21 岁，2008 年 12 月 20 日初诊。主诉：多寐 3 年，加重 2 ~ 3 天。患者于 3 年前无明显诱因出现多寐，有时站立或与人交谈时不自觉即困顿入睡，每次睡 5 ~ 10 分钟，平时月经先后不定期，色正常，伴腰腹酸痛，五心烦热，平时急躁易怒，尤其白天睡醒后明显，需安静休息 30 分钟方可缓解，胸微闷，行走轻微气短，精神尚可，饮食正常，多梦，睡眠中四肢抽动，二便调畅，体形丰腴，舌质红暗，舌尖红甚，舌苔薄黄，脉弦滑。既往有低血压史，血脂偏高，余无特殊。血压 110/76 mmHg。颅脑 CT 等未见异常。路老认为此病根本在脾，乃痰浊内停，脾气困顿，肝气不舒，痰热内扰，治以醒脾和胃缓急、清心化痰柔肝。方用栀子豉汤合二陈汤加减：炒栀子6 g，淡豆豉8 g，炒白术15 g，茯苓30 g，郁金12 g，炒枣仁15 g，炒山楂12 g，炒神曲12 g，炒麦芽12 g，姜半夏12 g，白芥子12 g，炒苏子12 g，车前子15 g（包煎），炒白芍15 g，木瓜12 g，生龙骨30 g（先煎），生牡蛎30 g（先煎），砂仁10 g（后下），石菖蒲12 g。14剂，日1剂，水煎2次，分两次服。

上方服用1个月后，嗜睡明显减轻，尽管站立或与人交谈时仍有困倦感，但能控制，睡眠时四肢抽动消失，急躁易怒减轻。上方去炒白芍、木瓜、生龙骨、生牡蛎，适当加减调理而痊。

按语：此病病位在脾胃和肝，涉及心，兼夹痰热，脾气呆滞，胃气失和，肝气失柔，痰热扰心，故采用醒脾和胃缓急、清心化痰柔肝之法，“持中央”兼顾他脏，切中病机，效如桴鼓。

（5）“持中央、运四旁”治疗水肿

水肿是水液在体内的异常停聚。水液的代谢离不开气化作用，水液的停聚当责之气化不及或气化不利。水液运化代谢过程中脾阳、肾阳尤为重要。肾阳为元阳，受禀先天，先天禀赋多寡已然注定，后天充养更为关键。肾阳与脾阳息息相关，先天充后天，后天养先天。饮食、劳倦、外邪直中、情志失调易先伤及脾胃阳气导致中焦虚寒，水液失运而停滞，肾失脾养而致水液气化不及，停聚而成水肿，所以治疗水肿当先恢复中焦脾胃健运，以持中央为先；水道不畅，经脉不通，脾失健运，膀胱气化不利导致水液运化受阻，停聚于体内，中焦脾胃为气血生化之源，脾失健运，气血乏源，气机不能正常推动血和津液的运行，化生瘀血、痰浊、水湿阻碍水道通畅；痰浊与水湿同源而生于脾。脾脏失于运化，酿湿生痰，水湿内蕴而化热，湿与热合，胶着难分，碍脾于中，脾失健运更甚，致水湿停聚。瘀血阻络，血脉不利亦可化为水，导致水肿。治疗当活血、除湿、化痰、清热等以驱邪外出，更需顾及中焦脾土，以持中央为先。

三焦为水液运化的通路，“治上焦如羽，非轻不举；治中焦如衡，非平不安；治下焦如权，非重不沉”。上焦宜宣发，中焦宜畅运，下焦宜渗利。上焦者，心肺宣发，若雾露之溉。心主血脉，推动营阴在脉管中运行。肺主治节，主气司呼吸，辅佐君主之官布散气血；中焦者，脾胃厚德以载万物。脾为阳土，胃为阴土，中焦脾土上以升清，胃土下以降浊，胃主受纳，脾主运化，相互为用，相反相成。下焦者，肾藏元阴元阳，水中真阳蒸腾气化上温脾土以助运化，肾水养肝阴以涵木，滋心阴以制君火。肝木条达，主升发，曲直之性以疏土，助运化。三焦之中，土居于中央，为上、下二焦枢机之所在，承上启下。上焦心肺宣发布散气血，有赖于脾气上输水谷之精微物质，肺气的肃降与胃气的通降密切相关。下焦之气化津液有赖于胃气的和降通用，脾土运化之精微充实肾水，以后天养先天。胃主受纳水液，水液入胃后，在胃阳的作用下，气化而生精气，上输达脾。胃阳不及，胃失受纳，饮停于中。脾主运化水液，将气化之精运化上疏至肺，肺脏宣发布散水精，濡润皮肤，由玄府气化成汗液而出，其中玄府的开阖有度在于营卫的调和。而营卫之气来源于中焦脾胃。同时脾运化水液还体现在将气化之浊下送至肾。由肾阳气化至州都之官以排泄。中焦脾胃为气机升降之枢机，因此亦为水液代谢之枢机。无论以汗法还是下法驱邪外出，皆要调节气机的升降。

“持中央、运四旁”以开水液之出路，水液从机体外出主要有两条通路：一为从汗而解；二为从小便而出；此即《内经》“开鬼门、洁净府”法。汗出与否、多与寡取决于玄府的开阖。卫气行于脉外司玄府之开阖，营阴行于脉中，与卫气和则开阖有度。而营卫之气皆从中焦脾胃化源而生，“人受气于谷，谷入于胃，以传与肺，五脏六腑，皆以受气，其清者为营，浊者为卫，营在脉中，卫在脉外，营周不休，五十而复大会。阴阳相贯，如环无端”。外邪客于表，卫阳郁，玄府闭，汗不出，水液停，当鼓动脾阳以开鬼门，如发汗解表之麻黄汤；若因外邪犯表，适逢正气虚弱，两感相得而致营卫失和，玄府开阖失司，在表之水不化。营卫皆主要由中焦脾胃运化水谷精微输送至肺，在肺脏宣发布散的作用下环周于表，故防己黄芪汤健脾利水，鼓升脾阳，调节气机升降以调和营卫，恢复气化之常。“治湿不利小便，非其治也”，净腑不洁，多见于脾肾阳虚、湿热痹阻、痰湿内蕴。虽然利尿多从肾论治，然中央脾土之运化亦不可忽略。阳虚者，多脾阳先虚，而后累及肾阳，故而当配合温阳健脾，利水消肿，方如真武汤；湿热导致小便不利，首当健脾利湿，恢复气机升降之职，湿去则热无所依不能独留，方如四妙丸；痰浊、水湿为无形之水，水肿为有形之水，两者相互影响或转化，当健脾祛湿化痰以祛邪，调节气机升降，升清降浊，痰湿得化，方如二陈汤、苓桂术甘汤。故欲开水液之出路，需持中央、调升降。

案例：江某，男，42 岁，2008 年 11 月 19 日初诊。主诉：双下肢凹陷性浮肿 6 个月。患者自述今年 6 月发现双膝至踝部出现凹陷性浮肿，睡觉后减轻，在外院查心、肝、肾未见明显异常，服过中药未见好转，每当喝酒后出现腿胀，浮肿明显。观其形态偏胖。刻下症：双下肢浮肿，脚踝部不肿，平时怕热，汗多，汗后又怕风怕冷，纳眠可，小便黄，大便可。11 月 13 日在门诊检查发现尿酸、载脂蛋白、总胆固醇、低密度脂蛋白升高；B 超示胆囊息肉多发，双下肢深静脉瓣功能不全；尿常规（-）。既往有椎间盘突出史，饮酒多。舌边尖红，苔薄白，脉沉细小弦。治以清化湿热，佐以和血。防己黄芪汤合四妙丸加减：生黄芪 20 g，防风 12 g，防己 15 g，萆薢 15 g，土茯苓 30 g，炒杏仁 9 g，炒薏苡仁 30 g，青风藤 15 g，忍冬藤 18 g，炒苍术 12 g，黄柏 10 g，川牛膝 12 g，益母草 15 g，泽泻 12 g，虎杖 15 g，炒莱菔子 15 g。14 剂，水煎服。嘱清淡饮食，忌肥甘厚味，适寒温，怡情志。药后来诊诉下肢浮肿已减大半，小便量多，身轻无不适。遂继服原方 14 剂，以固疗效，注意以后饮食起居调摄，随访至今未犯。

按语：患者平素嗜好饮酒，酒家素体多湿热内蕴，中焦脾胃为营卫气血生化之源，湿热蕴脾，阻碍中焦气机升降，影响脾胃纳运，营卫不和，开阖失司，故而汗出多，卫气失以温煦，故而汗出后又怕风怕冷。湿热阻滞于中，阻碍水液气化，输布障碍，聚集于下肢，形成浮肿。气虚无力推动血行，湿浊内阻于中，热毒煎熬津液，瘀血内停。本案患者脾气亏虚、湿热内蕴、瘀血阻络，虚实夹杂，病情复杂，实为难治。肺、脾、肾三脏与水液气化输布密切相关，宜宣上、畅中、渗下。防己黄芪汤健脾利水，出自《金匮要略》，载“风湿，脉浮，身重，汗出，恶风者，防己黄芪汤主之”“风水，脉浮身重，汗出恶风者，防己黄芪汤主之”。四妙丸清热活血、健脾利水，出自《成方便读》，原治疗肝肾不足、湿热下注之痿证。防己黄芪汤的适应患者多体态偏胖，浮肿，可以为下肢浮肿，亦可以为头面部。皮肤多松软而不坚，多称“虚胖”。肤色多黄色或偏白。平素多怕风怕冷，汗多，小便不利，喜静不喜动。脉多浮缓。湿热内蕴体质之人多面色混浊、汗多、口渴。湿热在上多头目昏蒙，或头重如裹，五官不明。湿热阻于中，多影响中焦脾胃气机的升降和运化，出现痞满、呃逆、腹胀、纳差。湿热在下多出现小便黄，或小便不利，大便黏腻不爽。湿热蕴于内，气机不能外达，营卫不周，可出现怕风怕冷之象。湿与热相合，如油裹面，顽固难祛，缠绵难愈，湿热常常阻碍脾胃健运，气机升降失常。生黄芪、炒薏仁健脾益气，利水消肿；炒苍术燥湿健脾；防风升脾阳，使气机上达；炒莱菔子降胃阴，使气机下行；炒杏仁宣发上焦气机，气机升降相因，有条不紊。湿从小便而去，使邪有出路，为疗湿的重要法门。以防己、萆薢、土茯苓、黄柏、泽泻、益母草清热利湿，利尿消肿；川牛膝、益母草、虎杖活血祛瘀，通经活络；二藤通络止痛。全方以中焦脾胃为主，宣上、畅中、渗下，使中焦脾胃健运，气机畅达，邪有出路，水肿得痊。

（6）“持中央、运四旁”治疗尿失禁

脾胃为水液代谢的枢纽，相当于水渠的大坝，起到控制、调节水量的作用。这一作用在整个水液代谢中至关重要，如脾不能控制水液，水液壅阻于肾，肾的排泄就会受到影响，脾病及肾，肾气化功能障碍，就会造成排泄不畅，甚或排泄失禁的状况。此时应以治脾为主，健脾益气可制水。

案例：患者，女，19 岁。因尿失禁 7 年，于 2004 年 9 月 6 日初诊。患者及其母述，于 1997 年秋末冬初时，无明显诱因，患尿频，尿急，每 15 ~ 40 分钟上厕所一次，若强忍则可尿湿衣裤，夜间睡眠时多尿床。患者极为痛苦，影响学业而被迫休学。曾辗转各地求医，未能确诊。遍服中西药物，罔效。患者不能上学，情绪低落，羞于见人，痛不欲生，经人介绍求路老诊治。刻下症：尿频、尿急，时有尿失禁，夜间多尿床，口渴不敢饮，困倦不敢睡，伴神疲乏力，纳少，便溏，日 2 次，体形瘦小，面色萎黄、憔悴，舌淡、苔少，脉细弱无力。路老遵吴鞠通先生之旨：“气虚下陷，门户不藏，加减补中益气汤主之。”拟以补中益气汤加减治疗。处方：黄芪 20 g，党参 12 g，当归 10 g，焦白术 12 g，炒山药 12 g，升麻 6 g，炒枣仁 15 g，石菖蒲 10 g，远志 6 g，鸡内金 12 g，金樱子 15 g，桑螵蛸 15 g，生龙骨、生牡蛎各 30 g（先煎），炙甘草 6 g。7 剂，每日 1 剂，早晚分服。另处方：五倍子 30 g（焙），硫黄 15 g，共为细末，每次取 5 g，取葱白 15 g 捣烂，与药粉混匀，每晚敷脐部，外用塑料布、胶布固定，每日 1 次。并对患者进行精神鼓励，嘱其能食即食，想饮即饮，树立病愈信心。

二诊：2004 年 9 月 14 日，服上药 7 剂，纳稍增，大便已成形，尿频明显减轻，能坚持 1 ~ 2 小时上一次厕所，已无尿失禁，偶有遗尿、尿急感，精神较前好转，舌淡苔薄白，脉细数、较前有力。既效仍宗原法不变，上方去炒枣仁，加覆盆子 12 g，乌药 6 g。再进 7 剂，诸症基本消失，纳食正常，面转红润，舌淡红，苔薄白，脉细、较前有力。上方去生龙骨、生牡蛎，加太子参 12 g，再进 14 剂，诸症未复。嘱用补中益气丸以善其后。如此 7 年顽疾，路老仅用 1 个月时间使之皆除。

按语：本例患者尿失禁 7 年，一般认为系肾的病变，但从临床症状看，患者体形瘦小，伴有神疲乏力、纳少、大便溏等脾胃虚弱症状，系先天不足、后天失养，且以后天失养为主，尿失禁乃脾虚失制，久之影响肾气化功能所致。脾、肾同病，治以健脾益气、升提阳气为主，兼以养心、固肾。方用补中益气汤加减，方中用参、芪、术、草、升麻健运中气，升阳举陷；取炒山药、金樱子、桑螵蛸、鸡内金健脾益肾固摄；当归、炒枣仁、石菖蒲、远志、生龙骨、生牡蛎宁心安神，外用五倍子、硫黄、葱白温阳固涩，诸药配合，内外合治，使7年顽疾1个月而除。

（7）“持中央、运四旁”治疗小儿抽动症

小儿抽动症的病因病机可归为3类：其一，一群或多群肌肉不自主的小抽动造成的五官、面部、四肢等不自主刻板动作或喉中异常发音，肝阳失潜、肺失和利、痰火壅滞、气血耗伤、筋脉失养等均可致这类症状，其病位可在心、肝、脾、肺、肾五脏；其二，秽语及言语不利现象，不少患儿表现出难以自制的严重秽语现象，但患儿并非没有自知力，而是难以控制秽语行为，有自知力但无法控制秽语是小儿抽动症秽语现象的特征，与有意秽语、无自知力秽语均有差异，患儿明知秽语不对，但无法控制秽语行为，甚至为了控制秽语反而发出更多秽语，即意识无法控制行为，表现出神经系统功能存在障碍的特征，与脑髓失养有极大关联，心脾两虚、肾精不足均可致这类症状，其病位侧重于肾；其三，抽动症患儿合并强迫性障碍、多动症、感知觉缺陷、情绪障碍、睡眠障碍的比例极高，基本均达到40%以上，表现出明显的神志病、情志病症状。同时，抽动症患儿多有伴发拔毛癖、癫痫、精神分裂、偏头痛等疾病的现象，同样表现出神志病、情志病症状。症状较轻、病龄较短的患儿，通常仅出现轻微的肌肉抽动，而病龄增加则通常三类症状均有出现，且抽动症状越发严重，同时临床研究显示，随着发病年龄的增加，患儿症状明显更为严重，且更易出现多重症状共存现象，尤其是出现情绪不稳定、易怒等现象。可见，小儿抽动症虽然多表现出肝阳上亢、肝风内动所致的抽动症状，看似其病位主要为肝，但实质上还有筋脉失养、肺卫不固、髓海空虚、风痰壅滞、气血失和等原因存在，病变部位涉及五脏，虚实兼杂，因此单纯从肝之一脏论治不妥，仅从肝脾肺论治同样不妥，而需要五脏兼顾。脾胃为后天之本，气血生化之源，有运化精微之功、统血蕴养脏腑机体之能，立足脾胃治疗小儿抽动症更能兼顾五脏六腑、肌肉筋络、五官九窍，条达气机，调畅情志。

1）立足脾胃，辨证施治，重本兼标：小儿稚阴稚阳，阳气阴精均有所不足，素体稚嫩，其五脏六腑成而未全，全而未壮，气血未充，经脉未盛，神气怯弱，并表现出肝常有余而脾常不足的特点，小儿抽动症多发于4～7

岁，多为小儿生理、心理特征所致。再加当前由于社会经济高速发展，年轻一代工作压力普遍较大，往往疏于对小儿的照料，导致小儿饮食不健康、营养不良、虚火过盛等，由此造成脏腑功能紊乱，祸及肌肉筋骨络脉，影响髓海发育充盈。症状多端，纷乱交杂，涉及多脏，因此肝脾、肝肺、肝肾同治均难以取得较好的疗效，即便暂时消除抽动症状，对于其他症状也疗效甚微，经常很快复发甚至病情加重，故应当五脏同治，全面调理。脾统四脏，脾胃为后天之本，气血生化之源，既濡养其他脏腑，又为四肢、经络、筋脉、窍穴运化精微，因此从脾胃来治疗小儿抽动症，更适合小儿抽动症的发病机制和机能病变，当以脾胃为根本。但还需注意，人体是一个复杂的有机整体，疾病的病位往往并非在某一局部之所，而同一疾病在不同患者身上所存在的病位也有很大差异。在以脾胃为本的基础上，还需要关注引起疾病症状的具体病位，标本兼治。如抽动之症多与肝疏泄失调、阴阳失调、气机不畅有关，在以脾胃为首进行治疗时，兼顾肝脏进行治疗，平肝潜阳、化痰息风。而情志病、神志病症状与抽动症状兼具者，则在以脾胃进行治疗的基础上，肝肾同治，蕴养五脏，侧重肝肾滋肾调肝，止抽荣脑多方并举。在用药上，对于气血不足者，不论何脏气虚，均可以健脾益气养血法为主，施以归脾汤等助脾统血之功，或施以四君子汤等益气固表；对于五脏不足者，凡五脏精血亏虚或虚损劳伤，都可以滋养脾胃以补养后天助五脏生化，充养五脏之基，通过调理脾胃助益脏腑；对于肌肉病变者，则可着眼于脾胃生长肌肉之功，大补脾气佐以血肉有情之品，以助益生长肌肉，填补精血；对于筋脉经络病变者，则可健脾以生津滋养筋脉经络。再根据具体症状追溯病变脏腑，辅以平肝息风、宣肺开窍、养心安神、补肾荣脑之药物，虽着眼脾胃来荣养全身，但又不只从脾胃用药，而是以脾胃为本，以直接致病脏腑为辅用药，既能从根本上对患者全身进行调理增强脏腑功能，又能较快缓解治疗的具体症状，可取得更好的疗效。

2）用药轻灵，不宜过重：小儿身体娇嫩，脏腑机体均在发育之中还不完善，而脾胃又为娇脏，极为脆弱。同时，小儿抽动症虽然表现出抽动、狂躁等急性症状，但实质上是慢性疾病，是由于禀赋不足、长期的营养不良、精神压力、六淫外邪交感等原因所造成的，其脏腑机体相比急性疾病患儿要更为脆弱，在用药时要避免过寒、过热、过苦、过辛、过酸、有毒之药。如平肝潜阳之药往往存在过寒现象，如果从肝入手论治，会采用较多的寒凉之药，这些药物极易影响脾胃，甚至因此祸及其他脏腑、肌肉、脉络。再如息风解痉之药，部分医家喜用全蝎、蜈蚣、天南星，针对小儿抽动症的惊风症状，部分医家喜用朱砂，这类药物均含有一定毒性，虽能快速息风解痉，但治标不治本，甚至因为药味过大、味厚气雄而有伤脾胃。小儿脾常不足，“持中央、运四旁”，一方面是立足于脾胃，通过脾胃来调理气机，运化升降，滋养全身脏腑，以达到治疗小儿抽动症的目的；另一方面则是要立足于脾胃的特性，在针对抽动急性期、属于轻表病位之症时，在用药辅助上，不能对脾胃造成损伤，否则即使暂时缓解甚至看似治愈，但实质脾胃受损，这也是在从肝论治小儿抽动症时复发率较高的原因之一。因此用药当轻灵活泼，调脾胃、畅气机药量不宜过大，药味不可过多过杂，要选用辛散芳香流动之品，以免涩敛气机有碍脾运，法取中庸不伤胃津、不伤脾阳，多用滋而不腻、寒而不凝、补而不壅之药调畅气机，推陈致新，使脾胃健运气机通畅而致和平。对于处置急性症状，在必须以过寒、过热、过苦、过辛、过酸、有毒之药缓解时，用药也当尽量减小，并通过其他药物来中和药性，消除毒性。由于小儿抽动症症状多样复杂，虚实夹杂，在用药时有不少医者会针对其症状和病位运用大量药物，造成药味过杂、药物过多的现象，同样应当避免，而立足于脾胃则可有效减少药物使用。

（8）“持中央、运四旁”治疗纤维肌痛综合征

“持中央、运四旁”通过调理中央脾胃、充养气血使脾胃健运，脾胃健运才能保证其余四脏及四肢百骸的正常活动、情志得疏、气血充足而条达，从而改善纤维肌痛综合征（fibromyalgia syndrome，FMS）。故“持中央”可以“生气血”“养五脏”“长肌肉”“利关节”“通孔窍”，临证必须紧扣调理中央脾胃这个核心。

1）脾胃升降失调，不荣则痛：中央者，脾胃也，脾主升，胃主降，调中焦升降无非就是调理脾之升和胃之降。脾胃居于中焦，为气机升降之枢纽。FMS 从脾胃论治，其发病原因一为中央脾胃失于对五脏六腑、四肢百骸的濡养，即“不荣则痛”；二为饮食失调，损伤脾胃，气机阻滞，瘀阻脉络，湿阻中焦，即“不通则痛”，这些都与中央脾胃的升降功能密不可分，故中央脾胃的升降功能对于治疗 FMS 非常关键。脾胃的升降运动其一指的是脾和胃二脏之间的升降运动，土居于中央，脾升于左，胃降于右，脾以升为健，胃以降为和，升降相依，斡旋于中焦，这是脾胃二脏之间的升降运动。其二是中央脾胃与其他脏腑之间也存在升降关系：中焦气机运行顺畅，才能使脏腑气机通畅、血脉得以濡养、情志调和。脾胃与其他脏腑之间的升

降运动体现在：水谷入于胃，脾胃运化腐熟之后，先出中焦，后至上下二焦，灌溉五脏，其清者上注于心肺，其浊者出于谷道。若升清降浊失常引起中焦气机紊乱，引起“清气在下，则生飧泄；浊气在上，则生䐜胀”（《素问·阴阳应象大论》）的现象，此“阴阳反作，病之逆从也”。无论是上焦的肺之肃降，还是心火下潜，都有赖于中焦脾升胃降之力，胃降之功能不仅能反克肝阳亢进，还能强肾纳之力。故欲交通上下二焦，必先顺中焦之气机。若脾胃升降失常，中焦气机逆乱，四脏及四肢百骸得不到濡养，就会引起 FMS，即“不荣则痛”。

2）脾胃升降失调，不通则痛：湿、痰、瘀是导致 FMS 的重要因素，三者的形成与脾胃关系密切。脾为湿土，喜燥恶湿，脾失健运生湿，湿邪阻滞中焦，又反过来影响脾胃的升降功能。《景岳全书》云：“脾土虚弱，清者难升，浊者难降，留中滞膈，凝聚为痰。”脾运化水液失职，内生痰饮，痰浊阻络，肢体关节不利而为痹；脾胃正常升降将气血运行到全身各处，濡养全身、四肢百骸，由于“血非气不运”，若气行不畅则导致血瘀，脉络瘀阻而为痹。升降功能失常及气机传导阻滞，导致湿、痰、瘀内生，阻滞脉络，从而“不通则痛”，痹证乃生。所以，中央脾胃升降功能正常，才能正常升清降浊，使气机通畅，从而改善 FMS 患者的胃肠道症状、情绪障碍、难以入眠及疼痛等。

3）脾胃气之运动与 FMS 患者的情志障碍关系密切：脾胃中有五脏之气，气之动，升降出入也。情志活动与脏腑气机关系密切，正所谓调五脏情志必调中央脾胃之升降也。FMS 患者常伴情志障碍，故“调升降”成为治疗 FMS 的重要方面。黄元御认为“中气衰则升降窒……肝木左郁而血病，肺金右滞而气病”，说明中央脾胃升降失调引起其他脏腑气机不畅，导致 FMS 患者出现情绪低落、咳嗽等相应症状，只有中气升降功能正常，气机才能周流通畅，情志才能得调。由此体现了“调升降”“怡情志”的理念。《三因极一病证方论·七气叙论》云：“夫五脏六腑，阴阳升降，非气不生。神静则宁，情动则乱，故有喜怒忧思悲恐惊，七者不同，各随其本脏所生所伤而为病。”阐述了升降功能失常，气机紊乱，“七情”就会损伤相应的脏腑。由上可见脾胃升降功能正常，气机通畅，才能调理 FMS 患者的脏腑气机、调和气血、调畅情志。在临床中注重整体观念，强调形神同治，把人看作一个整体，治疗 FMS 也以“中央”为核心，使“四旁”通，令“升降”调，使“情志”畅，从而化生气血津液正常，四肢百骸、五脏六腑得以濡养。

案例：患者，女，50岁，2021年11月15日就诊。主诉：全身多处疼痛6月余。患者6月余前无明显诱因出现下腰部疼痛，后累及双上肢、双下肢、颈肩部，自行外用止痛膏药未见缓解，遂就诊于当地医院，完善相关检查诊断为FMS，予普瑞巴林50 mg口服，每晚服用1次，症状仍未见明显改善。现症见：腰部、双下肢、双上肢、颈部、肩部疼痛，手足麻木，脘腹冷痛，乏力神疲，头晕耳鸣，畏寒肢冷，胸闷心悸，反酸烧心，纳少眠差，大便溏稀，舌淡胖，苔白，脉沉细无力。西医诊断：FMS。中医诊断：周痹，证属气血不足。治以温胃健脾，益气养血。方选黄芪建中汤加减，处方：黄芪30 g，桂枝9 g，芍药9 g，生姜18 g，大枣4枚，海螵蛸15 g，煅瓦楞子15 g，丝瓜络10 g，小茴香3 g。7剂，水煎服，每日1剂，早晚分服。

二诊：2021年11月22日，患者全身疼痛减轻、反酸烧心较前好转，脘腹冷痛减轻，纳可，睡眠未见好转，舌淡红，苔白，大便成形，小便调，脉细。加酸枣仁20 g养血安神，28剂，水煎服，每日1剂，早晚分服。患者1个月后复诊，诸症好转，考虑患者病情平稳，嘱定期复诊。

按语：本例患者素体虚弱，饮食失调，使脾胃亏虚，气血生化乏源，筋脉肌肉失濡，可见全身多处疼痛、手足麻木。脾胃虚寒故见脘腹冷痛，脾胃运化失调，故见纳差、反酸、烧心。脾气亏虚，故见乏力神疲。方中黄芪补中益气，为君药；桂枝助阳，芍药益阴，共为臣药。桂枝散风寒而温经通痹，芍药养血和营而通血痹；生姜、小茴香温中止痛，大枣甘温，养血益气，共为佐药；海螵蛸、煅瓦楞子制酸止痛，丝瓜络祛风通络。诸药相合，益气健中，方可化源充足，气血乃生。二诊时患者诉睡眠尚未好转，考虑脾气化生气血不足，致心血亏虚，遂加用酸枣仁补益心脾。1个月后复诊，病情大有好转，嘱定期复诊。

（二）怡情志、调升降

1. “怡情志、调升降”的内涵

（1）怡情志

怡，“和也”（《说文解字》），“怡然自乐”（《桃花源记》），和悦、愉快的意思。“怡情志”就是调情志以达和悦。

《素问·阴阳应象大论》曰：“人有五脏化五气，以生喜怒悲忧恐。”说明喜怒悲忧恐乃五脏所生之正常情志变化。《素问·举痛论》曰：“喜则气

和志达，荣卫通利，故气缓矣。悲则心系急，肺布叶举，而上焦不通，荣卫不散，热气在中，故气消矣。恐则精却，却则上焦闭，闭则气还，还则下焦胀，故气不行矣。惊则心无所依，神无所归，虑无所定，故气乱矣。思则心有所存，神有所归，正气留而不行，故气结矣。”此言五志过极则生病态。

《灵枢·百病始生》曰：“夫百病之始生也，皆生于风雨寒暑，清湿喜怒。喜怒不节则伤脏，风雨则伤上，清湿则伤下，三部之气，所伤异类，愿闻其会。”说明喜怒不节，情志不调，则伤五脏，产生五脏疾病。

喜、怒、忧、思、悲、恐、惊等情志的变化，是人体对外界刺激或内源性刺激的正常反应。如刺激过于强烈或过于持久，超过人体所能调节的范围，就会引起脏腑的气血紊乱发生，导致疾病发生。当今社会飞速发展，引起情志刺激的因素越来越多，工作紧张劳累、人际关系复杂、工作学习不顺心、社会关系不和谐、夫妻感情失和、经济压力过大、气候温差、家庭纠纷、居住环境不便等因素，均可引起情志的异常，导致气血失和，气机紊乱而发病。尤其是社会经济的飞速发展和人事的交替，以及知识不断更新的需求，使人们的思维和处事越来越复杂，忧思恼怒成为常见的情志现象。情志活动发自五脏，情志病变伤在五脏，由于心调控人的情志，肝舒畅人的志，脾胃调衡人的情志，因此情志病变主要损伤肝、脾、心，病机变化主要是气机紊乱。而思为脾所主，脾居中属土，为五脏六腑之源，气机升降之枢纽。故情志所伤虽先伤所藏之脏，但终必及于脾胃，影响脾之运化、胃之受纳，最终导致气血化生障碍，运行输布失常，精血耗伤，诸病由生。

叶天士《临证指南医案》云：“肝为起病之源，胃为传病之所。”李东垣《脾胃论》中指出：“饮食失节，寒温不适，脾胃乃伤，此因喜怒、忧恐损耗元气，资助心火，火与元气不两立，火胜则乘其土位，此所以病也。”脾胃与情志疾病常相互为患。脾胃病往往伴随神志症状。脾虚则意无所存，思无所主，则不能主持人的情感活动。如心脾不足，肾精亏虚，脑失所养，可引起注意力不集中、思维不敏捷及智力下降，还可出现心悸失眠、神情恍惚、健忘等症。反之，情志异常也可引起脾胃的病变。如思虑过度、所思不遂、劳神伤脾，影响脾功能的发挥，可导致脾胃气滞和气结。思则气结于中，造成脾的运化无力，胃的受纳腐熟失职，便会出现纳呆、脘胀等症；思虑过度，气机郁结阻滞，致脾失升清之职，水谷精微失于运化，气血生化无源，进而出现情志异常和脾失健运两方面的症状，如精神萎靡不振、心情抑郁，倦怠懒言，面色萎黄，心悸失眠，食欲不振，腹胀便溏等。

忧思不但可以伤脾胃，还可对其他脏器形成损害。劳神思虑过度可损伤心脾，导致心神失养；忧则气聚，过度担忧则成悲，悲忧过度则伤肺，肺气耗散则久咳不止；忧思伤脾胃，脾胃运化失常，影响气血生成，血不养肝则肝气失于舒畅，出现土虚木郁之证；脾胃受伤升降失常，脾气不升反降，胃气不降反升，气机失调，进一步可导致肾气不固。

肝主疏泄，调畅情志，推动血和津液的运行。在情志活动中肝脏的调节起着重要的作用。在不良情志的刺激下，肝脏很容易受伤，肝病最先传之于脾，可导致脾失健运，气机升降失常，出现肝脾不和的临床表现，如情绪抑郁或急躁易怒、胸胁胀满、腹胀腹痛、不欲饮食、泄泻便溏等。

“脾为生痰之源”，情志伤脾，脾胃功能受到影响，脾不能运化水湿，水湿停聚而生痰浊。痰浊停滞中焦，可出现一系列的病理变化，如痰浊蒙蔽，可出现头昏、心烦不寐、癫痫、痴呆等。临证见癫、狂、神昏、痴呆、健忘、嗜睡等情志相关的病变，均与脾虚痰湿内盛有关。脾胃的病变，还可引起情志和神明的变化。若饱食太过，宿食停滞，复受热邪，阳明热盛，神明扰乱，可致神昏谵语、情志错乱、高热便秘等。

总之情志失调会造成人体脏腑气血功能的紊乱，脾胃作为气机升降出入的枢纽，最容易受病。情志不畅是导致脾胃病变的重要原因。对胃病病理机制的研究显示，胃病的发生与大脑皮层的过度兴奋或压抑、自主神经功能紊乱密切相关。情志不畅可影响食欲，情绪低落、精神萎靡时，常常茶饭不思；而情绪高涨、心情愉快时，常食欲倍增。动物实验发现，当猫面对着咆哮的狗时，猫的消化道运动就停止了，胃酸分泌也会发生变化，说明情绪变化对胃肠功能的影响非常大。现代研究发现，大脑中含有二十多种胃肠多肽类物质，通常把胃肠和神经系统双重分布的肽类称为脑肠肽。脑肠肽反映了胃肠系统和神经系统在起源、发生上的内在联系，大脑中枢参与对胃肠功能的调节，胃肠功能的紊乱也可导致自主神经的调节失常。临床看到，患有胃肠疾病的人，多伴有情绪的变化和失眠、焦虑等大脑神经失调症状，甚至出现精神异常。过度脑力劳动、精神紧张、精神过于集中、过度思考等都会影响胃肠道的功能，出现消化功能减弱、不思饮食、食量减少等。情绪抑郁也可抑制食欲，同时也可减弱或消除胃酸的分泌。

《临证指南医案》曰：“肝为起病之源，胃为传病之所。”《脾胃论》曰：“饮食失节，寒温不适，脾胃乃伤，此因喜怒、忧恐，损耗元气，资助心火，火与元气不两立，火胜则乘其土位，此所以病也。”情志所伤，肝气郁结，横逆犯脾胃，肝脾失调证为多见，因此“怡情志”为常法，心理疏导同时调和肝脾，气机条达则情志之病缓矣。

（2）调升降

调升降，“调者，和也”（《说文解字》）。调升降的关键在于“调”字，调即调理、理顺、调畅、恢复正常功能的意思，通过调，达到不偏不倚，含有“中庸”“中正”之义。调升降主要针对中焦脾胃升降失调而设，脾清阳以升，为浊阴而降，脾胃升降有序，中焦气机不再壅滞，功能自然恢复正常。调升降不是简单的升气、降气，而是升中有降，降中有升，升降结合并用。

脾胃的功能特点之一就是升降运动，脾胃的一升一降、一运一纳，共同完成了食物的消化吸收过程。关于升降理论，自《内经》中就有明确的记载，《素问·灵兰秘典论》指出：“脾胃者，仓廪之官，五味出焉”，说明脾胃是受纳腐熟水谷、化生五谷精微的器官。《素问·经脉别论》又指出：“饮入于胃，游溢精气，上属于脾，脾气散精，上归于肺，通调水道，下输膀胱，水精四布，五经并行”，说明水湿津液的运化转枢是通过升降运动完成的。《素问·五脏别论》指出：“胃、大肠、小肠、三焦、膀胱，此五者天气之所生也，其气象天，故泻而不藏，此受五脏浊气，名曰传化之府，此不能久留，输泻者也”，说明胃传化物的下降运动。张仲景在《伤寒论》中将《内经》脾胃升降的理论运用于临床，认为脾胃居于中焦，连通上下，为升降之枢纽。因为脾主湿，易从寒化，胃主燥，易从热化，脾胃不和，则易产生寒热错杂之证，因此创立了辛开苦降之法，以半夏、生姜、甘草泻心汤治疗升降失常、寒热错杂之证。还创立了养胃阴以和胃降逆的竹叶石膏汤、通腑泄热的三种承气汤、治表湿应健脾升阳化湿的麻黄加术汤、降胃气以和解少阳的小柴胡汤、温中降逆治疗脾胃虚寒的理中汤等诸多调理脾胃升降的方剂，开调理脾胃升降治疗之先河。后世金元时期李东垣创立了脾胃学说，在《脾胃论》中多次论述了脾胃的升降问题，他认为脾胃升降障碍是百病形成的根源，指出：“或下泄而久不能升，是有秋冬而无春夏，乃生长之用，陷于殒杀之气，而百病皆起；或久升而不降，亦病焉。”他认为脾气升发，则水谷之精气化生气血，有升然后才有降，如果升降悖逆，以致“清气不升，浊气不降，清浊相干，乱于胸中，使周身气血逆行而乱”，脾胃升降失常，百病由生。脾胃升降失常，关键在于阳气的升发不足，阳气不能升发则阴火上冲，故治以升阳益气、泻火降浊。他创制了补中益气汤、补脾胃泻阴火升阳汤等升阳泻火的方子，使用蔓荆子、葛根、升麻、柴胡等风药升阳除湿，同时创制了升降相因的通幽汤，升胃气降肺气的升阳益胃汤，升元气降阴火的制熟干地黄丸，升脾气除积滞的橘皮枳术丸、半夏枳术丸、木香人参生姜枳术丸等，为后世广为沿用。后世对于脾胃升降理论的阐发，皆本李东垣之说，其弟子罗天益，治疗营卫失和外感，从调理脾胃升降入手，重用甘辛温补而慎用寒凉，即是在东垣基础上发挥的。明代薛己受脾胃学说的影响，倡导“人以脾胃为本”，并将胃分为胃气、胃血，脾分为脾气、脾血，提出“命门火衰而脾土虚寒”，主张升阳补脾应从补肾入手。张景岳则强调脾胃与五脏的联系，认为“五脏中皆有脾气，而脾胃中亦皆有五脏之气，此其互为相使”，故脾胃升降失调，可导致五脏病，五脏有邪，亦可导致脾胃病。在治疗上提出：“善治脾者，能调五脏，即所以治脾胃也；能治脾胃，而使食进胃强，即所以安五脏也。”后贤李中梓明确提出“脾胃为后天之本”，同时强调脾胃升降的重要性，认为“明乎脏腑阴阳升降之理，凡病皆得其要领”，并主张补肾与理脾兼行。清代叶天士，崇脾胃学说，而将脾、胃分论，认为脾主藏，胃主通，运化主脾，受纳主胃，脾宜升则健，胃宜降则和，同时认为东垣大补阳气，重在治脾，仲景急下存阴，重在治胃。提出脾阳不足，胃有寒湿者，宜遵东垣法，温燥升运；而脾阳不亏，胃有燥火者，则应甘凉濡润，以养胃阴为主，进一步耗伤肝阴者，则以酸甘济阴法。叶天士将脾胃升降与润燥结合起来，不仅创新了胃阴说，更丰富了升降理论。吴鞠通创立三焦辨证，尤重视中焦脾胃，提出湿热在中焦应清化宣畅的理论，将脾胃升降理论与湿热的治疗紧密结合起来，丰富了脾胃升降学说。清代医家吴澄认为脾阴是脾气的物质基础，提出劳倦忧思、脾阴暗耗、内伤七情、五志化火、大病久病、五脏之阴大亏皆可伤及脾阴的理论，认为脾阴不足则升降失司，其脾阴说是薛己脾气、脾血说的进一步发挥，与叶天士的胃阴说相应，补充和完善了李东垣的脾胃学说。

路老认为现今脾胃病的病因较之东垣时代，已发生了很大变化，除外感风、寒、暑、湿、燥、火之邪外，工业废水、汽车尾气等造成的大气污染成为新的外感致病因素，而饮食肥甘厚腻、吸烟嗜酒、冷饮冰糕、过度劳心、用脑费神、安逸过度、懒于运动、缺乏锻炼、工作压力大所造成的情志不畅等成为新时代内伤脾胃的主要因素，脾胃为后天之本，全身营养之精微全靠脾胃的运化转输，若脾胃功能受损，则运化失司，升降失调，湿浊内生，气机不畅而变生诸病。路老还认为脾胃的升降活动，不仅依赖本身功能的强健，还需要肝的升发条达、肺的肃降宣发、心火的下降温煦、肾阳的蒸腾及肾水的上济。朱丹溪云："脾具坤静之德，而有乾健之运，故能使心肺之阳降，肝肾之阴升，而成天地之泰。"说明脾胃居中，与五脏相系，是五脏升降运动的枢纽。五脏与脾胃升降具有密切联系。

肺居上焦，主气司呼吸，肺有节奏地呼吸运动，使体内外的气体不断得到交换，以维持生命活动。肺气与脾胃运化的水谷精气相结合形成宗气，宗气主一身之气，"贯心脉而行呼吸"，主运行气血灌注百脉，以维持脏腑的功能活动。脾与肺为母子关系，脾土生肺金，两脏同禀太阴之气，经脉均行于肢体阴面，靠水谷精微来充养，阴气最多，依据同气相求之理，两脏在生理上相互为用，病理上互相影响。肺胃同降，脾升肺降，共同完成人体气机循环。脾胃化生的水谷精微，先上输于肺，《素问·经脉别论》："饮入于胃……脾气散精，上归于肺"，为肺提供了充足的营养，肺气以降为顺，通过肃降将清气布散于全身。在水液代谢中，肺气肃降，才能"通调水道，下输膀胱"，从而达到"水精四布，五津并行"，完成正常的水液代谢。在气的运行、精微物质的输布及水液代谢中，脾与肺是互相协调、共同完成的。二脏的功能联系可以说，肺气根于脾气。其病理影响正如李东垣所说："脾胃一虚，肺气先绝。"脾气虚可致肺气不足，即"土不生金"。脾失健运，水液停聚为痰饮，可影响肺的宣发肃降，出现咳、喘、痰证。故李中梓所云："脾为生痰之源，肺为贮痰之器。"肺气不足，宣降无力，水湿内停，也可影响脾的健运，出现气短、乏力、纳呆、腹胀、便溏等脾肺气虚之证。故在治疗上，"培土生金"，健脾祛湿，肃肺化痰，温中健脾补肺诸法，常合并使用。

肝为"将军之官"，体阴而用阳。体阴是指肝藏血，肝的生理功能有赖于肝血、肝阴的滋养；用阳是指肝为刚脏，内寄相火，主风主动，动者为阳，以生发为特点。在病理上，肝血易虚，肝阳易动，易升发太过。肝又主疏泄，一疏泄情志，二调畅气机。疏泄内含疏通、疏导、畅达、流通、宣泄、排泄等多种意思。肝脏的疏泄功能，参与了脏腑各个器官的代谢过程，中医把人体的代谢，比喻作气机升降出入的过程，肝脏的疏泄功能正常，则气机调畅，气血调和，脏腑器官的活动，精微物质的化生、输布，水液的代谢才能正常；肝失疏泄，则会引起情志、消化、水液运行诸方面的障碍。朱丹溪谓："气血冲和，百病不生，一有怫郁，诸病生焉"，正说明了肝主疏泄的重要性。

肝参与脾胃的升降活动，脾胃为后天之本，气血生化之源，位居中焦，连通上下左右，为气机升降的枢纽。脾胃升降协调，才能完成饮食物的受纳、消化、输布、排泄过程，使精微物质到达全身。在水液的代谢中，脾胃起着重要的转输作用。脾胃的升降功能与肝的疏泄功能密切相关。肝的疏泄正常，脾胃才得以正常升降，食物的转输、水液的代谢方正常。反之，肝的疏泄异常，就会影响胆汁的生成与排泄，导致脾胃升降功能紊乱。脾气不生，清气不能上荣则头晕；清浊并走于肠则泄泻；肝气犯胃，影响胃的和降，浊气不降，上逆则为恶心、嗳气、呃逆；肝气犯脾胃，升降失司，脾失运化，胃失受纳，则纳呆、食欲不振；中焦气机阻滞，则为脘腹胀满疼痛。

肝气郁结可形成“木克脾土”证；脾胃虚弱更容易受肝疏泄的影响，或影响肝的疏泄，形成“土虚木郁”。肝和脾胃相互影响，非脾气上行，则肝气不升，非胃气下行，则胆气不降。临证中，肝的病变很容易犯脾，出现肝脾失和的症状；另外，脾胃的病变，又很容易影响肝的疏泄，出现气机阻滞的表现，如胸胁胀满、乳房胀痛、月经不调、急躁易怒等。故治疗上，治肝必护脾胃，治脾胃也必调肝。

心位于上焦，主血脉，藏心神，在血液运行及情志活动中起着重要作用。血液的生成有赖于脾气的健运，运行则有赖心气的推动和脾气的统摄，二者在血液的运行方面共同起作用。在情志调节方面，心主神志，脾主思，《类经》指出“思动于心则脾应”，说明了思维活动发自心而应于脾。路老认为思为脾之志，既是情志活动的外在表现，也是心主导下的精神活动的一部分。因此，在情志调节方面，心与脾是协调一致的。心主血，脾主气，两脏可以说是气血的关系，脾气不足，气血生化无源，心失所养则心脾两虚。思虑过度伤及心脾亦可导致心脾两虚。脾胃健运，元气充足，心火自降。

肾为先天，脾为后天，人出生之后，常以后天养先天，脾胃健运，气血生化有源，则肾精充足，肾阴可上济心火，成交泰之势。肾位居下焦，主藏精，主沉降，内寓元阴元阳，为先天之本。肾阳可温煦脾阳，激发、推动脾的运化功能。肾阴可滋养脾阴。肾精也必须得到脾运化的水谷精微之气的不断资生化育，才能充盛不衰。正如章虚谷《医门棒喝》所云：“脾胃之能生化者，实由肾中元阳之鼓舞；而元阳以固密为贵，其所以能固密者，又赖脾胃化生化阴精以涵育耳”，说明了先天温后天、后天补养先天的辨证关系。脾肾精气相互资生，相互促进。一方亏虚，常累及另一方。如水谷之精化生不足，不能充养肾精，以致肾精亏虚，可出现发育迟缓等症；脾气不运，气生无源，日久及肾，以致肾气亦虚，或先天之气不足，不能资助后天之脾气，终致脾肾气虚，出现少气乏力、二便失禁等症；脾阳不足，日久损及肾阳，或肾阳虚衰不能温煦脾阳，从而形成脾肾阳虚，出现畏寒肢冷、泄泻、水肿等症；肾阴虚衰，不能滋养脾阴和胃阴，或脾胃阴虚，日久累及肾阴，也可致脾肾阴虚而见五心烦热、口舌生疮、饥不欲食等症。脾主运化水液，为水液代谢的枢纽，肾主气化，在水液代谢中起着十分重要的作用。故张景岳称之："其本在肾，其制在脾。"在病理方面，脾肾两脏功能失调，脾气不能运化水液，肾气失其蒸化之职，均可导致水液代谢障碍，出现水肿、泄泻、小便不利等症状。

2. "怡情志、调升降"在湿病中的应用

情志失调，影响肝的疏泄、脾胃的升降，导致湿邪泛滥及湿的代谢失常。通过调畅情志疏肝，可疏通水液代谢的通道，从而保障水液正常运行。肝在水液代谢中的作用有三个，一是可以调畅气机，使三焦水道正常运行；二是协调升降，共同完成水液代谢；三是调畅气血，保证气血运行通利，水道畅通。因此在湿病的治疗中，多肝脾同治，以调畅气机为先。疏肝多采用轻清宣畅的药物，如玫瑰花、佛手、香附、绿萼梅、香橼、八月札、娑罗子等。调升降不仅指脾胃的升降，肝气升发、肺气肃降、肾气开合，均在调升降范畴。脾胃居中，为升降之枢纽，肺气位于上焦，其宗气贯心脉而行呼吸，气血从右侧下降；肝主升发，气机从左侧上升，协助肺胃之气从右侧下降；肾位居下焦，肾阴蒸腾上滋于脾，心阳下温于胃，心肾上下相交依赖脾胃升降的通达，由此构成水液代谢的循环系统，黄元御《四圣心源》曰："中气者，和济水火之机，升降金木之轴，道家谓之黄婆，婴儿姹女之交，非媒不得，其义精矣"，道出了脾胃与心肾、肺肝的关系。调理脾胃升清降浊的功能，注重心肺阳气的下降，肝肾阴气的上升，方可保障水湿代谢的平衡。

脾胃升降失调的表现一方面是清气不升，精微物质不能上达输送到全身，出现"清气在下，则生飧泄"的病理现象；另一方面是浊气不降，运化的代谢产物不能排出，出现"浊气在上，则生䐜胀"的病理表现。湿邪与脾胃存在着相互影响的因果关系，湿邪积聚在脾胃，会影响脾胃的运化功能。脾胃虚弱，运化水湿功能失调，水湿内停，故内湿产自于脾胃。湿伤脾胃，导致脾胃受纳、运化功能失调，则出现脘腹痞闷、纳呆、呕恶等症状。脾主肌肉四肢，脾被湿困，也会导致肢体困倦，四肢乏力、发沉等病变。脾虚湿重，还表现为腹胀、便溏、饮食减少、困倦无力、微肿、舌苔胖白腻有齿痕、脉濡缓等症状。

由于脾胃居于中焦，为上下升降之枢纽。脾胃气虚，升降失常，不仅是脾胃本身，五脏六腑、四肢九窍都会发生病变。如脾不能升清，肺就不能正常和降。李东垣指出："脾胃虚，则肺最受病。"脾胃与肺为母子之脏，脾胃虚损，肺气会因之不足，亦即"土不生金"，临证可出现气喘、倦怠懒言、四肢乏力等脾肺两虚的症状，路老治疗肺气不足常易感冒之人，常用补脾升清的方法。即"培土生金"法。脾胃与肾具有先天温后天、后天补养先天的辨证关系。脾气不运，化生无源，日久及肾，以致肾气亦虚，或先天之气不足，不能资助后天，致脾肾气虚；日久脾肾之阳受损，可形成脾肾阳虚；脾胃之阴不足，日久累及肾阴，也可形成脾肾阴虚证。

脾胃与肝在饮食的纳化，气机的调节，血液的生成、储藏方面有密切的联系。脾主生血，运化食物，调节全身气机的升降。肝主藏血，主疏泄，帮助饮食物消化、传送，调畅情志与气机。若脾胃升降功能失常，可影响肝的疏泄，形成"土虚木壅"之证；脾失健运，生湿蕴热，可熏蒸肝胆，形成肝胆湿热；脾生血不足，肝无所藏可致肝血虚；进而肝不藏血，脾不统血，可见多种出血之证。肝气不舒可导致情志异常，情志失常可导致气机不畅，首先会影响脾胃的升降功能。

脾胃为传化之官，与胆、小肠、大肠、三焦、膀胱均有密切的联系。如胆有促进饮食物消化的作用，若胆汁不足，则可影响脾胃的消化；反之脾胃湿热，也可累及胆，导致肝胆湿热。小肠将食物进一步消化，泌别清浊，清者由脾转于全身各部，浊者下注于大肠，或渗入于膀胱，成为大小便排出体外，若小肠发生病变，不能泌别清浊，就会影响胃中食物的下降和脾的运化转输功能，出现小便的异常。大肠主要接受小肠所下传的浊物，吸收剩余的水液，使其变为粪便，排出体外。大肠发生病变，就会影响小肠、胃、脾的功能活动，使食物残渣不能变化成粪便而及时排出。脾胃运化不健，也可影响大肠的功能活动，使大肠传导失司，引起泄泻或便秘等。膀胱为贮尿和排尿的器官，《素问·灵兰秘典论》："膀胱者，州都之官，津液藏焉，气化则能出矣。"水液经过胃的作用下传于膀胱，通过气化而排出体外，膀胱的气化不但与肾阳的温煦有关，与脾气也有关。如脾气虚弱，转输无权，则小便亦可发生异常，《灵枢·口问》说："中气不足，溲便为之变。"三焦是上、中、下焦的总称。上焦包括心、肺，中焦包括脾、胃，下焦包括肝、肾。三焦的功能是总司气化，凡饮食的受纳、腐熟，水谷精微的输布，水液的代谢及糟粕的排泄等，均与三焦有关，故《素问·灵兰秘典论》说："三焦者，决渎之官，化物出焉。"在三焦的气化活动中，中焦起着转输的作用。脾胃有病，则三焦气化受阻，水液代谢壅滞，水湿泛滥可引起浮肿等多种疾病。总之，脾胃可影响其他脏腑，其他脏腑有病，也可影响到脾胃。

《内经》中还指出"脾不及，令人九窍不通""九窍不利，肠胃之所生"，说明脾胃与肢体肌肤、四肢九窍关系密切。李东垣指出："饮食入胃，其营气上行，以输于心肺，以滋养上焦皮肤腠理之元气。"如脾胃内伤，升降失常，精微物质不能充养肌肤，则容易出现外感之证，李东垣把恶寒的病机解释为脾胃之气不足，"心肺无所禀受，皮肤间无阳，失其荣卫之外护，故阳分皮毛之间虚弱，但见风见寒，或居处阴寒无日处，便恶之也"。罗天益进一步认为脾胃居中州，有"生育营卫，通行津液"的作用，脾胃运化失常则"营卫失所育，津液失所行"，营卫失和，可感受外邪而形成外感之证，治疗上应重点调理脾胃，使"脾胃健则营卫通"。治疗营卫失和感冒、自汗等症，重在调理脾胃，通过建中气，滋化源，育营卫，以驱邪外出，使汗腺的调节恢复正常。

3. "怡情志、调升降"应用案例

（1）"怡情志、调升降"治疗脏躁证

脏躁是因精血不足、阴阳失调、五藏躁扰，导致的以心烦意乱、情绪激动而难以自控、哭笑无常、呵欠频作为特征的情志疾病。本病的发生是忧愁思虑、情志不遂导致肝脾气郁，进而脾胃虚弱、内生痰浊，甚或痰郁化热所致。故治疗当以疏肝健脾、和胃化痰为大法，虚证以健脾益气、养阴补血安神为主，实证以疏肝和胃、化痰为主。《金匮要略》有"妇人脏躁，喜悲伤欲哭，象如神灵所作，数欠伸，甘麦大枣汤主之"的记载，指五脏阴气不足所致的情志病证，应以甘麦大枣汤，补脾益气、润燥养心。张仲景的甘麦大枣汤开从脾胃论治情志病之先河。后世严用和在《严氏济生方》中创制了归脾汤治疗思虑过度，劳伤心脾之证，指出："脾主意与思，心亦主思，思虑过度，意舍不精，神宫不职，使人健忘，治之之法，当理心脾，使神意清宁，思则得之矣。"归脾汤益气健脾，补血安神，用之则意静神清，惊悸健忘可除。

案例：郎某，女，37岁，因工作繁忙，家事较重，稍有烦事即情绪不佳，常悲伤欲哭，胸中憋闷，善太息，急躁心烦，乳房胀痛，餐后胃脘饱胀，嗳气，夜眠多梦，月经不规律，大便正常，小便黄，舌尖红，苔薄黄微腻，脉沉弦小滑。中医辨证为情志不舒，肝郁脾虚、痰瘀内阻所致。治以疏肝解郁，健脾益气，化痰通络。方取甘麦大枣汤合逍遥丸化裁。处方：南沙参 15 g，素馨花 12 g，焦栀子 8 g，牡丹皮 12 g，百合 15 g，小麦 30 g，大枣 5 枚，白芍 15 g，青蒿 15 g，绿萼梅 12 g，娑罗子 10 g，当归 12 g，八月札 12 g，茵陈 12 g，醋香附 10 g，甘草 6 g。药后胸闷、胃胀减轻，悲伤欲哭好转，仍久站腰酸，夜尿多，月经前乳房隐痛、双目酸痛，经色暗红有块，舌尖红、苔薄白腻，脉沉弦小滑。以上方佐入益肾之品，去焦栀子、茵陈、甘草，加桑寄生 15 g，枸杞子 12 g，生薏苡仁 20 g，药后诸症减轻，睡眠安定，情绪好转，月经也转正常。

按语：本案脏躁，虚实夹杂，患者久劳耗伤气血，致脾虚，木不疏土，肝气郁结，久至痰瘀内阻。故健脾益气以培本、疏肝解郁、化痰散结通络以治标，抓住了肝脾失调这一主要病机，故药后脏躁之证得以缓解。

（2）“怡情志、调升降”治疗郁证

郁病是以心情抑郁、情绪不宁、胸部满闷、胁肋胀痛，或易怒，或咽中如物梗阻等为主要特征的疾病。《内经》有木、火、金、水、土五气之郁的论述和情志致郁的病机认识。《类证治裁》分为思郁、忧郁、悲郁、怒郁、恐郁，并结合损伤脏腑而分为多种郁证。忧思太过，常累及肝与脾胃，导致肝气郁滞、脾胃不和。临床以情志不舒、忧虑、注意力不集中、腹胀满而痛无定处、不思饮食、恶心呕吐、嗳气、吞咽困难、腹鸣、腹泻、便秘为主要表现。路老多以疏肝理气、健脾和胃为法。疏肝理气常用药物为郁金、绿萼梅、柴胡、芍药、醋香附、素馨花、醋延胡索、川楝子、八月札、佛手等；肝郁化火则用桑叶、茵陈、青蒿、牡丹皮、羚羊角等；健脾常用白术、茯苓、生薏苡仁、太子参等；和胃降逆多用旋覆花、沉香、姜半夏、代赭石、木香、厚朴花、生姜、陈皮、莱菔子等；并配以白芍、乌梅、木瓜柔肝；阿胶、生地黄、麦冬、枸杞子、沙参滋阴养肝。

案例：刘某，女，85 岁，2006 年 8 月初诊。主因两胁及腰背部有气游走性攻撑作乱 2 月余来诊。2 个月前因家事生气，情志不舒出现两胁及腰背部有气游走性攻撑作乱，平卧位缓解，先后两次住院治疗，效果欠佳，经检查未查出阳性体征，纳可，寐安，二便调，胸膈疼闷，阵发性挛急。既往有慢性气管炎 20 余年。舌质红，苔薄白，脉沉弦小滑。证属肝郁气滞，胃失和降。治以疏肝解郁、和胃降逆佐以肃肺法。处方：橘叶 15 g，素馨花

12 g，瓜蒌18 g，郁金12 g，桃仁9 g，杏仁9 g，半夏10 g，黄连6 g，厚朴12 g，旋覆花10 g（包煎），生麦芽20 g，生谷芽20 g，当归12 g，炒白芍12 g，枇杷叶15 g，炒苏子12 g，焦、楂曲各12 g，炒枳壳15 g，佛手10 g，八月札12 g，甘草8 g。7剂。结合针刺，主选穴位：足临泣、太冲、阳陵泉、足三里、外关、肝俞、膈俞。针后气窜止，腰能直立而行。药后诸症好转，仍胸膺憋闷，纳眠正常，二便调，自觉咽部有痰，但无力咳出，舌红，苔薄白，脉沉弦小滑。既见效机，上方加减。上方去橘叶、炒苏子、八月札，加西洋参8 g（先煎），麦冬12 g，桔梗10 g，14剂。药后症状消失，诸症愈。

按语：本案因情志不舒致气机郁结，影响胃之和降，故出现两胁、胸膈挛急疼闷，因有气管炎病史，故以疏肝和胃降肺法治疗，药后情志得畅，气机以顺，诸症得到缓解。

（3）“怡情志、调升降”治疗癫痫

癫痫是一种发作性神志异常的疾病，以发作时神情恍惚，甚则昏仆、口吐涎沫、两目上视、四肢抽搐，或口中有声如猪羊般叫，移时苏醒，醒后如常人为临床特征。路老认为本病的发生虽有多种原因，但总与脾胃虚弱、痰浊内生、壅滞神机密切相关。诚如朱丹溪云：“痫证有五……无非痰涎壅塞，迷闷孔窍。”《证治汇补》指出：“阳痫，痰热客于心胃……阴痫亦本于痰热，因用寒凉太过，损伤脾胃，变而为阴。”

案例：吕某，女，44岁，2005年11月20日初诊。主因心悸10余年，不省人事发作1次。患者于10余年前发生心悸，经中西药物治疗（具体不详）症状好转，2005年11月5日乘车中向右转头看时即不省人事，口吐血沫，二便失禁，约10分钟后缓解，清醒后自觉记忆力下降，头痛，送到医院时，发现心律不齐，CCU检测仅有心律不齐，MRI示多发腔隙性脑梗死，TCD示椎动脉供血不全，给予西药治疗（具体不详）。刻下症：夜间心慌，心悸，心烦易惊，入眠困难，多梦，心情烦躁，郁闷，食欲差，呃逆，餐后肠鸣，腹泻，大便不成形，时有口干不欲饮，疲乏无力，舌紫暗，苔黄厚腻，脉结涩。中医辨证：脾虚生痰浊，痰蒙心窍，神机失用。治以健脾益气，化浊祛湿，温胆宁神。处方：五爪龙18 g，西洋参10 g，藿梗10 g（后下），荷梗10 g（后下），炒白术12 g，厚朴花12 g，郁金10 g，焦、楂曲各12 g，茯苓18 g，葶苈子12 g，姜半夏10 g，炒柏子仁15 g，胆南星8 g，醋延胡索12 g，炒枳壳12 g，炙甘草8 g，苦参6 g。14剂。药后心慌、烦闷诸症减轻，睡眠安，大便好转，癫痫未见发作，继以上方进退调节，半年后多年心悸之证亦消失，癫痫未发。

（4）“怡情志、调升降”治疗癫狂

癫狂是以神志异常改变，表现为精神抑郁、表情淡漠、沉默痴呆，或精神亢奋、躁扰喧狂不宁、毁物打骂、盲目奔走、不避水火、不辨亲疏、语无伦次为特征的脑神疾病。发病原因虽然复杂，但关键病机是阴阳失调，痰涎壅结，气机逆乱。《素问》云：“阳尽在上，而阴气从下，下虚上实，故狂癫疾也。”《丹溪心法》指出：“癫属阴，狂属阳……大率多因痰结于心胸间。”《证治要诀》曰：“癫狂由七情所郁，遂生痰涎，迷塞心窍。”路老认为脾胃为气机升降之枢，生痰之器，因此，治疗癫狂需以健脾和胃、化痰开窍为主。

案例：刘某，女，24 岁。因与丈夫争吵，愤怒过度致神志迷乱，哭笑无常，日夜不寐，狂躁不宁，不思饮食，舌苔白腻，脉弦滑。证属五志过极，心火暴盛，肝胆郁结，肝气犯脾生痰，痰阻清窍，神明受扰所致。治以疏肝健脾化痰，清心开窍。处方：五爪龙 20 g，胆南星 10 g，黄连 10 g，枳壳 12 g，石菖蒲 15 g，赤芍 12 g，茵陈 15 g，素馨花 12 g，炒白术 12 g，郁金 12 g，炒麦芽 15 g，炒谷芽 15 g，莲子心 12 g，炒神曲 15 g，鲜竹沥 30 mL。14 剂。药后神志迷乱，哭笑无常，狂躁症状减轻，患者较为稳定，仍烦躁，睡眠不宁，上方去枳壳，加生龙骨、生牡蛎各 30 g，合欢皮 12 g，14 剂。药后情绪、饮食均好转，继以上方调理，1 个月后，癫狂之症消失。

按语：本案因情志过极引起，情志所伤，主要脏腑在心、肝、脾，病机变化主要是痰火内扰，故以疏肝健脾化痰、清心开窍法治疗，药后癫狂之证得以平复。

（5）“怡情志、调升降”治疗心神不宁

心神不宁是临床常见证候，临床表现复杂，常表现为失眠、心悸、心烦不安、多梦等。路老认为在情志调节方面，心与脾是协调一致的。心主血，脾主气，两脏为气血关系，思虑过度，损耗气血可导致心脾两虚，神失所养而致心神不宁。李东垣认为七情过激，可影响元气，扰乱心神，“心君不宁，化而为火”，可致“心生凝滞，七神离形”，出现心烦而乱、怔忡、眩晕、满闷不安等症。心神失调可影响脾胃功能，进而出现痰浊困脾、心脾两虚等病理表现，伴有纳呆、脘胀、隐痛、便溏等症状。脾胃功能失调亦可影响心神，体现为心烦不安、心悸失眠等。在治疗方面，李东垣进一步指出：

“善治斯疾者，唯在调和脾胃，使心无凝滞，或生欢忻，或逢喜事，或天气暄和，居温和之处，或食滋味，或眼前见欲受事，则慧然如无病矣。盖胃中元气得舒伸故也。”明确指出了安养心神宜着重调养脾胃，脾胃元气得以舒展，则心神宁静，再予精神安慰、心理治疗，改善环境，增进营养，则心神疾病荡然可去。调脾胃、安心神可用补中益气汤合朱砂安神丸，益元气而泻阴火，脾胃元气恢复则心神自安。路老倡导心脾（胃）相关论，认为脾胃与心神因素相互影响，互相作用。脾胃病的发生，都有不同程度的心神因素，心神疾病也与脾胃密切相关，脾胃失和是心神病变的常见原因。

案例：任某，女，49 岁，2003 年 7 月 15 日初诊。主诉：心悸气短 3 周。患者 3 周来无明显诱因出现心悸气短，活动后加重，伴心烦易怒，睡眠不安，多梦易醒，纳食欠佳，有时食后腹胀，二便调，月经基本正常，舌体瘦，舌尖边红，苔薄腻，脉左寸沉滑，关尺细弱沉涩。动态心电图示频发室性早搏。中医辨证为脾胃虚弱，胆气不宁，心神失养。治以益气健脾，温胆宁心。处方：太子参 12 g，生黄芪 15 g，炒枳壳 12 g，远志 8 g，绿萼梅 12 g，炒白术 12 g，茯苓 18 g，佛手 10 g，白芍 12 g，炙甘草 6 g，生牡蛎 20 g（先煎），胆南星 8 g，炒谷芽 30 g，炒麦芽 30 g。14 剂，水煎服。药后心悸气短诸症明显减轻，仍有时入睡难，睡眠不实，食欲稍好转，二便调，舌质暗，尖边红，脉细弱而沉涩。继以上方化裁，以太子参改为西洋参 8 g（先煎），去佛手、生牡蛎，加南沙参 12 g，木香 10 g（后下），生龙骨 30 g（先煎），药后心悸气短等症基本消失，纳食正常，继如法调理以巩固。

按语：本案患者为中年女性，心悸气短伴见心烦易怒，纳食欠佳，食后腹胀，乃脾胃虚弱，升降失司，气血生化无源，胆气不舒，心失所养而致。方以太子参、生黄芪、炒白术、茯苓健脾益气；白芍养血；炒枳壳、绿萼梅、佛手疏肝理气和胃；胆南星温胆宁神，远志养心安神；炒谷芽、炒麦芽健脾消食；炙甘草和中平悸；生牡蛎镇惊安神。诸药健脾益气养血以培本，疏肝温胆和胃宁心以安神，故药后心悸得以缓解。

（6）从情志论治胸痹

1）喜致心血瘀阻型胸痹：心在志为喜，心主血脉，心气推动和调控血液的运行；心主生血，饮食水谷经脾胃运化生成水谷精微化为血液，要发挥心阳的“化赤”作用。因暴喜伤阳，心阳不振，导致机体气血运行不畅及水谷精微的运行受阻，出现心胸憋闷疼痛，且痛有定处，入夜加重，甚至心痛彻背、背痛彻心，或痛引肩背。可用血府逐瘀汤以活血化瘀、通脉止痛。

生地黄、当归养阴血；柴胡、牛膝、桔梗调畅气机，行气活血；川芎、红花、枳壳、桃仁、赤芍活血化瘀；郁金、降香理气止痛。

2）怒致气滞心胸型胸痹：肝在志为怒，肝为刚脏，主疏泄条达；肝气主动主升，愤怒伤肝，过怒会使肝的功能受影响，使肝失疏泄，气机运行不畅；肝可藏血，储藏调节血液和血量，肝若功能异常，则气血运行不畅而出现气血瘀滞于心胸，心脉不通，致胸闷隐痛、善太息，并随情绪的诱发而加重。可用柴胡疏肝散或逍遥散疏肝理气、活血通络，常用柴胡、郁金等药物，中成药有心可舒片、心脑宁胶囊。穴位贴敷联合药物能有效治疗气滞血瘀型冠心病，贴敷心俞、膻中、双内关穴位可改善中医症状评分，降低心绞痛的程度和频率，抑制冠状动脉炎症反应，改善冠心病患者的临床症状。

3）思致痰浊闭阻型胸痹：脾在志为思，脾主运化水谷精微，运行水液，脾主统血，脾气具有统摄和控制血液在脉中正常运行而不逸出脉外的作用。思则气结，当人思虑过度或所思不遂时，脾失健运，导致津液运行和输布功能失常而凝聚为痰，再加上脾统血功能受阻，血液逸出脉外，加重机体气血运行不畅，加重气滞，气机郁滞日久化热化火，灼津液成痰，阻滞于胸部，而出现胸闷日益加重，痰多阻滞气机则气短，肢体痰湿多则困重，体形肥胖，兼有倦怠乏力、纳呆便溏、口黏恶心、咳吐痰涎等。毛德西教授用瓜蒌薤白汤治疗痰浊痹阻型胸痹，此方为《金匮要略》中的瓜蒌薤白白酒汤、瓜蒌薤白半夏汤与枳实薤白桂枝汤三方结合而成，能宽胸散结、通阳除痹。

4）忧（悲）致气阴两虚型胸痹：肺在志为忧，肺主气司呼吸，主一身之气的生成和运行；肺又主行水，肺气的宣发肃降推动和调节全身津液的输布和排泄；肺朝百脉，肺可以辅心行血于周身，通过肺的呼吸，调节全身气机运行，从而促进血液运行。人在过度忧伤之时，肺宣发肃降失司，则气无所生，治节功能失调，气血运行不畅，血滞成瘀，出现心胸隐痛、心悸气短，且症状随情绪加重而加重，兼有倦怠无力、烦躁、口干、大便微结等。在治疗上应注重调畅气机、益气活血，予益气养荣汤，神烦不宁、口干、便溏者，以龙眼肉配伍黄连益心脾、除烦；失眠且情志抑郁、夜梦多者，加合欢皮、酸枣仁交通心肾而安神。《素问·举痛论》：“悲则心系急，肺布叶举，而上焦不通，荣卫不散，热气在中，故气消矣。”对于过于悲伤的患者，可以通过使其愉悦以协调阴阳，使气血顺畅。

5）恐（惊）致肾阳亏虚型胸痹：肾在志为恐，肾为先天之本，肾主藏恐，主纳气，肾主脏腑的气化，肾气含有肾阴和肾阳，肾阳为一身之气，可推动温煦脏腑功能。因恐伤肾，当人体处于过度恐惧的状态时，影响肾的气化功能，使肾阳不足，肾阳影响心阳，使温煦功能异常出现心阳不振，气血运行不畅，日久而成瘀，瘀阻心胸出现胸痛憋闷、心悸、盗汗、虚烦不寐、腰膝酸软、头晕眼花、耳鸣、口干、便秘等。可用附子理中汤合丹参饮加减以温煦因肾失气化所引起的肾阳不足，振奋心阳，缓解胸痹，减轻疼痛。

（7）从情志论治食管癌

情志因素在食管癌的发生发展中起重要作用，气机失调是食管癌相关抑郁状态的基本病机，对于食管癌的防治亦需从调理情志着手，情志得以疏理，气机得以调畅，则疾病不生，亦有利于食管癌的治疗。良好的心理可在一定程度上增加患者对治疗的敏感性，抑制肿瘤的发生与进展。随着心身医学的发展，情志因素对食管癌的影响在研究中也得到证实，引起广泛的关注，其防治食管癌的作用逐渐得到广泛认可。目前调畅情志疗法，主要有三种方式：一是药物调理，针对情志失调对症治疗；二是疏导情志，怡情放怀；三是中医特色治疗，调理情志。虽方式有别，但皆以辨情志之偏、调情志之理，以使气机互调贯通。

药物治疗的基本原理，主要在于以药物之偏性纠人体气机，以调脏腑之气和情志之异。朱丹溪提出“升降中焦，诸郁兼治”，主张调畅气机以治疗各类郁病。“七情之病，必由肝引起”，强调肝脏在情志类疾病的重要作用。肝主调畅气机，气机失畅，易致七情之病，故治疗食管癌时需注重调畅情志。脾胃为人体化生气血之源，其运化水谷的功能依赖于肝脏疏泄；若肝脏失于疏泄，脾胃运化水谷不及，不能化生气血，则会出现精神情志异常。蒋士卿认为食管癌的发生、进展多与情志失调有关，常从肝着手治疗，重在疏肝理气，可兼健脾化痰、解郁散结之法，以通行食管，多选四逆散类方疏肝解郁。药物调理情志并非一味选用疏肝行气之品，而是在辨证的基础上酌加理气解郁之品。《类证治裁》提出五噎、五膈之病，“治宜调心脾以舒结气”，选方取“归脾汤去术，养心汤去桂再加归、芍、香附”。

治疗情志病时，不能仅靠中药的作用，更应重视情志疏导的积极优势作用，“若不能怡情放怀，至积郁成劳，草木无能为挽矣”（《类证治裁》）。此法包括七情相胜、暗示、言语开导法等，与“生物－心理－社会－环境”医学发展模式顺应。心为精神之所舍，心神主统领精神情志变化，故心理开导尤为重要。情志相胜疗法可在一定程度上依据五行相胜理论，疏理全身气机，但不能拘泥于此，应以生理病理为基础，佐以心理学治疗的相关理论，灵活运用。情志病治疗的关键在于，治疗时注重充分发挥心神主宰情志的认知作用，恰当评价客观事物，做到“精神内守”。

中医特色治疗在调畅气机、缓解不良情绪以治疗食管癌方面具有重要作用，为非药物干预各型抑郁的基础疗法。常用的中医特色疗法主要包括五行音乐法、传统中医功法、揿针、推拿按摩、中医养生操等。五行音乐法运用徵、宫、商、角、羽五音，结合患者病理特点，依据五行学说，调理脏腑气机，选取合适的音乐治疗。传统中医功法锻炼可起到调气、调神、调身的作用，是一种益于身体健康的主动行为学习过程，有益于患者意识能动性的调动；在疾病治疗方面，其有助于调畅气机，促进血液循环，缓解疼痛、乏力等不适，减轻焦虑抑郁情绪。五行音乐联合揿针治疗可较好地改善晚期食管癌相关抑郁状态，有助于调节患者的焦虑、抑郁情绪，促进整体康复。临床上为得到显著疗效，可两种或多种中医特色治疗联合应用，或中医特色治疗结合方药治疗、心理疏导，可以有效缓解不良情绪。

（8）从情志论治乳腺癌

乳腺癌诊断初期，邪盛正不虚，予散结逍遥散原方疏肝解郁、软坚散结，因患者罹患癌症，心生恐惧，可酌加解郁安神之品，如合欢花、玫瑰花等。能手术者建议尽早手术切除，术后予散结逍遥散原方加黄芪补血汤等补气养血，促进伤口愈合，术后放化疗期间，以减轻放化疗不良反应为主，消化道反应重者加焦三仙或保和丸等开胃消食止呕，骨髓抑制重者加三胶补血汤（庞德湘教授经验方：鹿角胶、阿胶、龟甲胶、砂仁、陈皮等）。对于不能手术切除或术后复发、转移的带瘤生存晚期患者，予散结逍遥散原方加对症用药，如疼痛者予缓急止痛，庞德湘教授建议使用外用药，直达病所，用芍药甘草汤加血竭、三七打粉后与蜂蜜调匀后局部外敷止痛。转移至某个脏腑者，根据四诊资料辨证用药：如出现骨转移，加补骨脂、桑寄生补肾壮骨；出现肺转移，加黄芪、知母、升麻、百合等益气养阴化痰；出现脑转移，加半夏、胆南星、蜈蚣祛痰通络。

案例：夏某，女，66 岁，2020 年 6 月 22 日初诊。主诉：左乳腺癌改良根治术后 2 年余，右侧腰酸痛半年。手术病理：左乳腺浸润性导管癌。分期：T1N1M0，ER（+）、PR（-）、HER-2（+）。2020 年 5 月 12 日胸部 CT 示肺结节 7 mm。患者诉右侧腰酸痛，睡眠不佳，纳可、大小便正常，舌苔薄，脉细弦。现代医学诊断：（左）乳腺癌（浸润性导管癌）改良根治术后。中医诊断：乳岩（肝郁气滞证）。治以疏肝散结、益气养血、通络止痛，予散结逍遥散加味。处方：煅磁石（先煎）、猫爪草、炒麦芽各 30 g，马鞭草 24 g，生黄芪 20 g，龙齿 15 g（先煎），麸炒白术、茯苓、麸白芍、醋鳖甲、漏芦、荔枝核、盐杜仲、盐续断、制远志各 12 g，炒酸枣仁 10 g，炒柴胡 9 g，酒当归、生甘草各 6 g。

二诊：2020 年 7 月 6 日，服上方 14 剂后症状明显缓解，效不更方，继续服 28 剂后腰痛痊愈，继续调理睡眠。

按语：本案属于乳腺癌无瘤康复阶段，此阶段正气渐复，多气阴亏虚、夹痰夹瘀，可考虑适当攻邪，恢复脏腑功能，抗复发、抗转移，须注意时时顾护脾胃。患者为老年女性，乳腺癌术后，以腰痛就诊，腰痛一证临床多见，尤其是中老年患者，病机多见虚实两端，实证多为寒湿、湿热、瘀血所致，虚证多见肾阴虚、肾阳虚证，此例右侧腰酸痛，睡眠不佳，结合舌脉考虑为肝郁所致，《灵枢·经脉》云："肝足厥阴之脉……是动则病腰痛不可以俯仰。"故予散结逍遥散为主方疏肝散结，黄芪、远志、酸枣仁、龙齿、磁石补气养血，镇静安神，杜仲、续断、马鞭草祛风除湿止痛，辨证准确，故药到病除。

（9）调脾胃升降治疗冠心病

心与脾胃有多方位的联系，其一是脾胃主受纳、运化水谷，乃多气多血之脏腑，为气血生化之源，心脏血脉中气血之盈亏，实由脾之盛衰而决定。其二是心与脾经脉相连，脾胃居于中焦，心脏居于上焦，从体形上看，以膈为界，互不相连，但二者之间以脾胃之支脉、大络、经筋紧密联系，经气互通，互相影响。其三是在五行相生的关系上，脾胃属土，心属火，心与脾胃乃母子关系，若子病及母或子盗母气，均可因脾胃之失调而波及心脏。总之脾胃与心关系密切。脾胃失调可影响心脏，随着生活水平的提高，人们过食肥甘厚味、起居无常、劳逸过度、工作精神压力增大造成，脾胃失调，纳化失常，湿浊内生，水液代谢失常，可引发血脂代谢的异常。脾胃主运化水液和精微物质，若饮食失常，损伤脾胃，则水液停留为湿，湿浊入脉，凝聚为痰，痰浊在血，与血中的异常代谢产物搏结则产生血瘀。湿、浊、痰、瘀等异常代谢产物阻涩脉道而形成高血脂，进而导致冠心病。因此，饮食失常是血脂代谢异常、冠心病发生的原因，其中脾胃失调是根本，湿浊是源头，痰浊是过渡，痰瘀是关键，所以，路老认为治疗冠心病不能仅着眼于心脏本身，依据"不通则痛"的道理而简单地以攻逐、破散、疏通，而应从源头抓起，辨证求因，审因论治。主张从湿、浊、痰、瘀论治冠心病，标本兼治，重在治本。《医贯》指出："气郁而湿滞，湿滞而成热，热郁而成痰，痰滞而血不行。"湿聚生浊，浊留变为痰、痰阻成瘀，瘀又能生湿、变浊、化痰，四者互为因果，相兼为病，影响气血运行，导致冠心病的发生。因此，路老采取化浊祛湿通心的方法治疗冠心病，立方从湿、浊、痰、瘀入手，而重在湿、浊、痰，既有别于以往的活血化瘀，又区别于调脾护心法，开创了冠心病治疗的新纪元。

案例：姜某，女，62 岁，1992 年 3 月 26 日来诊。主诉：左胸阵发性疼痛 1 年 2 个月。患者去年春节前突然发生心前区疼痛，经检查当地医院诊为冠心病心绞痛，曾用冠心苏合丸、复方丹参片、硝酸异山梨酯片、中药汤剂治疗，一时缓解，但时有复发。现患者心前区隐痛，胸闷，每于劳累后加重，每天发作 3 ~ 4 次，每次约 2 分钟，含服硝酸甘油可缓解，兼见心悸，胸闷，气短，倦怠乏力，失眠多梦，脘痞腹胀，纳呆食少，大便溏薄，面色萎黄，舌淡胖有齿痕，苔薄白，脉沉细小弦、重取无力。心电图呈 ST-T 改变，24 小时动态心电图见 T 波改变，西医诊断为冠心病劳累性心绞痛。中医诊断为胸痹心痛；证属中气不足、心脉痹阻，治以健运中气法。处方：党参 10 g，炒白术 10 g，云茯苓 12 g，陈皮 9 g，砂仁 6 g，广木香 3 g，枳实 10 g，桂枝 6 g，白芍 10 g，丹参 12 g，炙甘草 6 g，炒枣仁 12 g。水煎服，7 剂。药后胸痛次数减少，程度减轻，自觉体力有增，食欲增加，便溏消失，舌淡红，苔薄白，脉沉细，重取无力。上方再进。服药至 17 剂，胸痛明显减轻，劳累时偶有发作，休息后迅速缓解，已停服硝酸甘油。心悸、胸闷、气短、失眠皆除，上方去炒枣仁。服药至 21 剂，胸痛未作，劳作后亦未发作，又服药至 28 剂，诸症消失，复查心电图大致正常。为巩固疗效，以上配成丸药继服。

（10）调脾胃升降治疗萎缩性胃炎

萎缩性胃炎是指胃黏膜表面反复受到损害后导致的黏膜固有腺体萎缩，甚至消失，黏膜肌层常见增厚的病理改变。常伴有肠上皮化生、炎症反应及不典型增生。慢性萎缩性胃炎多由慢性浅表性胃炎失治或误治转化而成，少数萎缩性胃炎可演变为胃癌。萎缩性胃炎主要表现为腹胀、胃脘隐痛不适、疲乏、消瘦、纳差、贫血等，属中医"痞满""胃脘痛"范畴。

中医认为脾胃虚弱、气机壅滞是慢性萎缩性胃炎的基本病机。本病的发生与饮食不节、情志内伤、劳倦过度有关。李东垣在《脾胃论》中指出："先由喜、怒、悲、忧、恐，为五贼所伤，而后胃气不行，劳役饮食不节继之，则元气乃伤。”饮食不节，情志内伤，劳倦过度导致脾胃升降失常，气机运行不畅，而出现胃脘部胀满、隐痛、纳差、乏力等症状。路老认为萎缩性胃炎初病在气，久则阴虚络瘀。治疗重点在于调气，恢复脾胃的升降功能。临床应选用具有健脾益气升清、和胃降逆、疏肝理气作用的药物，如太子参、竹节参、生黄芪、当归、炒白术、苏梗、荷梗、旋覆花、炒枳壳、白扁豆、山药、延胡索、砂仁、白蔻仁、香附、佛手、八月札、绿萼梅等；肝失条达，气机郁滞，日久可化热伤阴，故在疏肝健脾基础上，要加入养阴清热药物，如沙参、石斛、麦冬、茵陈、知母、芦根、女贞子、墨旱莲、枸杞子等；肝脾不和，升降失司，气血不畅，可造成气滞血瘀、胃络痹阻。故应加入活血通络之品，如丹参、川芎、赤芍、延胡索、川楝子、姜黄、桃仁、鸡血藤、水红花子、益母草等。除药物治疗外，还要注意饮食规律，劳逸适度，保持心情舒畅，节郁怒，避免思虑太过，忌生冷、辛辣炙煿及厚腻之品，避风寒。再配合药物可达到事半功倍的效果。

案例：王某，男，62 岁，2003 年 8 月 9 日初诊。患萎缩性胃炎 6 年，因情志不遂复发。刻下症：胃脘胀满，饱食后疼痛，头昏沉，面色萎黄，睡眠欠佳，二便正常，舌质暗红，苔根部厚腻，脉弦滑。西医诊断：萎缩性胃炎。中医诊断：胃脘痛；证属肝郁气滞、痰湿中阻。治以疏肝解郁，健脾祛湿。处方：太子参 15 g，炒白术 12 g，炒山药 15 g，炒杏仁 10 g，炒薏苡仁 20 g，柴胡 12 g，郁金 10 g，厚朴花 12 g，姜半夏 9 g，鸡内金 10 g，蒲公英 12 g，草蔻仁 6 g（后下），娑罗子 10 g，八月札 12 g，甘草 6 g，生姜 1 片。药后胃胀满疼痛减轻，舌质暗红，苔薄黄，脉沉弦。上方去炒白术、炒杏仁、蒲公英、草蔻仁，加茯苓 18 g，焦三仙各 10 g，炒枳实 15 g，丹参 10 g。药后胃胀满消除，饮食正常。

按语：本案胃胀满疼痛，因情志变化而诱发，故治疗以调和肝脾为主。药用柴胡、郁金、娑罗子、八月札疏肝解郁以消除胀满疼痛；太子参、炒白术、炒山药、炒薏苡仁、草蔻仁、甘草健脾助运以祛湿；生姜、姜半夏、厚朴花和胃降逆，炒杏仁降肺气以助和降之力；鸡内金助消化；蒲公英解毒。诸药调情志疏肝以祛除胃胀满疼痛，健脾益气以助运升清，降肺胃之气以和胃。并嘱应心态平和，节郁怒，避免思虑太过，忌辛辣厚味之品。随访胃胀满之证未再复发。

（11）调脾胃升降治疗肝病

路老认为肝主疏泄，一指疏泄情志，二指调畅气机。肝脏的疏泄功能正常，则气机调畅，气血调和，经脉通利，精微物质的化生、输布，水液的代谢，脏腑器官的活动正常协调。脾胃为后天之本，气血生化之源，位居中焦，连通上下左右，为气机升降的枢纽。脾胃升降协调，才能完成饮食物的受纳、消化、输布、排泄过程，使精微物质到达全身。在水液的代谢中，脾胃起着重要的转输作用。肝气参与脾胃的升降活动，只有肝的疏泄正常，脾胃才得以正常升降，食物的转输、水液的代谢方正常。反之，肝的疏泄异常，就会影响胆汁的生成与排泄，导致脾胃升降功能紊乱。

肝气郁结可犯脾胃造成脾胃功能虚弱，形成“木克脾土”证；脾胃虚弱更容易影响肝的疏泄，造成“土虚木郁”。肝和脾胃相互影响，非脾气上行，则肝气不升，非胃气下行，则胆气下降。故治疗上，治肝必护脾胃，治脾胃也必调肝。

路老治疗急性肝炎，认为急性肝炎多属湿热蕴结脾胃，阻滞肝胆气机所致。主要病机变化是肝脾气机失调，治疗重点在于调和肝脾，使之欲升者能升，当降者得降，不升者助之使升，不降者调之使降。不可一味苦寒清利湿热，用之过度就会郁遏肝脏升发之气，致使升发无权，疏泄无力，同时损伤脾阳，使纳化呆滞，从而出现升降乖戾、气机逆乱之候。

案例：张某，男，51 岁。始感肝区疼痛，乏力，便溏，在医院行肝功能化验，诊断为急性肝炎，以清热解毒、疏肝理气为法治疗，其症不减而转来求诊。刻下症：右胁胀痛，腹满便溏，食欲不振，倦怠乏力，小便量少而黄，夜寐不安，望之体形肥胖，两目无神，舌质暗红，苔薄腻微黄，脉濡数。证属肝郁脾虚，湿热内蕴。治以疏肝运脾，化浊祛湿。以藿朴夏苓汤加减化裁，处方：藿梗 9 g（后下），茯苓 15 g，苍术 9 g，白蔻仁 9 g（后下），炒薏苡仁 15 g，茵陈 12 g，车前草 12 g，橘叶 15 g，郁金 9 g，山栀 6 g，水煎服，5 剂。药后肝区胀痛减轻，饮食渐增，夜寐稍安，余症见消。后以养肝实脾，化湿和胃为法，逍遥散加减化裁，续进 21 剂，化验肝功能正常，诸症消失。

按语：本案重在疏肝气，助中州运化，使肝气疏泄正常，脾胃升降得复，则诸症消失。又治疗小儿多动症，一般多从肝风论治。路老认为，脾主肌肉四肢，为后天之本，小儿多动，手足不宁，夜寐不安，神疲自汗，食欲不振，多是脾失健运不能滋养肝脏所致。治疗当健脾培中，使化源不绝，结合“静以制动”，则善行数变之风不治而自息。常以六君子汤加石决明、夜交藤、钩藤而收到很好的效果。

(12) 调脾胃升降治疗肾病

肾内寓元阴元阳，为先天之本。肾阳可温煦脾阳，激发、推动脾的运化功能。肾阴可滋养脾阴而发挥正常的功能。但肾精必须得到脾运化的水谷精微之气不断资生化育，才能充盛不衰。两脏为先天与后天的关系，又在水液代谢过程中，肺为水之上源，肾为主水之脏，脾位中州，三脏相互协调，共同完成水液的代谢，如三者功能失常，则可形成水肿。故路老治疗肾炎水肿，常宗“其本在肾，其标在肺，其制在脾”的原则。以健脾益气制水为正治之法，健脾温肾、健脾肃肺为权变法。

案例1：陈某，男，37岁，患慢性肾炎12年。症见食后胃胀，口干欲饮，易疲劳，眠安，大便干燥、如羊屎状，小便偶现刺痛、淡黄，无灼热感，面色少泽，舌体偏胖、边有齿痕、质暗紫，舌苔白厚有裂纹，左后苔黄腻，脉弦滑。尿蛋白（++）。证属病久中焦化源不足，脾胃虚弱，水湿内停。治以芳香化浊，运脾祛湿。处方：南沙参15 g，西洋参10 g（先煎），炒苍术15 g，厚朴花12 g，茵陈12 g，苏梗10 g，荷梗10 g，茯苓20 g，砂仁8 g，炒薏苡仁20 g，炒杏仁10 g，郁金12 g，菖蒲10 g，紫菀12 g，生白术30 g，炒枳实15 g，六一散30 g（包煎）。药后胃胀减轻，口干疲劳亦好转，大便不干，小便刺痛均有减。继以上法调理3个月，诸症消失，化验结果也恢复正常。

案例2：李某，女，24岁，患隐匿性肾炎2年。症见腰酸痛，劳累、性生活后易泌尿系统感染，尿频急，尿血，尿潜血（+++），平素手足凉、怕冷、食凉胃痛，大便3~5日一次，便干。2~3年前患子宫内膜异位症，痛经，经期长，量多，色暗血块多，带下正常，饮食量不少，但饮食不规律，饥饱不调，急躁易生气。辨证属饮食不节、劳倦内伤，损伤脾胃，脾胃气虚则不能统血，故月经量多，尿血；脾虚日久，脾肾两虚，故腰酸痛，劳累，手足冷。治以健脾益肾，养血调经。处方：西洋参10 g（先煎），生黄芪18 g，当归12 g，桂白芍15 g，炒桑枝30 g，生白术15 g，炒山药15 g，炙首乌12 g，墨旱莲12 g，紫珠草15 g，炮姜8 g，茯苓30 g，泽泻12 g，醋延胡索12 g，川楝子10 g。药后腰酸痛诸症减轻，尿潜血（++），急躁症状缓解，已无尿血。药后已见效，继如法调理半年，尿潜血消失，病情趋于平稳。

按语：路老认为“中气不足，则溲便为之变”，脾虚气不摄血，日久伤肾，尿频急、尿血、月经多、腰酸痛、怕冷诸症由此而生。故治疗以脾胃为中心，脾肾双补，兼补血养血。待脾胃化源充足，气血充沛，则月事恢复正常，脾气健运，则肾精充足，脾肾功能恢复则肾病得以康复。

（13）调升降治疗反流性食管炎

反流性食管炎主要系胃肠动力疾病，脾主运化、主四肢肌肉，而内脏平滑肌亦属于机体肌肉系统，脾气虚弱者，不能化生气血，荣及四肢，肌肉瘦削无力，司外揣内，肠腑肌肉不能有效推导水谷运行，停滞中焦，阻碍气机，《素问·痿论》将之概括为“脾主身之肌肉”，治疗时理应健脾。然脾土虚弱，一味使用滋补药品，则易使脾土壅滞，气机不行，水液运行停滞，变生痰湿，再用滋补，则犯实实之戒，故临证还需在健脾基础上加用调气和胃之品，使气机得以舒展，脾胃化生精微、滋补之品能运及周身，营养脏腑，肠腑得其滋养，复其通降之性，则逆气自除。如《医学传心录》述：“咽酸者……俱是脾虚不能运化饮食，郁积已久，湿中生热，湿热相蒸，遂作酸也。”以健脾助运复脾主运化之功，协助六腑通降之性，为治本之法。

六腑以通为用，以降为和，实而不能满。胃气主降，将水谷传输至肠腑，肠腑泌别清浊，传化糟粕，健康状态下机体腑气通畅，气机调和。若肠腑不通，或因津枯干结，或因水湿停滞，糟粕不能下行，阻碍气机，则可上逆作酸，故应通腑降逆，腑气通则逆气除。然六腑之气又依赖气机中枢正常运转，中焦脾土虚弱，易被木气所乘，成肝郁脾虚之象，气机不舒，水液不行，聚湿成痰，郁而化热，酿为反酸，如《医学入门·郁》云：“然气郁则生湿，湿郁则成热，热郁则成痰，痰郁则血不行，血郁则食不消，而成癥痞，六者皆相因为病。”故临证时应行气开郁为首，郁结之气得以舒展，则水湿得以流转，痰气自化，诸症自平。

案例：代某，女，54 岁，2021 年 3 月 11 日初诊。主诉：反酸烧心伴咽喉不适 2 年。间断服用雷贝拉唑、莫沙必利治疗，服药时症状部分缓解，停药后复发。刻下症：反酸、烧心、胸骨后烧灼伴咽喉部不适，脘腹痞满，口中黏腻，不苦，睡眠尚可，大便偏稀，舌胖、有齿痕，苔腻，脉濡缓。2020 年 9 月胃镜：①反流性食管炎（B 级）；②慢性萎缩性胃炎（C1）。本次门诊完善高分辨率食管测压结果提示 LES 低压。西医诊断：①反流性食管炎；②慢性萎缩性胃炎。中医诊断：吐酸病；辨证为中虚气逆证。治宜健脾助运、和胃降逆。方药用运脾汤。处方：党参 30 g，炒白术 20 g，茯苓 20 g，炒麦芽 15 g，仙鹤草 30 g，佛手 10 g，枳壳 15 g，石菖蒲 20 g，甘草 10 g。共 14 剂，每日 1 剂，水煎，分早、晚 2 次口服。

二诊：2021 年 3 月 25 日，反酸、烧心较前好转十分之七八，偶有脘腹嘈杂，口中黏腻感减轻，舌胖，齿痕变浅，苔薄，脉象濡缓，加用浙贝母 15 g，海螵蛸 10 g，继服 14 剂。

三诊：2021 年 4 月 8 日，诉反酸、烧心基本缓解，进一步巩固治疗，舌淡，苔薄，脉象濡细。将炒白术易为生白术 15 g，继服 7 剂。后随诊 2 个月，症状无明显反复，2021 年 6 月 10 日完善胃镜检查提示慢性萎缩性胃炎，食管测压结果未见异常。

按语：患者反酸、烧心，舌胖、有齿痕，苔腻，为湿盛之象，反酸系湿阻中焦、胃气上逆所致，脘腹痞满、大便偏稀可为佐证，然脾主水液代谢，水湿不化为脾虚所致，复行高分辨率测压提示 LES 低压，即食管下段压力降低、收缩功能下降，依脾主化生气血荣肌肉四肢之理，循健脾助运之法，选用运脾汤。方中党参、炒白术、茯苓益气健脾、渗湿和中，共为君药，奏四君子汤之义；枳壳善理气宽中、行气消胀，佛手疏肝理气和胃，二药合用增强调气运脾之功，又兼疏肝解郁之效，以防木郁克土，共为臣药；炒麦芽行气消食，石菖蒲性温、化湿和胃，二药合用，应仲景“病痰饮者，当以温药和之”之妙，痰湿从中而化，共为佐药；仙鹤草补中焦之虚，亦有强壮之效，甘草调和诸药，为使药。二诊时症状部分缓解，偶有嘈杂不适，予海螵蛸与浙贝母以敛酸、清降痰气。三诊时症状基本缓解，易炒白术为生白术，取其健脾之功。全方在益气健脾的基础上行气调气，使上逆之气除、痰湿从中化、中虚得以补，标本兼顾，寓补于通。

（14）调升降治疗儿童哮喘

《素问·举痛论》言：“百病皆生于气。”哮喘以气急喘咳为主要症状，病位在肺，虽与脾、肝、肾气机升降失常密切相关，却以肺气宣降功能失常、痰气交阻于气道而致病，故治疗中应以肺气宣降与痰气为标，以脾、肝、肾三脏气机为本，标本并重。临床常以升降散为基础方宣肺降气、化痰平喘。升降散出自清代医家杨栗山所著的《伤寒瘟疫条辨》，书中言：“温病总计十五方……而升降散，其总方也，轻重皆可酌用。”该方本用于治疗温热、瘟疫，邪热充斥内外，阻滞气机，清阳不升，浊阴不降，致头面肿大、咽喉肿痛、胸膈满闷、呕吐腹痛、发斑出血、丹毒等，因此在哮喘的治疗中师其法而不泥其方，对其加减用药以顺应脏腑气机之升降。方中麻黄、僵蚕为君，祛风化痰，宣肺平喘，其清化升阳之性能引肾气上朝于肺；桔梗、蝉蜕为臣，疏散风热，透邪外出；厚朴、杏仁、苏子为佐使，肃降肺气，引痰气下行。全方相合，升降相因，内外通和，肺气得以宣升、痰气得以沉降，喘息得以平抑。然而哮喘的治疗亦应重视脾、肝、肾气机之本，除用升降散为基础方加减应用以疏理肺脏气机外，尚需协调脾、肝、肾三脏气机。

《医宗必读》言：“脾土虚弱，清者难升，浊者难降，留中滞膈，凝聚为痰。”小儿脾胃薄弱，易于伤食阻滞气机，酿生痰浊，上储于肺，发为哮喘，故治疗应当顺应脏腑气机，运脾化气，气化则脾胃自健，痰浊自消，以祛痰平喘，常以枳术丸合升降散加减治疗。枳术丸出自《内外伤辨惑论》。方中重用白术健脾和中，助脾运化；枳实行气化滞，消痞除满；荷叶升养脾胃之清气，以助白术健脾益胃之功；加用陈皮健脾，宣发中上二焦气机，半夏燥湿化痰降逆。荷叶与枳实、陈皮与半夏相配，一升清，一降浊，清升浊降，脾胃气机调和，使脾健痰消。本方与升降散合用可增强其宣降气机之功，既可宣降肺气、止咳平喘，又可运转中焦枢机，消除生痰之源，疏肝降气，息风平喘。

《素问·经脉别论》有言“有所堕恐，喘出于肝”，指出了情志与哮喘的关系。肝以升发疏泄为要，易为情志所影响，导致气机郁结，升发太过，失于条达，上刑肺金，左升右降功能失常，肺气膨满上逆，发为哮喘，故治疗宜疏肝降气、息风平喘，以顺应两脏之气，调和脾胃，沟通肝肺之气，使脏腑气机得以转复，常以柴胡疏肝散、平哮汤合升降散加减治疗。柴胡疏肝散出自《景岳全书》，方中柴胡、香附、川芎功善疏肝解郁行气；陈皮、枳壳理气行滞，升降同用，以顺应肝肺气机升降之势；肝体阴而用阳，芍药、甘草养血柔肝，补肝之阴以助肝用。平哮汤为国医大师王烈教授针对哮喘外风引动内风病机所创立的息风平哮之剂，方中全蝎、地龙、白屈菜通络息风，白鲜皮、前胡引风从表而走，侧柏叶重在排痰。本方与升降散加减合用，不以重镇苦寒之品降肝逆，而以疏泄息风之品顺应肝势，以升促降，可增强升降散宣降之功。

《景岳全书·喘促》言：“虚喘者……劳动则甚，而惟急促似喘……盖肺为气之主，肾为气之根。”小儿肾常不足，纳摄欠佳，饮食过咸或食用过多添加剂多耗损肾气，不能纳化肺吸之气，多致呼吸表浅短促，发为哮喘，故治疗应固肾填精、纳气定喘。肾精得以补充则肾气化生有源，吸气得沉，常以防哮汤合升降散加减治疗。防哮汤为国医大师张琪教授结合儿童体质特点所创立的治疗哮喘之肾不纳气证的有效方剂。方中黄芪、太子参益气固表，防外邪侵袭；熟地黄、枸杞子、女贞子填补肾精以化肾气；砂仁、佛手、瓜蒌疏理气机，消通瘀滞，开肾纳摄之道路；五味子敛肺滋肾，以助肺气下沉于肾。全方共奏补肺气、填肾精、理气机、定喘嗽之功。本方与升降散加减合用，即重气之本，又重气之根，标本并重，可有效控制哮喘的发作与反复。

案例：患儿，男，9 岁，2021 年 1 月 25 日初诊。患儿哮喘反复发作 3 年余，每遇风寒后发作，夜间尤为明显，哮喘发作时伴鼻塞、喷嚏，甚至呼吸困难，每次发作持续 30 分钟以上。患儿于 1 天前食用海鲜后出现喘息症状，鼻塞、喷嚏，偶有咳嗽，喉中痰鸣，家长于家中行糖皮质激素雾化治疗，虽可暂时控制喘息症状，但旋即复起，遂来诊。现患儿喘息气促，鼻塞、流清涕，打喷嚏，喉中痰鸣如拽锯声，无发热，睡眠欠佳，小便黄，大便不甚干结，但排出费力。查体：咽部微红，双肺呼吸音粗，可闻及痰鸣音、喘鸣音、哮鸣音，舌淡红，苔厚，脉浮滑。西医诊断：支气管哮喘。中医诊断：哮病（肺脾气机失调）。治宜运脾化气，祛痰平喘。处方：麻黄 5 g，僵蚕 10 g，桔梗 10 g，蝉蜕 10 g，厚朴 8 g，杏仁 8 g，苏子 10 g，白术 15 g，枳实 5 g，荷叶 10 g，陈皮 10 g，半夏 8 g。共 7 剂，每日 1 剂，水煎 150 mL，早晚温服。

二诊：2021 年 2 月 1 日，喘息较前明显减轻，发作次数减少，但情绪不舒时会出现喘息症状，余无明显症状。查体：咽不红，双肺可闻及少许喘鸣音，舌淡白，苔薄，脉弦滑。初诊方去枳实、厚朴，加柴胡 10 g，香附 10 g。共 7 剂，每日 1 剂，水煎 150 mL，早晚温服。

三诊：2021 年 2 月 8 日，患儿喘息已止，偶有咳嗽、乏力，余无明显症状。查体：咽不红，双肺呼吸音略粗，舌淡，苔薄白，脉沉。处方：僵蚕 10 g，桔梗 10 g，蝉蜕 10 g，杏仁 8 g，紫苏子 10 g，黄芪 20 g，党参 15 g，熟地黄 15 g，枸杞子 15 g，女贞子 15 g，砂仁 5 g，佛手 10 g，瓜蒌 5 g，五味子 10 g。共 14 剂，每日 1 剂，水煎 150 mL，早晚温服。药后诸症消失，无咳嗽、鼻塞、流涕，呼吸音清。

按语：患儿既往有哮喘病史，反复发作，外邪屡侵肺系，碍肺宣降，耗损肺气，已成夙根。此次于发病前 1 天食用海鲜诱发喘息症状，患儿尚处学龄期，脾胃发育尚未完善，运化功能薄弱，食用海鲜后难以消化，留滞中焦，阻滞气机，一方面脾胃枢机不转，影响肺之宣降，出现喘息症状；另一方面，脾胃运化失司，痰浊内生，上归于肺，痰气交阻，见喉中痰鸣如拽锯声。本次发病由肺脾气机宣降失司所致，故治疗应运脾化气，祛痰平喘，以升降散合枳术丸加减治疗。方中以升降散为主方，宣肺降气平喘以治其标，枳术丸之枳实、白术、荷叶健脾下气以消其滞，加陈皮、半夏燥湿化痰以醒脾，两方合用重在于疏理气机，气机宣降正常则痰浊得化，喘息得止。二诊时，喘息明显减轻，但情志波动时尚有喘息，故去破结耗气之枳实、厚朴，加用疏肝解郁之柴胡、香附。三诊时，喘息已止，偶有咳嗽、乏力，此乃大病初愈、肾精耗损、肺气不固所致，故仍以升降散加减疏理肺脏气机，消除哮喘症状，以防复发，同时加用防哮汤固肾填精、纳气定喘。此外，嘱家长控制患儿饮食结构，增强体育锻炼，做好预防与调护。

（15）调升降治疗老年抑郁症

案例：患者，女，79 岁，2019 年 4 月 24 日就诊。主诉：反复失眠 5 年余。原有高血压、冠心病、脑梗死、骨质疏松病史。现寐差，抑郁，焦虑，健忘，神疲乏力，心悸，耳鸣，伴身体消瘦，口干咽燥，大便偏干，头重时晕，走路不稳，纳少，下肢浮肿，自汗，舌暗滞、胖大，舌下瘀滞，苔光剥，根厚腻，脉细弱。曾做胃镜：慢性萎缩性胃炎伴糜烂，十二指肠降部隆起（2.5 cm×3.0 cm），十二指肠球部息肉（0.4 cm）。血压 120/60 mmHg，肺呼吸音清楚，心率 80 次/分，心律齐，病理反射未引出，腹部平软，无压痛。西医诊断：老年抑郁症。中医诊断：虚劳。查询患者病史，发现其近 1 年因冠状动脉粥样硬化、脑供血不足、腔隙性脑梗死、高血压、骨质疏松、腰痛、关节痛、慢性喉炎、急性咽炎、上呼吸道疾病、梨状肌综合征、结膜炎等多种疾病进行服药治疗。该患者基础慢性病较多，加上老年抑郁症，病情复杂，综合病情辨证为内伤劳损，气血精气亏虚，气机不畅，升降失和。法当升清降浊，行气散结，滋养精血。以魏氏补脑汤合升降散、清震汤加减。处方：川芎 10 g，制玉竹 15 g，制黄精 15 g，炒决明子 30 g，蝉蜕 6 g，僵蚕 10 g，片姜黄 10 g，肉苁蓉 30 g，升麻 10 g，生白术 30 g，荷叶 10 g，生葛根 30 g，藁本 10 g，苦杏仁 10 g，柏子仁 30 g，炙甘草 9 g。7 剂，每日 1 剂，水煎温服，日服 2 次。

二诊：2019 年 4 月 30 日，患者服药 1 周，夜寐好转，心情平顺，精神得到振作，大便转畅，自述整个人舒服很多。效不更方，上方再进 1 周。之后以魏氏补脑汤为基础，间用生黄芪、炒当归、瓜蒌子、冬瓜子、炒防风等，服药 8 周，自觉寐食如常。

按语：《难经》说："老人血气衰，肌肉不滑，营卫之道涩，故昼日不能精，夜不得寐也。”此类疾病与精气不足、气血失调、阴阳升降失和有密切关系。故治疗应以补气血、调阴阳、复升降为主。方以魏氏补脑汤、升降散、清震汤等简易名方组合化裁。魏氏补脑汤是浙江近代名医魏长春所创，由制黄精、制玉竹、川芎、炒决明子组成。黄精、玉竹可安补五脏，固精填髓，滋补阴血；决明子清利头目，柔肝益精，镇潜通便，有下降之功；川芎活血行气，祛风止痛，有升散上达之效。升降散由僵蚕、蝉蜕、片姜黄、大黄组成。片姜黄行散郁结，畅达气血；白僵蚕性轻浮而升清气，可胜风除湿、清热解郁化痰；蝉蜕清热祛风解毒，蝉蜕、僵蚕合用可升阳中之清。考虑到患者年老体衰，恐大黄通腑泻下之力太过，克伐元气，以肉苁蓉易大黄，补精润肠，降阴中之浊。如此具有升清降浊之功效。清震汤由升麻、苍术、荷叶组成，具有清宣升散、燥湿健脾之效。可治疗湿阻中焦、清阳不升的头痛、胃脘痛等。今用生白术替苍术，既能健脾升清，又能助运通便，兼防香燥伤阴。生葛根、藁本合用清利头目，苦杏仁、柏子仁合用通降浊阴，炙甘草调和诸药，宁心安神。

（16）调升降治疗老年瘙痒症

案例：患者，女，87 岁，2019 年 2 月 27 日就诊。主诉：反复瘙痒 4 年余。原有高血压性心脏病、慢性肾功能不全病史。全身瘙痒，夜晚尤甚，畏寒肢冷，腰膝酸软，气短，自汗，脘腹胀满，泛酸，纳可，大便溏软，次数偏多，尿频，夜尿 5 ~ 6 次，寐差，舌黯滞，苔薄腻，脉细。西医诊断为老年瘙痒症。中医诊断为风瘙痒症。患者 87 岁，全身瘙痒，夜晚尤甚，气短，自汗，此乃阳气不足、阴血亏虚、化燥生风之证。又患者畏寒肢冷，腰膝酸软，尿频，夜尿 5 ~ 6 次，寐差，此为心肾不交之证。法当交通心肾，芳化清宣，养血润燥。拟封髓丹合“三花百草饮”加减：黄柏 10 g，砂仁 3 g（后下），炙甘草 10 g，代代花 6 g，玫瑰花 6 g，梅花 6 g，炒白芍 30 g，淮小麦 30 g，陈皮 10 g，百合 30 g，乌药 10 g，菊花 10 g，扁豆花 6 g，炒白术 30 g，大枣 30 g，蝉蜕 6 g。14 剂，每日 1 剂，水煎分 2 次温服。

二诊：2019 年 3 月 13 日，药后皮肤瘙痒明显缓解，脘腹转舒，大便欠畅。调整处方：生白术 30 g，蝉蜕 6 g，百合 30 g，乌药 10 g，炙甘草 10 g，陈皮 10 g，覆盆子 30 g，炒鸡内金 24 g，人参叶 10 g，炒山药 18 g，枸杞子 30 g，海螵蛸 30 g，六神曲 30 g，焦山栀 6 g，菊花 10 g，大枣 30 g。14 剂，每日 1 剂，水煎分 2 次温服。

三诊：2019 年 3 月 28 日，患者自述药物有效，身痒偶有发作。上方去覆盆子、炒鸡内金，加地肤子 15 g，蛇床子 15 g，加强祛风之效。再进 14 剂善后。

按语：年老体弱患者病情复杂，治疗要抓主要矛盾，先行消除主要症状。更要用药温和，让患者感觉到舒适。老年瘙痒症多发于60 岁以上人群，是老年人常见的皮肤病，严重影响患者生活质量。《诸病源候论·风瘙痒候》云：“风瘙痒者，是体虚受风，风入腠理，与血气相搏，而俱往来，在于皮肤之间，邪气微，不能冲击为痛，故但瘙痒也。”老年人年老体衰，阴阳俱虚，生化无力，五脏六腑失于荣养，致使气血亏虚，肌肤失于濡养，腠理开泄失司，外邪易袭，内外搏击，阴虚血燥风动致痒。《素问·至真要大论》云：“诸痛痒疮，皆属于心。”老年人年事已高，肾气渐亏，若肾水不能上济心火，而致心火偏盛，亦会导致瘙痒。故治疗应以交通心肾、养血润燥为主。方以简易名方封髓丹和自拟“三花百草饮”治疗。封髓丹由黄柏、砂仁、炙甘草组成。黄柏苦寒入心肾，甘草调和上下，又能伏火，使真火伏藏。黄柏之苦合甘草之甘，苦甘化阴；砂仁之辛合甘草之甘，辛甘化阳，阴阳化合，交汇中焦，水火既济，交通心肾。“三花百草饮”中梅花、代代花、玫瑰花三花合用清灵疏散，芳香理气。炒白芍合炙甘草酸甘化阴，养血润燥。菊花、蝉蜕祛风止痒，扁豆花、炒白术健脾和胃，百合、乌药养阴理气，砂仁、陈皮行气健脾，淮小麦、大枣养阴安神。共奏清宣润燥、疏通气血之功。

（17）调升降治疗老年汗证

案例：患者，女，74 岁，2018 年6 月 13 日就诊。主诉：反复潮热汗出3 月余。身热夜甚，劳累后头痛，体形偏瘦，面色不华，动则气急，神疲力乏，咽喉时有烧灼感，胸脘觉闷而空虚，排便无力，便后不净感。舌暗滞，苔薄微糙，脉细。原有糖尿病、慢性萎缩性胃炎伴食管反流病史。西医诊断为自主神经功能紊乱。中医诊断为老年汗证。患者体形偏瘦，面色不华，神疲力乏，胸脘觉闷而空虚，排便无力，便后不净感，此乃脾胃虚弱、宗气下陷之证，又劳累后头痛，咽喉时有烧灼感，此为阴火上浮之证。法当健脾助运，升阳举陷，疏理气血，甘温除热。拟升陷汤、四君子汤合当归补血汤加味：生黄芪 30 g，柴胡 6 g，升麻 6 g，炒知母 10 g，桔梗 10 g，太子参 30 g，炙甘草 10 g，茯神 15 g，炒白术 30 g，炒麦冬 15 g，淡竹叶 10 g，炒枳壳 10 g，煨葛根 30 g，陈皮 10 g，酒当归 12 g，大枣 30 g。14 剂，每日 1 剂，水煎分 2 次温服。

二诊：2018 年 6 月 27 日，药后潮热汗出明显改善，精神转振，出现口渴，大便欠畅。上方去桔梗、炒知母、柴胡、升麻、淡竹叶，加制玉竹 15 g，苏木 10 g，炒决明子 30 g，制黄精 15 g，川芎 10 g。再进 14 剂，后潮热未作，诸症向瘥。

按语：潮热汗出是围绝经期女性常见的临床症状，有的患者可断续出现此症状，甚或迁延一二十年不愈。《伤寒明理论 · 潮热》云："若潮水之潮，其来不失其时也。一日一发，指时而发者，谓之潮热。"老年人阴阳失调，脏腑功能低下，脾胃虚弱，生化乏源，以致气血不足，运行不畅，宗气下陷，阴火上浮，内热横生。故本病的治疗关键在于健运脾胃，疏理气血，提举宗气，清阳复上，阴火自潜。方以升陷汤、四君子汤合当归补血汤等简易名方加味治疗。升陷汤以生黄芪为君，生黄芪补气提气，有升阳举陷之用；柴胡、升麻分别为少阳、阳明之药，可升气举气，引下陷之宗气自左右上升；桔梗引诸药上行；知母凉润，防升阳之药过热。四君子汤合当归补血汤，益气补血，疗病之根源。煨葛根升清降浊，炒麦冬、淡竹叶增知母凉润之力，炒枳壳、陈皮行气宽胸，疏通气血。治病求其根本，患者虽发热，其本却是宗气下陷，气机升降调节障碍而致的虚热，不宜用苦寒之品直折其热，通过辨证论治，升阳举陷，清阳升而阴火自降，不治热而热自除。

（18）调升降治疗肠易激综合征

目前，肠易激综合征的发病机制尚不明确，西医在临床上尚无特异性的治疗手段，以对症治疗为主，其药物治疗主要从解痉止痛、促进胃肠动力、通便止泻、抗抑郁等方面切入。

《素问 · 六微旨大论》云："是以升降出入，无器不有"，指明气机升降出入是一切生命活动的起源。脾胃位居中州，斡旋水谷精微，化生气血，周循全身，实为人体气机升降运动的枢纽。然清代医家周学海有云："世谓脾为升降之本，非也。脾者，升发所由之径；肝者，升降发始之根也。"五脏彼此相连，俱为一体，肝、脾同居中焦，共司气机升降。肝主气机开阖，脾主气机升降，清开浊阖，清升浊降，气机舒达调畅。肝郁与脾虚互为因果，若情志致病，则肝气不舒，郁滞于内，横犯脾土，脾失健运，泄泻由生；若泄泻日久，则脾胃虚弱，运化无力，土虚木贼，气滞血瘀，遂生腹痛。秉持"治病必求于本"的原则，以"调"为核心要义，肝脾同治，顺调全身气机，开阖升降自如，清浊上下得位，腹痛泄泻不存。针对肝脾不和导致气机升降失度的肠易激综合征患者，常以痛泻要方合四君子汤加减进行针对性调治，主以健脾益气固护本虚，遏制病情发展，辅以疏肝行气消散壅滞，祛除病理因素。遣方用药以“平调”为主，疏泄有度而无滋补助邪之虑，补益有节而无攻伐伤正之患。

清代吴谦于《订正伤寒论》中有言：“荣卫二者，皆胃中后天之谷气所生，其气之清者为营，浊者为卫，卫，即气中剽悍者也；营，即血中精粹者也，以其定位之体而言，则曰气血，以是流行之用而言，则曰营卫。”营血、卫气皆源于脾胃，分属阴阳，外固内守，协调相合，共主气机出入，实属脾胃气化的一部分。气机升降出入本为一体，脾胃之气虚弱，气血化生不足，营血卫气虚弱，气机出入无序，外邪侵袭入里，六淫流连于内，气机升降失度，五脏藏泄失司，六腑通降不得，发为本病。气机升降出入皆与脾胃密切相关，故辨证论治时兼顾并行以求全功，序理出入便可顺调升降，反之亦然。气机出入升降得法，脾胃气化如常，正气充盛于内，病邪不可干之。针对外感六淫导致气机出入无序的肠易激综合征患者，常用攻补兼施之法应之。其中，攻法依据外感、内生病邪的特性，采取祛风散寒、化痰行瘀、宣卫和营等法伐其有余，补法以调理脾胃为要而采取益气和胃、调和营卫等法益其生源。明代虞抟在《医学正传》中言：“如一剂之中，彼虽畏我，而主治之能在彼，故其分两，当彼重我轻，略将以杀其毒耳；设我重彼轻，制之太过，则尽夺其权而治病之功劣矣。”药对配伍囊括除单行之外的其余“六情”，既能增强原有功效，又能减轻不良反应，可谓一举两得。故临证时常用桂枝—白芍、生姜—大枣、怀山药—紫苏梗等药对以调和营卫，健脾益胃，攻补兼顾，顺理出入，调度升降，切中病机，成效斐然。

《素问·经脉别论》云：“饮入于胃，游溢精气，上输于脾，脾气散精，上归于肺，通调水道，下输膀胱，水精四布，五经并行。合于四时，五脏阴阳，揆度以为常也。”胃主受纳，脾主运化，二者各司其职，饮食水谷入则有居，出则输布，周运全身，充养四肢百骸。《素问·举痛论》言：“脾病者，虚则腹满肠鸣，飧泄，食不化。”脾胃虚弱，运化乏力，纳化失常，饮食水谷蓄积于内，痰饮水湿由生，趋下注于肠腑，发为本病。肠易激综合征的病机要点虽在脾失健运、化生无力，但胃纳和脾化互为因果，胃纳不开，水谷不入，运化无源，遑论健脾。故提出“健脾必先开胃”，胃开脾健，补益得法，化生有源，纳化相适。针对脾胃虚弱导致纳化失常的肠易激综合征患者，多在参苓白术散基础上少佐炒谷芽、焦山楂等消食之品以促胃气开纳，助脾气健运，受纳腐熟，消化水谷，运化精微，布散周身，升清降浊，脏腑安和，气化自如。

《时病论·湿泻》言："泄泻之病，属湿为多，湿侵于脾，脾失健运，不能渗化，致阑门不克泌清别浊，水谷并入大肠而成泄泻矣。"脾为阴土，喜燥恶湿，脾失健运，滋生湿浊，困遏脾阳，清气不升，混浊于下，遂成泄泻。《医学衷中参西录》言："滑泻不止，尤易伤阴分。"泄泻日久，伤及阴液，肠腑燥结，传导失常，大便不通，乃生便秘。苦温燥湿之品并非治疗腹泻型肠易激综合征的最佳选择，何也？药物各具四气五味、升降浮沉之性，苦味、温性皆可燥湿，两者协同虽能速祛湿邪，但其亦可耗伤阴液，虽绝泄泻之患，却有便秘之虑，诚非佳选。李中梓有言："泻利不已，急而下趋，愈趋愈下，泄何由止？甘能缓中，善禁急速，且稼穑作甘，甘为土味，所谓'急者缓之'是也。"甘味能补、能缓、能和，归属于阳，多有升、浮之性。故甘温之品虽具温燥却有甘缓，组方配伍时无须顾虑燥化伤阴。甘温之品其味入脾、其气燥湿，温阳健脾以固其本，燥湿健脾以祛其标，标本兼顾，上佳之选。故常选用黄芪、党参、茯苓、甘草等甘温药物振奋脾阳，温而不燥，中正和缓，运化水湿，疗效卓著。

案例1：范某，女，42岁，2019年1月3日初诊。主诉：反复腹痛腹泻2年余。患者2年前因剧烈争吵后出现腹痛腹泻，于某院完善相关检查后，诊断为肠易激综合征，经西药治疗后上述症状未见明显改善，今为求中医治疗，遂来就诊。刻下症：神清，精神软，面色萎黄，善太息，腹胀痛，时欲大便，泻后痛缓，大便每日3~5次，质稀，小便平，食纳可，月经周期规律，色暗，时夹血块，舌质淡红，苔薄白，脉弦细。中医诊断：泄泻；辨证：肝脾不和证。治法：疏肝理气，健脾益气。方选痛泻要方合四君子汤加减。处方：党参20 g，白术15 g，茯苓12 g，炙甘草10 g，陈皮10 g，炒白芍10 g，防风12 g，川楝子10 g，延胡索10 g。日1剂，水煎，早晚分服。患者服用14剂后，腹痛、腹泻症状有所缓解。守上方服用15天后，患者诉偶有腹部不适，大便质软，月经正常，此时患者肝气已舒，遂守上方去川楝子、延胡索、防风，加川芎6 g。守方1个月后，患者诸症皆除，随访3个月未见复发。

案例2：赵某，男，15岁，2019年3月14日初诊。主诉：间歇性腹痛腹泻6月余，加重伴头痛1周。患者于6个多月前无明显诱因出现腹痛腹泻，自行服用止泻药物，症状稍缓，1周前患者因受凉后上述症状加重伴头痛，遂来就诊。刻下症：神清，精神软，腹痛，腹泻，大便质稀，4~5次/天，头痛，恶风，自汗，口干、口苦，肛门灼热，食纳欠佳，小便色黄，舌质淡红，苔黄腻，脉浮滑。中医诊断：泄泻。辨证：营卫不和，湿热困脾。治法：调和营卫，健脾利湿。方选桂枝汤合葛根芩连汤加减。处方：桂枝 12 g，白芍 12 g，炙甘草 6 g，大枣 5 枚，生姜 4 片，葛根 15 g，黄连 9 g，甘草 6 g，黄芩 9 g，枳壳 10 g，砂仁 6 g。日 1 剂，水煎，早晚分服。患者服用 7 剂后，腹痛腹泻缓解，自汗不甚。守上方继服 14 剂，诸症皆消。

（19）调升降治疗再生障碍性贫血

《灵枢·决气》曰："中焦受气取汁，变化而赤，是谓血。"针对慢性再生障碍性贫血患者，首先要恢复中焦脾胃气机升降，此为补益药物发挥作用的先决条件和必由之路。故临证多以治疗慢性消化系统疾病的基础方——自拟健脾胃调升降方加减化裁。原方由黄芪、白术、蒲公英、连翘、海螵蛸、茜草炭、莪术、鸡内金、枳壳、法半夏、陈皮、丹参、百合、乌药、焦三仙、砂仁等组成，方中黄芪、白术生用，补中健脾，恢复脾之升清功能，同时大剂量白术可润肠通便，以降胃气；陈皮、枳壳、砂仁和胃降逆、理气宽中，改善胃气壅滞；百合、乌药降泻肺胃、顺气畅中；配伍适量祛邪药物。诸药搭配攻补兼施、升降相因，共奏健脾和胃、调畅气机之效。此外，临证中亦选用泻心汤类方、越鞠丸、五积散、鸡鸣散、升降散等体现和法的经典方。其中，升降散作为调气机的代表方，名医赵绍琴亦常用其治疗血液病。此外，周平安教授非常重视消导药在疑难病中的应用，强调"胃以通为补，以降为和"，认为只要能进饭食，身体自然康复，否则易补而生滞，助湿生热，壅塞中焦。水谷精微"变化而赤"的过程需要适宜的温度以及腐熟发酵的物质基础，可形象地将其比喻成"酵母"的类似物，其中肾阳的温煦作用提供了恒温环境，而消导药神曲、山楂、麦芽、鸡内金等为这一过程提供了"酵母"。因此，在临证时结合张锡纯的经验，灵活应用焦三仙，常以生麦芽易焦麦芽，取其清轻生发之气，既补助脾胃，又助肝木疏泄以行肾气；多用炒山楂，在增进食欲的同时，又可活血；其他消导药如鸡内金、莱菔子等均可开胃助运，使胃气通降，可间接取得补益中气之效。脾胃气机得复，补虚而不滞，"气为血之帅、血为气之母"，针对血虚患者，补气生血法为常用法则。对于慢性再生障碍性贫血患者，在气机通畅、脾胃健运的基础上，常用黄芪、党参、红景天等补益脾肺之气，不仅能促进脾气升清，亦可恢复肺气宣发肃降功能，更有补气生血之妙，且不易壅滞。肾主骨而生髓，为先天之本，在后天脾胃健运的基础上，周平安教授同样重视补益先天之本，常选方如五子衍宗丸、六味地黄丸、地黄饮子、左归饮、右归饮等。针对慢性再生障碍性贫血一类的出血性疾病，周平安教授临证常用仙鹤草，发挥其收敛止血、补虚强壮之妙。根据周平安教授临证经验，仙鹤草剂量用至 60 ~ 120 g，疗效明显。此外，临证常用海螵蛸和茜草炭药对，该药对源自《素问·腹中论》四乌鲗骨一芦茹丸，近代名医张锡纯亦常用此搭配，认为海螵蛸除收敛外，尚能补益肾精、助肾闭藏，二者配伍既收敛止血，又可补肾固精、化瘀通络，不仅适用于消化系统疾病（如消化性溃疡、慢性胃炎、慢性萎缩性胃炎），也常用于慢性再生障碍性贫血的治疗。脾胃气机恢复，上述诸药可奏扶固正气、补益脾肺肾之效，且无闭门留寇之弊，促进脏腑功能恢复、气机和顺，进而促进全身气机条达。脾胃气机条达，仍需祛邪有度，慢性再生障碍性贫血作为本虚标实之证，其标可概括为痰、毒、瘀 3 个方面，为使脾胃气机升降更为条达，仍需祛邪以除病之标，调畅气机运行通道。痰较盛者，常予法半夏、浙贝母等化痰散结；若兼夹热毒，常搭配蒲公英、白花蛇舌草、半枝莲等清热解毒；青少年或痰热轻症患者常以桑叶、菊花、芦根等疏风清热以畅肺气；慢性再生障碍性贫血患者常有出血倾向，但又多兼肌肤甲错、但欲漱水不欲咽、舌体瘀斑、舌底脉络迂曲紫暗、脉涩等血瘀表现。正所谓“离经之血亦是瘀血”“瘀血不去则新血不生”，可灵活大胆应用丹参、当归、赤白芍、桃仁、红花、莪术、三棱、三七、土鳖虫等活血祛瘀药物，以达推陈出新、改善造血微环境之功。面对慢性再生障碍性贫血此类慢性复杂性疑难性疾病，临证务必在精准辨证基础上，攻补均以适为度，中病即止。

案例：赵某，女，44 岁，主因间断乏力不适 2 年余，于 2019 年 8 月 27 日就诊。患者 2017 年 4 月无明显诱因出现乏力不适，于当地医院就诊，诊断为慢性再生障碍性贫血，曾口服达那唑治疗半年余无效，后未服用其他药物治疗，为求进一步治疗遂来就诊。刻下症：乏力，胃痛，腹胀，周身酸痛，痰量多、质黏，周身未见明显出血点，食饮可，睡眠欠佳，大便欠通畅，2 ~ 3 日一行，有排便不尽感。既往慢性胃炎 3 年余。查体：面色稍偏白，心、肺、腹查体基本正常。舌淡红，苔前部花剥，根部腻，舌底脉络迂曲紫暗，脉沉弦滑。辅助检查：（2019 年 8 月 26 日）白细胞计数 $4.41 \times 10^9/L$，血红蛋白 106 g/L，血小板 $62 \times 10^9/L$。西医诊断：①慢性再生障碍性贫血；②慢性胃炎。中医诊断：髓劳；辨证为脾胃失和、痰瘀互结。治法：健脾和胃、化痰祛瘀。予健脾胃调升降方加减。处方：黄芪 30 g，蒲公英 30 g，生白术 60 g，海螵蛸 30 g，莪术 10 g，鸡内金 15 g，浙贝母 10 g，法半夏 5 g，丹参 30 g，百合 30 g，乌药 5 g，生麦芽 15 g，三七粉 3 g（冲服）。免煎颗粒 14 剂，水冲服，日 1 剂，早晚分服，嘱患者饮食禁忌，适当运动，避免过劳。

二诊：2019 年 9 月 10 日，患者服药后乏力、胃疼腹胀减轻，未诉周身酸痛，痰量减少，眠差多梦，大便通畅。舌淡暗，前部少苔根部黄，舌底脉络迂曲紫暗，脉沉弦。上方去三七粉、鸡内金、生麦芽，加柴胡 8 g，黄芩 15 g，连翘 10 g，知母 6 g，合欢花 20 g，法半夏加至 6 g。免煎颗粒 30 剂，水冲服，日 1 剂，早晚分服。

三诊：2019 年 10 月 29 日，患者服药后乏力、胃疼仍存在，但较前有所好转，眠欠佳，大便干。舌苔花剥，前部少苔，舌底脉络迂曲，脉沉弦。在二诊处方上去浙贝母、柴胡、黄芩、知母、合欢花，加川牛膝 30 g，红花 10 g，三七粉 3 g（冲服）、鸡内金 15 g，白芍 15 g，山药 30 g。免煎颗粒 14 剂，水冲服，日 1 剂，早晚分服。此后根据患者病情变化，以健脾胃调升降方作为基础方加减，守法辨证施治，服中药期间未服用慢性再生障碍性贫血治疗相关的西药。2021 年 10 月 15 日复查血常规：血红蛋白 121 g/L，血小板 98×10^9/L，患者食欲增加，二便正常，体重增加，诸症明显改善，生活质量显著提高。继续守方基础上加以八珍汤、五子衍宗丸、六味地黄丸等合方化裁治疗，2022 年 10 月 28 日复查血常规：白细胞计数 4.78×10^9/L，血红蛋白 126 g/L，血小板 108×10^9/L，目前仍在随诊中。根据患者症状及血常规表现，参照《血液病诊断及疗效标准（第 3 版）》，符合基本治愈标准。

按语：患者以髓劳病为主要诊断，辨为脾胃失和、痰瘀互结之证，郁久化生热毒，治疗当以健脾和胃、调畅气机为主，辅以清热解毒、化痰祛瘀，予以健脾胃调升降方加减。本方实为周平安教授常用“芪英三两三”基础上，与百合乌药汤、丹参饮、保和丸、四乌鲗骨一芦茹丸等众方合方。临证将“健脾胃、调升降”思路贯彻治疗始终，以生麦芽、鸡内金消积导滞、健运脾胃，又可通降胃气，寓通于补；以乌药理气畅中，促进中焦气机运行以“调升降”；在脾胃健运、气机条达基础上，“虚则补之”：黄芪、生白术、百合、知母益气养阴；实则泻之：蒲公英、连翘清热解毒；法半夏、浙贝母化痰散结；丹参、莪术、三七粉祛瘀生新。诸药搭配，以达脾胃健运、气机调畅，邪去正安之效。

（三）顾润燥、纳化常

1. “顾润燥、纳化常”的内涵

（1）顾润燥

顾，“环视也”（《说文解字》），“顾瞻周道”（《诗·桧风·匪风》），引申为顾及、考虑。顾润燥就是考虑顾及润燥之性，其意义有二，一是脾喜燥恶湿，胃喜润恶燥，顾润燥就是顾及脾胃润燥之性；二是阳性燥，阴性润，顾润燥是顾及阴阳之性。

顾润燥就是调整脾胃的习性，以中正平和，使脾胃发挥正常升降功能的治法。脾喜燥而恶湿，胃喜润而恶燥，脾为阴土，其性喜燥，脾燥则升，脾气健运，水液代谢正常，水精四布。反之，湿浊内生，困于脾胃，脾气不升，影响代谢功能，故“脾恶湿”，脾喜燥故对脾湿证要采取燥湿之剂治疗。胃喜润，说明胃病要用滋润之剂治疗。清代石寿棠认为燥湿二气是百病之源，在《医原》曰：“人禀阴阳五行之气，人生于天地间，无处不与天地合。”人之生病亦感天地之气以病，亦必法天地之气以治。“然天地之气，在于阴阳之气，即燥湿之气也”，认为乾为天，天气主燥；坤为地，地气主湿，燥湿之气的偏盛和偏衰是导致百病的原因。黄元御在《四圣心源》中指出：“盖足太阴脾以湿土主令，足阳明胃从燥金化气，是以阳明之燥不敌太阴之湿，及其病也，胃阳衰而脾阴旺，十人之中，湿居八九不止也”，说明了病理上脾湿多于胃燥。路老倡导“湿多燥亦多”的观点。国医大师周仲英教授指出：“在正常生理状态下，燥湿有如水火互济的关系，保持不干不润的动态平衡，病则盈亏失调，互为影响，燥湿同病，转化相兼。其病理特点为‘燥胜则干’，表现为阴血津液的亏耗不足；湿性濡润，为津液的潴留不能输化，故治燥需润之，治湿应燥之。”顾润燥就是调理脾湿胃燥，广义而言，兼顾阴阳之润燥，脾得升清，胃得降浊，阴平阳秘，精神乃至。

清代江南名医叶天士曰：“太阴湿土，得阳始运，阳明燥土，得阴自安，以脾喜刚燥，胃喜柔润也。”脾为太阴湿土之脏，主运化水湿，得阳气温煦则运化健旺；胃为阳明燥土，主受纳腐熟，得阴柔滋润而通降正常。太阴脾脏之阴，既能滋养脾气脾阳，又能滋润胃土之燥，使无燥热偏胜之弊；阳明胃阴，既能济太阴脾土之阴，又能助脾胃之阳，使无寒湿困阳之厄。脾喜燥和恶湿、胃喜润而恶燥为一体之两面，脾喜燥，故用燥剂治疗脾湿证，胃喜润，故用润剂治疗燥证。明代著名医家吴昆曰：“脾以水为事，喜燥恶湿，湿胜则伤脾土，急食苦以燥之。”又曰：“然脾胃喜甘而恶苦，喜香而恶秽，喜燥而恶湿，喜利而恶滞。”故治疗脾湿证时，宜用苦味药燥湿。明代方广曰：“脾恶湿而好燥，古方中多用燥药为脾湿故也。然胃火亢盛，口燥咽干，呃哕不食，又当以润剂治之。”路老在《中医湿病证治学》中提出脾胃分治法，认为湿与燥是一对矛盾统一体，湿与热合，外湿与内湿相合，内热与外热交蒸，常化火伤阴而燥生；外湿伤人，湿邪困脾，或脾运本虚，脾虚湿困不能为胃行其津液，津液敷布失常，当至不至，不当留而滞留，不当留而留之所湿生，当至而不至处燥生。临证之时，当考虑脾胃之属性及喜恶，润燥相济，用药过于温热则伤阴，过于寒凉则伤阳，做到补而不壅，滋而不腻，消而勿过，才是正法。

（2）纳化常

纳化常，指受纳与运化的正常。《景岳全书·饮食门》曰：“胃司受纳，脾司运化，一纳一化，化生精气”，说明了脾胃的功能特点。

脾主运化，包括两个方面：一是运化精微，从饮食中吸收的营养物质，通过脾的运化，输布于五脏六腑及各器官组织，“饮入于胃，游溢精气，上输于脾，脾气散精，上归于肺”（《素问·经脉别论》）。二是运化水湿，配合肺、肾、三焦、膀胱等脏腑，维持水液代谢的平衡，如脾气虚弱，不能运化水湿，则可发生大便稀溏、身重浮肿等症。“脾湿肿满，皆属于脾”（《素问·至真要大论》）。

胃主受纳，指胃接受、容纳水谷的功能，故有“水谷之海”之称。《灵枢·玉版》曰：“人之所受气者，谷也；谷之所注者，胃也；胃者，水谷气血之海也。”胃气和则饮食正常，胃气逆则呕吐，胃气虚则饥而不欲食。脾主运化，胃主受盛，中气旺则胃降而善纳，脾升而善磨，水谷腐熟，精气滋生。路老指出：“不纳者胃损，不化者脾伤，纳化皆难则脾胃俱困，脾升而善磨，水谷腐熟，精气不能化者，乃胃不病而脾病也，当治脾；凡纳呆，食之而安然者，乃胃病而非脾病。”胃主受纳，脾主运化，二者功能简曰纳化，纳化常是恢复脾胃功能治法之一，其病因可因中虚、气郁、湿阻、食滞，临证当审证求因，随证治之，纳化常，中焦运，升降乃调，湿去正存，诸病不生。

2.“顾润燥、纳化常”在湿病中的应用

脾主湿，胃主燥，脾胃一湿一燥。一纳一化，一升一降，共同完成饮食水湿的消化吸收代谢过程。湿与燥是脾胃的习性，脾湿是全身之湿的源头，胃燥是身燥之起因，顾润燥既要调节脾胃之湿与燥，又是治疗全身湿与燥的方法。

湿与燥的产生源自脾胃功能的失调，脾胃虚弱不能运化水湿则生湿，脾胃虚弱津液生成不利则生燥，总之脾胃运化失常，导致水湿津液的代谢异常，从而生湿、生燥。湿与燥可兼夹、转化，形成湿中有燥、燥中有湿的病证。在五脏的功能活动中，脾胃居中为中枢，脾胃之升降关系五脏气机的升降，脾胃的润燥亦关乎其他四脏的润与燥。顾润燥不仅是调理脾胃的方法，对于调五脏也是必不可少的。

肺气布津，主宣发肃降，宣发则水谷精微物质布散全身以滋润；肃降则通调水道以调节水液代谢。若肺宣发失职，肺不布津，机体失养可生内燥；若肃降失职，水液输布、运行、排泄障碍而津液凝聚成痰，积水从而生湿。故肺的生理功能状态下，燥与湿并存，保持不干不润的动态平衡。肺燥津伤，可见咳嗽、咯血、潮热、盗汗、口干。肺虚湿郁，或肺燥不能行水，则水湿内停，可见咳嗽痰多、胸水、喘憋等症状。

脾居中焦属土，主运化水谷精微和水湿，是全身气机升降的枢纽，水液转枢的大坝。《素问·经脉别论》曰："饮入于胃，游溢精气，上输于脾，脾气散精，上归于肺，通调水道，下输膀胱，水精四布，五经并行。"说明了脾运化水液、化生精气、营养脏腑经络的功能，以及在水液代谢中的作用。脾喜燥恶湿，若恣食肥甘厚味，饮食生冷则伤脾，脾虚运化失常，水液不能输布，停聚于体内则生湿，脾虚湿困，气机壅滞，则出现脘腹痞满、纳呆、腹胀不欲饮食。脾气不升，湿浊下注则出现气短懒言、泄泻脱肛、带下崩漏等症状。另外，过食肥甘厚味，辛辣酒醴，日久酿湿积热，阻于中焦，可造成脾胃湿热蕴结，从而生燥热，可出现胃酸、大便黏滞、口苦、口疮等症状。若脾胃功能失调，脾不能为胃行其津液，则津液匮乏，化燥生热，可出现口干、眼干、大便干等干燥症状。所以脾虚湿重是湿证的主要病机，脾虚燥证在临床也不少见。脾虚湿、燥可以并存，且可以互为转化，故治疗燥证，调理脾胃是治疗一大法门。

脾虚湿困久之，土壅木郁，可损伤肝血，致脾虚肝燥。表现为脾虚水湿停留，发为鼓胀，同时伴有腹胀、面目发黄、癥瘕积聚、手掌红赤、口干衄血等症状。甚者戗伐肝肾之阴，出现腰酸气力全无，动则气喘等重症。此乃肝与脾，燥湿并存，所以治疗肝脾同病，治湿而不忘燥，治燥亦勿忘湿，二者和而治之，是圆机活法、调和肝脾之机要。

脾虚湿证伴有肾燥，也是临床常见的病证。肾为先天，脾为后天，两者互为滋养，相互补充。脾虚日久，必伤及肾，肾虚亦可伤脾，二者犹如亲兄弟，不可区分。脾虚有湿，精微物质化生不足，不能充养于肾，则脾湿肾燥，出现全身浮肿、腹满、腰酸乏力、尿闭不通、大便秘结等症。治疗当滋补肾阴润燥，助膀胱气化而利水，同时要健脾除湿以协同恢复肾功能。脾肾同病，治疗应注意燥、湿相宜，水火既济，做到润燥而不助湿，燥湿而不伤津，才是适宜之法。

五脏病变中，湿与燥往往并存、夹杂。当权衡湿、燥之部位、多寡，这样才能把握病证，精准治疗。

脾胃的升降功能有赖于润燥相济，脾燥湿方能升阳，胃清润方能通降。脾胃相连，既要燥、湿分治，又要一体考虑，治脾过于刚燥则伤胃，治胃过于用润降则阻脾，当考量湿与燥之权重，以量化手法，分清湿、燥之比例，以三七开，或者四六分，从而决定温补燥湿、清凉通降之用药比例，以获最佳疗效。

明代周慎斋曰："脾不得胃气之阳则下陷，胃不得脾气之阴则无运转。"胃受伤脾亦伤，脾受伤则生湿，胃受伤则生燥，胃燥则生火，火性炎上，脾湿下流，形成上燥下湿之证。治疗上一般采取清火解毒润燥的方法，但不要忘记中焦之湿，湿热内存，如油裹面，胶着难去，可通过化湿、利湿、散火的方法，使湿与热分离，热随湿下泄，解决了中焦之湿热，上燥之证随之而缓解。

常态下，燥与湿在体内是共存的，人体不可过燥，也不可能过湿，燥与湿维持着动态的平衡。当这种平衡被打破，燥与湿出现了偏颇，或身体某一部位的偏燥、偏湿，都会形成病态。如上燥下湿、外燥内湿，反映为身体燥与湿的不平衡状态。治疗上，既要知燥，又要明湿，燥润相济，或从湿治燥，以燥治湿，总以湿、燥平衡为原则。《医碥·标本说》云："然观仲景治伤寒燥渴，反用五苓祛湿，其理可推。盖脾土之湿，壅滞不行，则气化不布，津液不流，而胃与大肠均失其润，反成燥结，固有之矣。"说明了燥与湿的辨证关系及治疗原则。在内伤疾病中，把握以燥湿为纲辨证，治疗上以平为期，开合有度，升降相宜，补泻适当，不失为治疗燥湿证之大法。

纳化失常是脾胃的主要病机，脾胃为后天之本、气血生化之源。病理上，胃失受纳与脾失运化常常互相影响，导致饮食物消化异常，若过食伤胃，则能化难纳，易饥而纳呆；若劳倦伤脾，则能纳难化，多食而难消；脾胃俱虚，则纳运皆弱，少食而不饥。若脾胃纳运失常，清浊混杂，气机逆乱，则出现“清气在下，则生飧泻，浊气在上，则生䐜胀”的病理变化。脾失健运者，往往胃的受纳、腐熟功能亦减退，胃失和降者，又常致脾运不健，故食少与腹胀、便溏常同时出现，并导致气血生化不足，这是脾胃合病的同一性。所以李东垣曰：“脾胃既和，谷气上升，春夏令行，故其人寿”“脾胃不和，谷气下流，收藏令行，故其人夭。”

脾气健运，气血生化有源，精微之输布正常。若脾失健运，水谷精微不能很好地被吸收，一方面气血生化无源，气血亏虚而出现纳少腹胀等脾胃虚弱症状或倦怠乏力、舌淡面白等脾气虚症状，气虚甚则为阳虚，若脾阳进一步亏虚，失于温煦，寒凝气滞，则在上述脾气亏虚、脾失健运的基础上更见腹痛喜温喜按，便下清稀等脾阳虚症状。由于脾主运化的功能是以“升清”为其主要特点，所以，脾气亏虚，升举无力，又可进而导致脾气下陷引起头晕目眩、久泻、脱肛、脏器下垂等症。另一方面气的固摄血液功能减退，致血溢脉外而见各种出血症，脾之所以统血，与脾的运化功能密切相关；再者脾失健运，水液内停，产生湿、痰、饮等病理产物，如水湿凝聚而为痰为饮，溢于皮肤而为水肿，停留于胃肠而为泄泻，所以《素问·至真要大论》曰：“诸湿肿满，皆属于脾。”

胃失受纳则失降而滞，胃肠下连小肠、大肠，俱为传化之腑，胃的受纳功能正常，水谷糟粕才能得以下行，与小肠的分清泌浊、大肠的传导糟粕功能密切结合，共同将代谢后的产物排出体外。胃为腑，传化物而不藏，若胃受纳功能失常，不能正常传化，就会出现食停胃脘的胀满疼痛、呕吐酸腐不消化食物等症状，饮食停滞，食积易蕴热而出现脘部灼热、吞酸嘈杂或消谷善饥等胃热症状。胃以通为用，以降为和，若胃失受纳，壅滞不通，胃气不降反而上逆，则见嗳气、呃逆、恶心、呕吐等症；血随气行，胃气不和日久，又可导致瘀停胃络，出现胃脘部刺痛、痛有定处等症状；若胃肠受纳化物失常，则致胃津生成受损或胃热灼伤胃津而成胃阴虚证，可见胃脘隐痛，饥不欲食，或脘痞不舒，干呕呃逆。

纳化失常，诸症由生，一是纳化失常产生津液病，常见的有津液不足和津液停聚。纳化失常之津液不足病多由脾虚失运，津液不生，或因摄食减少，化生乏源所致。临床症见口燥咽干、唇燥而裂、大便干结、小便短少、舌红少津、脉细数。

纳化失常之津液停聚病：一是水饮停聚，脾胃纳化功能失常，水谷不能正常化生精微，出现水液代谢异常，停聚体内，清者质稀为水饮，浊者为湿，湿聚为痰，质黏而稠，湿为无形之邪，氤氲弥漫，痰为有形之物，重浊黏腻。水饮的生成除与脾胃关系密切外，尚与肾的蒸腾气化有直接关系，脾阳根于肾阳，“脾胃之腐化，尤赖肾中一点真阳蒸变”（《张聿青医案》）。肾之蒸腾气化功能直接影响脾运化水饮的功能，所以《景岳全书·痰饮》认为：“五脏之病，虽俱能生痰，然无不由乎脾肾。”临床以饮留胃肠最为多见，症见脘痞腹胀、水声辘辘、泛吐清水等。二是湿证，水湿浸淫，脾土受困，或脾胃纳运功能失调，水液代谢障碍，形成湿证。或饮食结构不合理，细粮、高能量饮食比重过大，肥甘厚味太过则伤脾胃。肥厚之品黏腻滞浊易生湿热，甘味性缓使气机滞留，脾胃升降失司，清阳不升，浊阴不降，津液失于散布，聚而成湿。故湿证又有外湿与内湿之别。三是痰浊，脾胃纳化失常则“脾虚不分清浊，停留津液而痰生”（《证治准绳》）。水谷不能正常化生精微为机体所用，反而酿湿成痰，痰性属阴，为病理产物，乃湿聚所成，非但不能营养机体，反而黏腻滞浊，容易化积，与瘀血并行。如《景岳全书·痰饮》所言：“痰即人之津液，无非水谷之所化。此痰亦既化之物，非不化之属也，但化得其正，则体形强、营卫充；而痰涎本皆气血，若化失其正，则脏腑病、津液败，而血气即成痰涎。”

纳化失常可产生气血病：一是气血亏虚证，《灵枢·决气》载“中焦受气取汁，变化而赤，是谓血”，《灵枢·玉版》载“人之所受气者，谷也。谷之所注者，胃也。胃者，水谷气血之海也”，指出人通过摄入源源不断的水谷，吸收营养，气血才得以持续长久化生，所以将胃称为“气血之海”。若脾之运化与胃之腐熟水谷功能失常，则水谷不能正常运化为精微，或脾不升清，精微不能正常输布，都会导致气血不足之证。二是气滞血瘀证，脾胃居中焦，脾气主升，胃气主降，为人体气机升降之枢纽。升降有序，气机通畅，人即安康。若中焦脾胃有病，升降失司，气机不畅，脾胃气机阻滞，上下不能相通，不通则痛，不通则胀，不通则呕恶呃逆，不通则反酸、反胃。气滞日久可由气及血，由经入络，由外而里，若影响及于血分则形成气血俱病，经络不利，形成瘀血之证。临床以脘腹胀痛或刺痛连胁、刺痛拒按、胁下痞块、舌质紫暗或有紫斑、脉细涩为主症。

3. “顾润燥、纳化常”应用案例

（1）“顾润燥”应用案例

1）中焦湿燥相兼之胃病

案例：患者，女，56 岁，主诉反酸反复发作 3 年。症见胃脘反酸，口干、口苦，四肢发胀，夜间痛烦影响睡眠，心慌气短，乏力纳差，睡眠不佳，大便干燥，3～4 天一次，小便少，舌质红嫩，舌体有细小裂纹，舌苔薄白，脉细滑。治法：温阳除湿，清润通降。处方：生黄芪 15 g，桔梗 10 g，柴胡 12 g，桑枝 30 g，麦冬 10 g，玉竹 12 g，白芍 12 g，炒薏苡仁 30 g，炒扁豆 12 g，生麦芽 30 g，生谷芽 30 g，郁金 12 g，火麻仁 15 g，生白术 15 g，炒杏仁 12 g。7 剂，水煎服。药后胃酸口干，四肢发胀，大便干燥，气短乏力诸症减轻，上方去桑枝、柴胡，加茯神 20 g，砂仁 12 g，14 剂。药后食欲、睡眠持续改善，继以上法调理月余，诸症缓解。

按语：本案为脾虚不能升阳，心失所养而心慌气短、乏力纳差、睡眠不佳；胃失润降而燥热内结，故胃酸口干、大便干燥。脾胃经络不通而四肢胀痛。主要病机为脾失升清，胃失润降，燥湿互结，纳化失常。故治用生黄芪、桔梗、柴胡、桑枝升阳益气除湿，通络止痛；用麦冬、玉竹甘凉濡润配以白芍酸甘敛阴；又以炒扁豆补肺脾之气，生谷芽、生麦芽助胃消食，醒脾和中；以郁金疏利肝胆，调畅气机，加火麻仁润肠通便，炒杏仁降肺气通便；炒薏苡仁甘淡渗湿于下相合，从下焦以通利湿浊。全方既重“治脾宜温补升阳燥湿”，又重“治胃须清润通降”，滋润而不滞，通降而不燥，可谓脾胃同治、润燥相济、权衡有度之最佳处方。

2）上燥下湿之干眼症

案例：患者，女，60 岁，2018 年 10 月 13 日初诊。主诉：眼干涩、模糊 1 年。现病史：患者眼干涩不适，视物模糊已 1 年，到眼科医院诊断为干眼症，又查颈动脉超声显示双侧颈动脉狭窄、颈动脉粥样硬化斑块。胃镜示胃息肉多发。刻下症：眼干涩，视物模糊，大便不成形已多年，有时大便黏滞，每日 3～4 次，睡眠不实，入睡困难，舌红苔少，脉沉细。诊断：干眼症。中医辨证：脾虚肝旺运化不利，清阳不升。治法：健脾祛湿，升举清阳，清肝泻火。处方：太子参 15 g，茯苓 30 g，荷叶 12 g，炒苍术 15 g，升麻 5 g，合欢皮 20 g，炒枣仁 30 g，茯神 30 g，连翘 15 g，菊花 12 g，木蝴蝶 12 g，生山药 15 g，砂仁 8 g（后下），首乌藤 15 g，郁金 15 g，干姜 12 g。7 剂，每日 1 剂，水煎服。药后眼干、模糊减轻，大便基本成形。继以上法调理 1 月余，诸症明显缓解。

按语：本案属于上燥下湿证。脾虚肝旺，肝火上炎，故眼干涩，视物模糊，睡眠不实，舌红少苔；脾虚湿重，湿蕴中焦，故大便不成形，大便黏滞，胃息肉多发。脾虚不能上输津液，滋养肝目，脾虚侮肝，肝气旺而伤于目，故当治病求本，立足中焦，中气健则肝气潜，肝火自平。方中太子参、生山药、茯苓益气生津，降浊健脾胃；升麻、荷叶、炒苍术组成清震汤，健脾燥湿，升清阳；连翘、木蝴蝶、菊花清热解毒、清泻肝火；合欢皮、茯神、炒枣仁、首乌藤安神健脾养肝血；郁金、砂仁、干姜行气健脾、疏肝祛湿。全方集调中、升清、健脾、润燥、清火为一体，清肝调脾，虽反映为燥证，但以治湿为本，燥润相济，故上燥下湿之证得以缓解。

3）外燥内湿之湿疹

案例：患者，男，50 岁，2016 年 11 月 10 日初诊。主诉：肢体皮肤瘙痒伴丘疹 6 个月，面部红肿 1 周。患者 2016 年 5 月因进食海鲜后出现皮肤瘙痒，搔抓后起丘疹，直至破溃出血痕。西医诊断为湿疹，给予氯雷他定等，服后有好转，10 月 1 日复因饮食再次发作，并出现面部红肿。就诊于中医，刻下症：面部红肿，口疮，肢体瘙痒有抓痕，平时喜吃凉，大便多数不成形，纳寐可，舌红苔白腻，脉弦细。辨证为燥湿不和，外燥内湿，脾虚湿重，血虚生风。治法：祛湿清热养阴，解毒润燥止痒。处方：地骨皮 20 g，牡丹皮 12 g，白蒺藜 12 g，白鲜皮 30 g，地肤子 20 g，连翘 15 g，木蝴蝶 12 g，生地黄 12 g，干姜 12 g，炒白术 15 g，生山药 15 g，茯苓 20 g，太子参 12 g，炙甘草 8 g，砂仁 5 g。7 剂，水煎服。

二诊：药后口疮消，皮肤瘙痒有减轻，搔抓痕迹变浅，仍有大便不成形，食欲有改善。上方去连翘、丹皮。加高良姜 6 g，赤小豆 12 g。14 剂，水煎服。

三诊：药后皮肤瘙痒已缓解，大便基本正常，继以上方巩固 1 周。

按语：本案为外燥内湿之证。由于饮食不节，湿蕴于中焦，导致肌肤湿气滋养而出现皮肤瘙痒，湿盛于内，燥盛于外，湿燥平衡被打破，激发了身体过敏机制，导致湿疹瘙痒的发生。故治疗内以理中丸合四君子汤（太子参、炒白术、干姜、茯苓、炙甘草）温阳益气、健脾祛湿；生山药、砂仁健脾益气升清；地骨皮、牡丹皮、白蒺藜清热凉血、清肝祛风；生地黄滋阴凉血；连翘、木蝴蝶清热解毒；白鲜皮、地肤子祛风燥湿止痒。诸药湿燥兼治，遵石寿棠在《医原》燥湿用药法则："燥邪，辛润以开之；湿邪，辛淡以开之"，治湿不碍燥，治燥不碍湿，摒弃一味滋阴或一味苦寒之药，以调整中焦，化生气血，滋养皮肤；调整津液的代谢及分布，使得燥湿不和，得以改善，身体燥湿的平衡恢复，湿疹得除。

（2）“纳化常”应用案例

1）从纳化治疗冠心病

冠心病相当于中医的“胸痹”范畴，路老治疗胸痹，注重追根溯源，从导致胸阳痹阻的根本——脾胃纳化功能失常入手。气虚不运者，健脾胃，补中气，中气盛则宗气自旺；血亏不荣者，调脾胃，助运化，脾运健则营血丰而心血足；湿蕴者，健脾运湿，湿祛则胸阳自展；痰阻者，健脾化痰，痰消则血脉自通；湿浊为无形之邪，易阻碍气机，阻滞血脉，而脾主运化湿浊，祛湿必先醒脾运脾，脾健则无生湿之源，而气机自通血脉自畅矣。

案例：患者，男，67 岁。2 年前突发心前区剧烈疼痛，遂到医院就诊，经检查诊断为急性下壁心肌梗死。经治疗后缓解，但每饮食过饱即出现胸闷憋气，伴脘腹胀满，纳呆嗳气，大便黏滞不爽，舌质暗，苔黄腻，脉弦滑。此为脾胃纳化失常，胃失和降，运化失司，浊气上逆，阻滞心脉所致。治以和胃化浊，健脾助运。处方：藿梗、荷梗各 12 g，厚朴 10 g，清半夏 10 g，茯苓 15 g，郁金 15 g，炒枳实 12 g，炒杏仁 9 g，炒薏苡仁 30 g，白豆蔻 6 g，炒白术 15 g，丹参 15 g，茵陈 10 g。水煎服 14 剂。药后胸闷疼，脘腹胀诸症消失，食后未再出现胸痛。继以上方加减，3 个月后复查，心电图 S-T 段已恢复正常。

路老治疗湿浊阻滞之胸痹，喜用三仁汤、藿朴夏苓汤加减，化湿浊而宣痹痛，醒中州而助脾运。方中以三仁汤舒上焦，宣中焦，利下焦，达到启上闸、开支河、导湿下行以为出路的目的。藿梗为藿香的老茎，辛温芳香，入肺、脾、胃经，醒脾化湿，行气止痛，路老常用之与苏梗或荷梗配伍，升降气机，在本方中与杏仁相伍，一升一降，启运脾胃。厚朴性温味又兼辛，其力不但下行，又能上升外达，与杏仁并用，升降气机；与白豆蔻、茵陈并用，祛湿化浊；茯苓甘能补中，淡而利窍，补中则心脾实，利窍则邪热解；加炒白术健脾助运，炒枳实行气除胀，化痰开痹，与炒白术合成枳术丸，益气健脾，祛痰利湿，降气消痞，达到扶正祛邪、攻补兼施的目的。

2）从纳化治疗糖尿病

西医的糖尿病相当于中医的消渴病，临床以多饮、多食、多尿、消瘦为其特点，古代医家多以阴虚燥热为其主要病机，但随着现代饮食结构的变化，肥甘厚腻食入过多，脾失健运，湿浊内生导致的消渴病越来越多，如《素问·奇病论》曰：“此肥美之所发也，此人必数食甘美而多肥也，肥者令人内热，甘者令人中满，故其气上溢，转为消渴。”路老认为消渴病的发生与脾胃功能失调密切相关，脾病则不能把津液上输于肺，肺津干涸，化燥生热，故需饮水自救而见口渴多饮；肥甘积滞停于胃中，易化燥生热，加之脾虚不能输津滋润于胃，故胃中生热，胃热则消谷善饥；脾之运化功能失常，其气不升反降，津液趋下，注于小肠，渗于膀胱，故小便频数而长；水谷精微未经肺而宣发，变味而出，故下流原味而出，出现小便有脂似麸片而甜；脾主肌肉，脾虚肌肉失于濡养而消瘦乏力。

案例：患者，男，42 岁，2005 年 8 月 27 日初诊。2004 年 5 月体检时发现空腹血糖 11 mmol/L，餐后血糖 13 mmol/L，明确诊断为糖尿病。后一直服用西药，空腹血糖控制在 8 mmol/L 左右，患者无“三多一少”的明显症状，反而体形丰腴，身高不足 170 cm，体重 82 kg，就诊时以易疲劳、出汗多为主诉，伴见大便稀，稍食生冷即发腹泻，舌胖偏红，苔薄黄，脉沉细无力。此患者以乏力、汗多、体形丰腴、面色白、运动少为特点，脾虚不能健运，痰湿内生，气虚不能固摄伤及脾阳为其病机本质。故健脾益气，加强运化为其治法核心，仿补中益气之意，去燥性之品，加滋阴清热化浊之药。处方：生黄芪 20 g，西洋参 10 g（先煎），黄精 12 g，苍术 10 g，鸡内金 12 g，炒山药 15 g，玄参 15 g，地锦草 15 g，黄连 8 g，川牛膝 12 g。服用 14 剂后病情平稳，诸症减轻。2006—2009 年一直间断服中药调理，逢夏季暑热汗多伤阴之时，侧重清暑益气，遇出现阵发性耳聋、耳鸣如蝉等肝肾阴虚之证，则加滋补肝肾之品，但无论辅佐哪种治法，都以健脾益气、养阴祛湿之法为其治疗核心。至今随诊，病情稳定。

按语：路老治疗消渴病，非常重视补中健脾，顾护生化之本，本病的病机为阴虚燥热，燥热可以伤津，虚火又能耗液，多尿使津液更为大伤，津伤气耗，气耗则阴液更伤，互为因果，故在治疗中以健脾益气、养阴生津并用，方能取得疗效。故路老用生黄芪、西洋参补气升提，健脾固摄，炒山药、黄精补脾益肺、固肾摄精，佐以川牛膝引药下行，诸药合用而使脾气得升，下流得固，尿糖得消；玄参入血分，有清热滋阴、生津止渴之功，苍术敛脾阴，健脾气，使气血津液生化有源，与玄参伍用，相得益彰，佐以地锦草、黄连清热利湿；鸡内金帮助运化，也有以脏补脏的作用。全方补而不滞，滋而不腻，健脾益气，养阴生津，助运祛湿而消渴自除。

3）从纳化治疗眩晕

眩晕为临床常见病，引起眩晕的病因比较复杂，既往医家多认为风、火、痰、瘀、虚皆可引起清窍失养而发眩晕。路老临床辨治眩晕多从调理脾胃入手，认为脾为后天之本，气血生化之源，脾主升清，胃主降浊，脾胃为气机升降之枢纽，只有脾胃纳化功能正常，气血生化有源，浊阴能降，清阳上升，才能上注清窍，荣养头目，若年老体弱，或久病劳倦，损伤脾胃，致使脾胃运化失职，气机升降失常，清阳不升，浊阴反上逆头目，另外脾运失司，以致水谷不化精微，反生痰浊，痰湿中阻，则浊阴不降，清阳不升，脑窍失养而引起眩晕。故治疗调理脾胃为治本之源，脾胃纳化正常，清阳得升，浊阴得降，则眩晕自止。

案例：患者，女，79岁，2008年8月13日初诊。主诉：头晕、耳鸣10年，加重2个月。患者缘于10年来间断发作头晕、耳鸣，常服尼麦角林片（自服此药引起胃病），2个月来头晕加重，每日发作，自感天旋地转，伴耳鸣如轰鸣声，轻度恶心，时胃部不适，食后胃胀，饭不敢多吃，或食易消化食物，时烧心，甚至有胸背部烧灼感，素有痔疮，便血，大便日1~2次，眠差，舌质淡暗，苔薄白，脉细滑。此案除头晕、耳鸣为主诉外，尚伴有恶心、食后胃胀、烧心等胃不降浊之象，加之舌象、脉象，故判断其头晕为脾不升清、胃不降浊、痰湿蒙蔽清窍所致，故以健脾升清、和胃降浊为法。处方：太子参12 g，云苓15 g，炒白术10 g，姜半夏9 g，炒杏仁9 g，炒薏苡仁30 g，藿梗、苏梗各10 g，白僵蚕9 g，黄连4 g，乌贼骨12 g（先煎），生谷芽、生麦芽各20 g，炒神曲12 g，荷叶8 g，葛根20 g，砂仁6 g，甘草6 g。服14剂，药后头晕、耳鸣程度减轻，头晕晨起为重，耳鸣变为低调，烧心症状减轻、食欲增加，睡眠好转，继以上法继续调理1个月，诸症好转。

按语：此案患者年近八旬，脾胃之气已损，中气不足，清阳升发之气渐少，故以四君子汤健脾益气以治本，三仁汤用砂仁易白蔻仁，加藿苏梗以和胃降浊，用生谷芽、生麦芽、炒神曲，加强脾之运化以助升清之力，荷叶色青、气清芬、性轻灵，长于升清降浊，为路老常用治疗清阳不升之眩晕的要药，白僵蚕息风平肝降逆，葛根升腾清阳，以使“离照当空，阴霾自散”，黄连、乌贼骨乃针对胃热烧心而设，诸药合用，既可升清，又可降浊，清浊升降有常，胃和气降，故眩晕之症向愈，胃胀、恶心等症亦消失。

4）从纳化治疗水肿

水液代谢是以肺、脾、肾三脏为主进行的，而脾、肾两脏对水液代谢功能更为重要。因为在所有脏腑中，脾居“后天之本”的重要位置，脾胃不但为五脏六腑运送水液，同时还输送水谷的精微物质以营养全身；而肾为

"先天之本"，肾阳不但履行肾司开合之职以调节控制水液排泄，同时又能温煦脾阳以助运化水湿，对此，张景岳更有精辟论述："水为至阴，故其本在肾；水化于气，故其标在肺；水惟畏土，故其制在脾。"路老治水肿擅用调理脾胃法，且注重理气的应用，所谓"善治水者，不治水而治气也"。

案例：患者，女，55岁，2009年3月5日初诊。主诉：双下肢反复水肿20余年。患者20年前患急性肾盂肾炎，应用庆大霉素、呋喃妥因有效，但停药即复发，尿中可检出蛋白（+++）。此后每年夏季双下肢水肿甚，伴腹胀，腰膝酸软，足冷，晨起眼睑浮肿，纳谷欠馨，眠差，小便泡沫多，大便黏滞不爽，望其面色虚浮，舌暗红，苔薄黄，脉细。既往有糖尿病病史10年，高脂血症病史15年。路老抓住此案夏季水肿甚的特点，指出夏季属土，其脏应脾土，当以调理脾胃纳化以治水之源头，处以理脾补肾方：生黄芪20 g，防风10 g，炒白术15 g，炒山药15 g，莲肉15 g，生薏苡仁30 g，茯苓30 g，墨旱莲12 g，女贞子12 g，广木香10 g。并配以茶饮方：黑大豆20 g，鸡内金12 g，玉米须30 g，豨莶草15 g，黄连8 g，地锦草15 g，益母草10 g。上药服用7剂后即诸症大减，双下肢水肿消退，酸沉感亦减轻，仍腰酸，有时仍全身肌肉疼，出汗多，舌质红，苔薄黄，脉沉弦滑，既见微效，上方加炒桑枝30 g，生黄芪改30 g，继服14剂，诸症好转，水肿未犯。

按语：方中生黄芪大补脾肺之气，益卫固表，利水消肿，为该方之主药。炒白术、炒山药、莲肉益气健脾补肺。茯苓、生薏苡仁健脾补中，渗湿利水。妙在广木香一味，旨在调畅气机，一则脾胃为气机升降之枢纽，脾胃气机通畅，才能脾升胃降，纳化有常，水液代谢正常；二则水湿内停最易阻滞气机，故加广木香以理气行水；遵东垣"脾胃不足皆为血病"的宗旨，根据"气血互根"的理论，在治气的同时，适当加入女贞子、墨旱莲等补肾养血之品，可提高疗效，诸药合用健脾利湿，调畅气机而水肿自消。

五、法机圆

法机圆即针对复杂多变的病证，准确把握病机，随机立法，处方用药，也就是圆机活法。湿病病情复杂，病机多变，治疗不可拘泥一法一方，应审机立法，法随机圆，充分体现圆机活法的辨证思维，方是有效治疗。

关于中医的辨证思维，《素问·至真要大论》云："谨守病机，各司其属，有者求之，无者求之，盛者责之，虚者责之，必先五胜，疏其血气，令其条达，而致和平，此之谓也。”这句指出中医临床思维的核心，临床疾病症状错综复杂、千变万化，要认真分析，“谨守病机，各司其属”，活法机圆，方能“条达、致和”，取得满意效果。

张仲景在《伤寒论》指出“观其脉证，知犯何逆，随证治之。”这种治疗原则，体现了“观脉证”、灵活施治的思想，也是圆机活法的具体体现。

在用药方面，圆机活法体现于针对病证，灵活用药。明末清初医家傅青主曰：“医犹兵也，古兵法阵图无一不当究，亦无不当变。运用之妙，存乎一心。妙于兵者，即妙于医矣。病千变，药亦千变。”病无常势，法无常法，“病千变，药亦千变”，灵活遣方用药，亦即圆机活法。

湿病的治疗应以祛除湿邪为原则，但湿邪来源复杂，发病广泛，病多隐匿，兼症较多，可寒可热，可虚可实，病变多端，治疗应法随证变，灵活变通，辨证应遵循因人、因地、因时原则，确定病位、病性、病势，弄清湿与燥的性质、寒热虚实、升降出入、消补关系、肝脾同病等，灵活辨证，精准施治。

（一）燥润相济

1. 辨识湿燥、燥润相济

湿与燥，一阴一阳，犹如水火之对立，又若水火之既济，是一对矛盾统一体。湿为阴，黏腻重浊，易伤阳气，阻滞气机；燥为阳，其性收敛，易伤津液，消耗气阴。二者虽各具特点，但均是人体气血生化的产物，气虚水谷不化则生湿，气虚津液不足则生燥，此中气虚，当以肺、脾、肾三脏为主，水湿、津液的生成、输布、排泄与此三脏功能密切相关，三脏中任何一脏功能失调，皆可导致水湿津液的代谢障碍，从而生湿、生燥。湿与燥可兼夹、转化，路老早年就提出“湿多燥亦多”的观点，认为湿与热合，外湿与内湿相合，内热与外热交蒸，常化火伤阴而燥生；外湿伤人，湿邪困脾，或脾运本虚，脾虚脾困不能为胃行其津液，津液敷布失常，当至而不至，不当留而滞留，不当留而留之所湿生，当至不至之处燥生；湿本为水，在人则为津液，人受身于父母，充养于五谷，人体正常状态下津液多少每有定数，多则为湿水，少则为燥亏。燥多成于津液不足，津液不足又分相对不足和绝对不足。若津液敷布失常而为湿，湿邪非真水，无濡养人体作用，故湿邪越多则正常津液越少，阴液少则燥生；更有素体阴亏，复加湿邪为患，脾既不能为胃行其津液以润养，湿热复伤阴津，燥亦生矣；又有临床治湿，过用辛热苦燥渗利，湿邪未除，而津液已伤，此又为医源性燥伤，临证不得不慎。

具体治疗时以健脾燥湿为主，使脾气得升，湿邪得化，同时常佐用滋阴润燥之品。因纯用、过用温燥会导致伤阴耗液，或化生湿热，故一定要注重脾胃同调，兼顾脾胃润燥之特性。应用苦辛温、苦辛凉之剂，缘苦能燥湿，辛以宣散升阳除湿，凉以滋润而补阴。同样，因“胃喜柔润”，胃燥阴伤者，应以甘凉濡润、酸甘济阴、甘缓益胃之品，佐行气利湿，以防滋腻太过。如路老善用五爪龙、太子参、厚朴花等替代黄芪、党参、厚朴等药物，以防温燥太过，耗伤阴液，治湿常佐以润燥，每用辛润、温润、淡渗芳化之品，药如藿梗、苏叶、苏梗、荷叶、荷梗、扁豆、茵陈、苍术、白术、厚朴、晚蚕沙、枇杷叶、炒杏仁、薏苡仁、滑石、西瓜翠衣、玉米须、炒莱菔子等，祛湿而不伤阴，且多有醒脾生津之功。久病伴有阴伤者，常用养阴化湿法，养阴药如太子参、西洋参、沙参、麦冬、玉竹、石斛、莲肉、生山药等，养阴液兼行脾。

2. 燥润相济应用案例

案例1：燥润相济治眩晕

患者，女，38岁，2006年8月22日初诊。2年前开始头晕、头昏，站立不稳，如坐舟车，间断发作，西医诊为颈性眩晕。近10天来，头晕频繁发作，西药不能缓解，遂求中医诊治。现纳可，便调，眠欠安，舌体瘦，质淡，苔薄白，脉沉细。中医诊断：眩晕；辨证：气血两虚，清窍失濡。治法：健脾益气，养血安神。处方：太子参12 g，西洋参10 g（先煎），葛根15 g，天麻10 g，炒蒺藜12 g，当归12 g，川芎9 g，白芍12 g，胆南星8 g，僵蚕8 g，生白术12 g，茯苓20 g，竹茹12 g，清半夏10 g，炒枳壳15 g，柴胡9 g，甘草6 g。14剂。药后眩晕明显减轻，继如法调理月余而告愈。

按语：本例患者属气血两虚、清空失养所致眩晕。脾胃为气血生化之源，故以健脾益气养血为治本之法，方中用太子参、西洋参、葛根等益气养阴生津，茯苓、生白术等健脾燥湿，可谓润燥相济；用葛根、僵蚕、川芎等药以升清，复用竹茹、清半夏、炒枳壳等药降浊，可谓升降相依。全方肝脾同调，升降相依，燥湿相济，使脾气得健，气血得生，清空得养，诸证悉除。

案例2：燥润相济治霉菌性鼻炎

患者，女，58岁，主因“鼻流涕如豆腐渣样10年”就诊于路老处。患者10年前因行拔牙操作不当感染，引发霉菌性鼻窦炎，每天晨起鼻流涕如豆腐渣样，曾穿刺及抗真菌治疗，效果不佳，伴乏力，全身不适，易带状疱疹与荨麻疹交替出现，大便偏干，初诊时面色萎黄、虚胖，舌质淡、紫暗，苔薄白，左脉沉细，右脉沉细紧，尤以右寸脉微弱。此案霉菌感染时间已长，右寸脉极微，说明肺气极虚，肺开窍于鼻且主皮毛，故除鼻炎外，尚有疱疹等皮肤病变，而脾为肺之母，子脏极虚之时，除直接培补本脏外，尚须培补母脏以济子脏之气，因此本案路老用培土生金、轻清宣通的方法，方用五爪龙 20 g，西洋参 8 g（先煎），生白术 12 g，炒山药 15 g 以培土生金，用枇杷叶 12 g，桔梗 10 g，配以杏仁 9 g 清宣肺气，妙在化裁苍耳子散，取原方炒苍耳子 6 g，辛夷花 5 g，以苦参 8 g 易黄芩，针对霉菌性鼻炎，加当归、火麻仁润肠以通便，此乃“肺与大肠相表里”也。经三诊，以原方稍事加减，诸证俱消而收到较好疗效。

案例 3：燥润相济治疗干燥综合征

患者，女，50 岁，主因“口干、眼干 4 年”以“干燥综合征”就诊。患者 2004 年无明显诱因出现口干、眼干，口内唾液减少，吃面食需多喝水，2005 年在河北省某医院经免疫检查诊断为干燥综合征，服用激素 1 年，服激素期间口干、眼干症状稍缓，停激素后症状加重，改服中药 2 年，症状亦无改善。刻下症：口干欲饮温水，眼干，双手指、肘、膝关节痛、牙痛，喝凉水牙酸楚不适，头晕出汗，饮食少，食后胃胀，欲排气而虚恭不畅，入睡难，每晚睡 3~4 小时，夜尿多，左侧耳鸣，两腮部痛，咽部不适，有痰难咳，腰酸乏力，双下肢沉重，舌质红，苔薄白，脉沉细。本患者口干欲饮温水、纳少、食后胃胀等症均提示脾胃功能虚弱，乏力、双下肢沉重提示脾虚失运、水湿内停，咽部不适、有痰难咳为肺不布津之象，而口干、眼干与诸关节疼痛为燥与痹相合，只能提示辨病，不能提示辨证，故病证结合，方证对应，当以益气健脾、宣肺布津为治：太子参 12 g，南沙参 15 g，麦冬 12 g，石斛 12 g，生白术 15 g，炒山药 15 g，生谷芽、生麦芽各 20 g，炒神曲 12 g，桔梗 10 g，玉蝴蝶 6 g，茵陈 12 g，藿梗、苏梗各 10 g，当归 12 g，炒白芍 12 g，炒枳实 12 g，炙甘草 6 g。14 剂，水煎服，日 2 次。

按语：方中用太子参、生白术、炒山药健脾益气而不伤阴，用麦冬、石斛、玉蝴蝶养肺胃之阴，肺主制节，为水之上源，肺胃之阴得养，尚须气机调畅，故配以桔梗宣提肺气，炒枳实、藿梗、苏梗条达气机，并助茵陈以祛湿，佐以生谷芽、生麦芽、炒神曲，加强脾胃健运功能。全方益气不伤阴，滋阴不壅滞，祛湿为治燥，治病而求本，故患者病情得以很快缓解。

案例4：燥润相济治疗白塞综合征

患者，女，26岁，主因“口腔溃疡反复发作近10年”就诊。患者口腔溃疡反复发作近10年，未予重视，近1年出现外阴溃疡，两眼酸痛，视物模糊，眼眵多，2009年12月被诊为白塞综合征，予西药治疗（不详），效不佳而求诊。刻下症：口腔及外阴溃疡，腹胀，月经量少，大便偏干，舌体适中，质淡红，苔薄白，左沉弦小紧，右沉弦小滑。白塞综合征又称眼、口、生殖器综合征，以口腔、咽喉、二阴等局部糜烂、溃疡为特征，早在《金匮要略》所载之狐惑病即有“狐惑之为病……蚀于喉为惑，蚀于阴为狐……蚀于上部则声喝”的描述。路老曾用化湿法治愈过多例此类患者，本案患者为教师，脾胃素虚，复加以平素话语多而耗气伤津，湿热郁蒸易腐蚀口腔与咽喉，路老处方仿甘草泻心汤与半夏泻心汤之义化裁，甘草泻心汤原方重用生甘草四两为君药以清热解毒、安中和胃，路老化为生甘草、炙甘草各12 g，取生甘草清热解毒以利咽痛，配以炙甘草甘温益气以补中，配黄芩12 g，黄连10 g苦寒清热解毒，制半夏12 g，干姜10 g，藿香10 g，茵陈12 g辛燥开郁化湿，加桔梗12 g，玉蝴蝶12 g，枇杷叶12 g，既能润肺利咽，又防辛温太过以伤阴，此即用药润燥相济之妙处，且此病后期易致失明，加密蒙花12 g以防病变深化，患者腹胀不治自消，因半夏泻心所治乃升降枢纽所居处痞塞不通，泻心者，决其壅滞，通其闭塞，使阳升阴降痞自消也。

案例5：燥润相济治疗胃炎

患者，女，30岁，因“胃脘间断性胀满疼痛1个月”来诊。就诊时患者自觉胃脘胀满疼痛，进食后腹胀加重，自觉倦怠乏力，大便干结，舌苔黄腻，脉滑数，胃镜提示慢性浅表性胃炎伴糜烂。西医诊断：慢性浅表性胃炎。中医诊断：胃痛；辨证：湿热蕴阻中焦。治以清热化湿，处方：藿香15 g，佩兰15 g，杏仁9 g，薏苡仁30 g，砂仁（后下）6 g，黄连3 g，制半夏6 g，全瓜蒌9 g，蒲公英15 g，枳壳15 g，枳实15 g，泽泻15 g，甘草6 g。

服药2周后黄腻苔减退，但仍觉胃脘不适，痞塞感，纳差，食后腹胀，口干，大便干结，舌红，苔薄，脉数。辨证为脾阴不足，失于健运。治以养阴益气健脾。处方：太子参15 g，北沙参15 g，玉竹15 g，白扁豆15 g，香橼皮15 g，山药30 g，莲子15 g，薏苡仁15 g，石斛15 g，芡实15 g，鸡内金9 g，焦三仙各9 g，甘草3 g。服药1周，胃脘痞塞感消除，纳食渐增，食后无明显不适，后以养阴益气为法，加减调理月余而愈。

按语：路老指出，随着人们生活水平的提高，饮食结构的改变，肥甘厚味摄入的增多，湿热中阻的胃病患者临床较为多见。湿热之邪，耗气伤津，又可导致脾阴受损，运化失常，湿热与阴虚并存，而出现诸多的临床表现。但是由于医者拘于成见，仅从清热利湿入手，即使兼顾阴虚也多从胃阴虚着手，而忽略脾阴不足，因此治疗过程中往往不能取得佳效。本患者初诊以邪实为主要表现，邪实去则阴虚之象渐著，故二诊改从养阴益气入手，选用太子参、石斛、玉竹、山药、白扁豆、芡实等甘淡之品滋补脾阴，1 周而见功。因此，临床辨证时，当遵孙思邈“小大方圆”之旨，尤其是对于湿热与阴虚这对矛盾共同体并存的疾病，更当独具慧眼，方能切中肯綮。

案例 6：燥润相济治疗糖尿病

患者，男，54 岁，2022 年 8 月 7 日初诊。患者失眠 7 天，甚是焦虑来诊，既往有糖尿病病史 10 年，口服二甲双胍，近来血糖不稳定，空腹血糖 7.5 mmol/L，餐后血糖 14.5 mmol/L，大便干，皮肤干燥瘙痒，双腿尤甚，自述口渴，喜饮，饮水不解渴，舌淡，苔白厚腻，脉弦滑。辨证诊断：消渴（内湿外燥型），此为痰湿困脾、脾不运化。处方：党参 15 g，炒白术 30 g，苍术 15 g，茯苓 30 g，藿香 15 g，葛根 30 g，木香 5 g，炙甘草、生姜各 10 g。6 剂，水煎早晚分服。1 周后复诊，患者可安睡，舌苔褪大半，口已不干，瘙痒减轻，原方不变，继续服用 6 剂善后。

按语：患者因失眠 7 天来诊，察其舌淡，苔白厚腻，脉弦滑，结合其大便干，皮肤干燥瘙痒，双腿尤甚，自述口渴，喜饮，饮水不解渴，根据中医辨证，判断属于典型的内湿外燥型糖尿病。脾失健运，湿从中生，津液不能透达内外，故外燥明显，表现为口干、皮肤干燥。方中选用茯苓、炒白术益气健脾、利水消肿、宁心安神，脾健则使津复；苍术、藿香醒脾化湿；木香行气健脾，正所谓“治痰先治气、气顺痰自消”；党参、葛根益气养阴、生津止渴；生姜温中化痰；炙甘草甘温益气，健脾和中。全方共奏益气健脾、内湿以疏通内外、解除外燥之功。

案例 7：燥润相济治疗鱼鳞病

《医原》曰：“外感百病，不外燥、湿二气……内伤千变万化，而推致病之由，亦只此燥湿两端，大道原不外一阴一阳也。”鱼鳞病外燥与内湿并存，且病程中外燥与内湿相互转化共同致病，此为鱼鳞病病情不断恶化、难以根治的重要因素，故燥湿同治应贯穿鱼鳞病治疗的始终。长期的临床实践中，予以润肤饮合化裁异功散加减治疗鱼鳞病。润肤饮开玄养阴润燥，化裁异功散健脾调气祛湿，合方治之，切中鱼鳞病外燥内湿之病机。其中，润肤饮由黄芪20 g、鸡血藤30 g、女贞子30 g、墨旱莲15 g、制何首乌10 g、蒺藜15 g、玄参15 g、麦冬10 g、薄荷5 g、紫苏叶10 g、甘草6 g组成。方中黄芪味甘，性微温，秉中土之气，故其功专补脾胃，是补气之佳品。鸡血藤味苦、甘，性温，苦而不燥，温而不烈，补血养血，舒筋活络。《本草纲目拾遗》认为鸡血藤“统治百病，能生血、和血、补血、破血，又能通七孔，走五脏”，其与黄芪配伍可补气健脾，以资气血化源，有补有行，气血同调，相得益彰。鱼鳞病病程日久，阴血暗耗，在滋阴润燥之中佐以活血化瘀之品，以复新血。女贞子为清肾火、滋肾阴之要药，《本草蒙筌》曰其“多服补血祛风”；墨旱莲善补肝肾阴虚，《本草正义》曰：“入肾补阴……又能入血，为凉血止血之品。”鱼鳞病久治不愈，化燥伤阴，且久病及肾，肾精衰少，皮肤失于精血濡养则肌肤甲错。女贞子配墨旱莲为二至丸，得四季初生之阴阳，合用以补养肝肾、滋阴养血。制何首乌与蒺藜配伍，滋补肝肾之阴而不滞，固护鱼鳞病之阴液。玄参、麦冬配伍，益阴解毒以针对鱼鳞病阴伤化燥之标。玄府闭塞，毛窍不通，汗不得出，则见肌肤干燥、鳞屑。薄荷辛凉，疏风散热；紫苏叶辛温，温经散寒。两者配伍，一凉一温，疏散风邪不至太过，亦可使温散之功适可而止，取其开通玄府、温散互透之效。《素问·阴阳应象大论》曰：“气薄则发泄。”轻清之品可开通玄府闭塞，使津液得以正常输布，汗畅津液和，肌肤得以滋养。化裁异功散由南沙参30 g、白术15 g、苍术15 g、土茯苓20 g、陈皮10 g、甘草6 g组成。异功散出自《小儿药证直诀》，主治脾胃气虚、运化乏力之脾胃气虚证。方中将人参易为南沙参，因南沙参较人参更具益胃生津之效。《本草纲目》载“沙甘淡而寒，其体轻虚，专补肺气，因而益脾与肾。”《本经逢原》云：“沙参甘淡，微寒无毒。有南、北二种，北者质坚性寒，南者体虚力微。”《本草便读》载南沙参“大抵甘寒入肺，清养之功，北逊于南”，即认为南沙参相较于北沙参更具清养之功。鱼鳞病湿郁日久多夹热邪，南沙参补而不燥，具益气健脾、养阴除热之效，以防湿邪蕴久化热，灼津耗气而伤阴太过，更适合鱼鳞病外燥内湿之病机。白术味甘、苦，性温，燥湿以和中；苍术味辛、苦，性温，借辛温雄厚的芳香之气，有助于解除脾胃湿困之邪。白术、苍术相伍，补运相兼，中焦得健，脾胃运化如常，水湿得运。土茯苓解毒、除湿，与诸药相配又奏“补中有泻”之效，使补而不滋腻，泻而不伤正。陈皮理气运脾，斡旋中焦气机，与南沙参、白术、土茯苓同用，重在扶正益气健脾以祛湿邪，具有培土之效。纵观全方，治标与治本相结合，以益气健脾祛湿为主，辅以补益气血、滋补肝肾。如此则中焦气化来复，津液输布正常。

（二）升降相依

1. 中焦斡旋、升降相依

《素问·六微旨大论》指出："出入废，则神机化灭；升降息，则气立孤危。故非出入，则无以生长壮老已；非升降，则无以生长化收藏。是以升降出入，无器不有。"脾胃为后天之本，气血生化之源。在生理上脾胃纳运相济，升降相因，共同完成腐熟水谷、升清降浊以化生气血之功；倘若脾胃失其健运之力，胃气不降，则糟粕不得往下传递，其在上者则为噎膈，在中者则见脘腹胀痛，在下者则致便秘；不降反升，则发生呕吐、嗳气、呃逆、反胃。脾气不升，不能运化精微和化生气血，则脘腹胀满、便溏腹泻、神疲乏力；不升反降，则现内脏下垂、脱肛、大便滑脱不禁等。

脾胃为人体气机升降之枢纽，脾以升为健，胃以降为和，对于脾阳受损，运化失司，中气下陷，以致出现头晕乏力，精神萎靡，四肢倦怠，大便溏泄，或脏器下垂，舌淡胖、边有齿痕，苔白滑，脉濡缓者，治宜升提中气，同时为防止升提太过，稍佐以润降；胃气不降者，表现为恶心欲呕，食欲不振，胸脘满闷，或脘胁胀痛，大便不爽，舌质暗，苔白厚腻，脉滑实。治当和胃降逆，下气除胀，为防降气太过，应稍佐以升阳之品，所谓升中有降，降中有升，升降相依。常用升阳药物有黄芪、升麻、柴胡、防风、羌活、葛根、苍术、僵蚕等；降胃药物为木香、枳实、厚朴、枇杷叶、旋覆花等。

2. 升降相依应用案例

案例 1：升降相依治疗泄泻

王某，女，56 岁，2016 年 2 月 17 日初诊。刻下症：稍进冷食即腹痛作泻，临厕溲随便出，面白无华，舌淡红而裂，苔薄黄腻而中剥，脉濡。诊断：脾虚寒证。处方：炒黄芪 15 g，党参 15 g，苍术、白术各 6 g，干姜 6 g，炙甘草 5 g，吴茱萸 3 g，炒白芍 12 g，炒黄连 3 g，蒲公英 12 g，建神曲 10 g，鸡内金 10 g。7 剂。

二诊：2016 年 2 月 23 日，药后 4 剂二便已调，舌脉如前。上方去鸡内金，加生谷芽、生麦芽各 15 g。7 剂。

按语："中气不足，溲便为之变"，中阳不足，脾运失健，食冷则泻；"痛责之肝"，土虚木乘，故有腹痛；气虚不能制下，溲随便出；气损及阴，舌裂苔剥；冷食不消，积久化热，故苔见薄黄而腻。方以理中汤加黄芪温中散寒、益气升阳，戊己丸抑肝扶脾，建神曲、鸡内金消导宿食，蒲公英清化郁热而无伤阴之虑。二诊因舌脉如前，知阴液仍有不足，特用生谷芽、生麦芽易鸡内金，以增健脾生津之效。

案例2：升降相依治疗慢性浅表性胃炎

李某，女，31岁，2016年9月28日初诊。刻下症：面色淡而无华，神疲乏力；胃脘胀而且痛，午后为甚，晨起即减；嗳气频作，口干便结，舌淡红，苔光净，脉细弱。2009年8月10日于当地行胃镜，提示慢性浅表性胃炎。诊断：脾阴不足证。处方：党参15 g，生白术30 g，茯苓15 g，生甘草3 g，川石斛12 g，生白芍12 g，陈香橼10 g，佛手片10 g，苏梗10 g，延胡索20 g，海螵蛸15 g。7剂。

二诊：2016年10月5日，药后胃脘胀痛有减，更衣日行，顺畅，守方14剂。

按语：脾之清阳不升，胃之浊阴不降，留滞中焦故见脘胀，逆行于上故有嗳气；气血生化不足，故见面色无华、神疲乏力；脾不能"为胃行其津液"，故见口干便结；胃络失濡，不荣则为脘痛。"虚则补之"，方以四君子汤补益脾气，生白术、川石斛、生白芍濡养脾阴，且生白术重用尚有润肠通便之功，陈香橼、佛手片、苏梗轻清疏透气机。另以延胡索行气、生白芍缓急、海螵蛸护膜制酸，合治疼痛之标。

案例3：升降相依治疗反流性食管炎

患者，女，60岁，2016年1月29日来诊。患者半年前行胃镜检查并取样做病理，诊断：反流性食管炎，轻度肠化生，幽门螺杆菌（－）。间断服用质子泵抑制剂无效，为求治疗来诊。刻下症：烧心，反酸，胃纳一般，口苦反复，大便日1～2次，便质正常。眠一般，多梦。舌淡红，苔黄滑，脉弦滑。患者年已六十，中气日渐亏虚，病理所见为内在病因，烧心、反酸为外在表现，此外更有气滞、痰浊为患，处方中应当兼顾。辨证为湿热内蕴，肝胃不和。治以疏肝和胃，降逆化痰。处方：生黄芪10 g，柴胡6 g，紫苏梗10 g，炒白术12 g，蒲公英12 g，陈皮10 g，生甘草6 g，茯苓15 g，法半夏6 g，延胡索10 g，紫苏叶10 g，木香6 g（后下），白及1袋，炒苍术15 g，炙香附12 g，厚朴10 g。14剂，水煎服，日1剂。用药后诸症缓解，纳可，眠转佳。守原方加减治疗。患者诉诸症好转，偶见胸部不适，无烧心、反酸，纳可，二便调。处以小包装代茶饮，后未来诊。

按语：患者因饮食不节，情绪不调，致肝胃不和，升降失宜，又年老体虚，日久生痰，发为本病。方中柴胡、生黄芪主升，疏肝解郁，法半夏、厚朴、炙香附主降，行气消痞，两者升降相因，可调畅气机，气机调畅，胃之通降功能恢复。炒苍术、炒白术、茯苓燥湿健脾护胃，紫苏梗、紫苏叶、陈皮、木香宽胸理气、化痰和胃，蒲公英清热解毒，延胡索活血止痛，白及收敛生肌，共奏疏肝和胃、降逆化痰之效。此例以烧心、反酸为特征，舌脉辨证乃湿热内蕴之象。又因胃镜示轻度肠化生，辨病治疗以护膜安中之品。

案例4：升降相依治疗胰腺癌

胡某，男，48岁，2020年8月7日初诊。患者2020年6月上旬因“恶心呕吐”就诊于天津某医院，经查PET-CT确诊为胰恶性肿瘤。于6月29日行开腹探查，术中示肝左叶、大网膜转移，无法行根治性手术，遂关腹，后行化疗2周期，末次化疗时间为2020年7月31日，药用：吉西他滨+白蛋白结合型紫杉醇。刻下症：神清，精神弱，面色暗黄无华，消瘦乏力，恶心呕吐，腹胀，大便3天未行，舌暗有瘀斑，苔黄，脉沉。西医诊断：胰恶性肿瘤。中医诊断：积病（脾虚腑实夹瘀）。治以健脾益气、理气通腑、活血化瘀。处方：大黄10 g，枳壳6 g，厚朴10 g，牡丹皮10 g，桃仁10 g，红花10 g，莪术10 g，壁虎5 g，全蝎3 g，川楝子20 g，延胡索20 g，土贝母10 g，土茯苓10 g，黄芪30 g，太子参15 g，炙甘草6 g，红曲5 g，焦谷芽10 g，焦麦芽10 g。14剂，每日1剂，水煎服。

二诊：2020年8月21日，患者大便已下，恶心呕吐、腹胀较前好转，仍消瘦乏力，舌暗红苔白，瘀斑减轻，脉沉。前方加女贞子30 g，枸杞子10 g，继服14剂。

三诊：2020年9月18日，患者无明显恶心呕吐，稀软便，日1～2次，舌暗、瘀斑明显减轻，脉沉但较前有力。前方去桃仁、红花、莪术，加熟地黄20 g，当归20 g，继服14剂。后患者坚持门诊调方随诊，纳食、排便情况稳定。

按语：本案患者胰恶性肿瘤，经开腹探查，肿块较大伴胰周转移，已无手术机会，遂行化疗以期控制病灶。初诊时患者癌瘤阻滞中焦，升降失灵，胃气上逆则见恶心呕吐，大肠传导失司，腑气不通，故见腹胀便闭。观其舌面，血瘀之象显著，故辨证为脾虚腑实夹瘀之证。大黄泻下攻积，厚朴、枳壳破气消积除痞，三者共为君药泄阳明实结，以通腑气。臣以川楝子、延胡索疏肝理气，增强通腑之功，莪术、桃仁、红花、全蝎、壁虎化瘀通络，黄芪、太子参、炙甘草健脾益气以顾护正气。佐以红曲、焦谷芽、焦麦芽消食和胃，助脾运化，土贝母、土茯苓消瘤解毒。全方以通腑为先，以求胃肠虚实更替，清升浊降。同时配合化瘀通络、健脾消食和胃之品，共奏通腑化瘀健脾之功。二诊患者大便已下，腑气一通，胃肠之气得以顺降，故恶心呕吐旋即减轻。观其舌象，瘀斑较前减轻。故守前方，加女贞子、枸杞子以顾护人体真阴。三诊患者诸症缓解。然肠腑以通为顺，壅闭为病，况“六腑以通为补”，仍需通腑，以保证浊邪有出路。故效不更方，前方略事增减。考虑血瘀得减，故去破瘀活血之莪术、桃仁、红花，加入熟地黄、当归以滋阴养血，顾护正气。

案例5：升降相依治疗便秘

便秘是以大便秘结不通为主症的病证。临床上以排便间隔时间延长，或虽不延长而排便困难为特征。便秘多由大肠积热，或气滞，或寒凝，或阴阳气血亏虚，使大肠的传导功能失常所致。一项针对北京市常住人口中18～70岁的2500例城乡居民问卷调查显示，慢性便秘检出率为6.07%，且女性是男性的4.59倍。另有6个城市的常住老年人集中和入户调查，结果在60岁以上的人群中，便秘患病率为11.5%，女性患病率高于男性。慢性便秘时间至少在6个月以上，病程长，患者痛苦，影响生活质量，目前临床通过中医学的辨证论治思想治疗便秘，效果显著。

中医学对便秘很早就有研究，《内经》称便秘为“后不利”“大便难”，认为与脾受寒湿侵袭有关；汉代张仲景称便秘为“阴结”“阳结”，认为其病与寒、热、气滞有关等，前人还有实秘、风秘、风燥等概念。《实用中医内科学》中提到，从脏腑病机的角度来说，便秘之病机，主要在于肺、脾、肾；辨证要点依审察病因及观察大便性状，将证候分为实秘与虚秘两类。治疗宜通便，活用通法，但不能都用硝黄之类攻下，并强调重视对气机的调畅。“升降相依，以升为降”思想是清代名医陈士铎《辨证录》第九卷“大便闭结门”中所言的用药与治疗理念中的病案治疗经验。将这种思想应用在临床治疗中，通过将84人随机分组，分治疗组与对照组进行比较研究，结果显示治疗组通过组方中应用升麻之类以升清阳，清阳升则浊阴自降之法，有效率为88.10%，高于对照组的有效率71.42%，临床治疗的效果提升了对“升降相依，以升为降”思想的认识。同时，研究发现，此法应用于虚秘与实秘的比较观察，在治疗虚秘的两组得分中，治疗组的有效率更高。“升降相依，以升为降”思想为主导，是陈氏对便秘治疗的独到见解，尤其是“通便不忘升提”的用药特点，对临床治疗便秘具有指导意义。其中一则“人有大肠闭结不通，饮食无碍，并无火症之见，亦无后重之机，有至一月不便者，人以为肾中之无津也，谁知是气虚而不能推送乎。夫大肠无津，固不能润，而气弱亦不能行。阳气一衰，则阳不能通阴，而阴与阳相隔，水谷入于肠，各消各化，不相统会，故留中而不下也。治法不可滋阴以降之，亟当助阳以升之也”，反映出他在治疗中，注重调和阴阳、以升为降的学术思想，其方用升阳降浊汤（原方药物与用量：人参五钱，黄芪五钱，白术五钱，当归五钱，柴胡三分，荆芥五分，麦冬五钱，肉桂一钱，附子一分），水煎服。方中主用补阳分之药，仅用麦冬、当归以益其阴，佐柴胡、荆芥升提其阳气，谓之“阳气一升，阴气立降，安能阻塞之哉”，意在升降相依，以升为降。《辨证录》一书提到便秘分阴阳，分虚实，便秘病位与脏腑关系相关，治疗便秘的病案，在调和阴阳、益肾润肠、培土生金之时，均提到调节升降思想。

（三）寒温并用

1. 湿热中阻、寒温并用

寒温并用法指运用寒凉、温热两类药性相反的药物，主要针对某些寒热错杂、本虚标实等复杂疾病的一种治法。脾主湿，胃主燥，脾阳不足则生寒湿，胃阴不足则生燥热，脾湿胃热形成中焦湿热之候，症见口苦口黏、恶心欲吐、胸脘痞满、大便不成形或黏滞不爽、舌质暗红、苔黄腻、脉滑数或濡数。湿为阴邪，治当温化燥湿；热为阳邪，当用寒凉清热；湿热中阻，寒热错杂，当寒温并用，辛开苦降。在治疗中，寒、热药之量，要随脾阳、胃阴损伤程度而定。常用热药为桂枝、干姜、淡附片、半夏、厚朴、肉桂、吴茱萸、艾叶、乌药；常用寒药为黄连、黄芩、栀子、猫爪草、布渣叶、黄柏、知母、蒲公英、茵陈、大黄等。

2. 寒温并用应用案例

案例 1：寒温并用治疗呕逆泄泻

章某，女，40 岁，1960 年 6 月 22 日就诊。初起呕逆、泄泻，继则恶寒发热交作。曾于当地医院就医，服用藿香正气液、三仁汤等而热恋不退 10 余天。就诊时呕吐泄泻已经停止，但口渴，喜热饮，四肢厥逆，少神烦躁，面赤戴阳，神衰欲寐，舌色红，如涂朱砂，润而不燥，脉濡细。处方：熟附片6 g（先煎），红参6 g（另炖），麦冬9 g，北五味子3 g，肉桂5 g，细生地黄15 g，煅龙骨15 g，煅牡蛎18 g，炙甘草3 g。另用六神丸20粒，分2次吞服。

按语：本案患者初感即呕逆、泄泻，迁延失治，致损伤脾肾阳气，温邪内陷，耗伤真阴，龙雷之火僭越。温邪内炽，消灼津液，故热恋不退，口渴，喜热饮，时时烦躁；脾肾阳虚，温邪耗伤真阴，故四肢厥逆，舌红，脉濡细少神。本证之关键，全在邪机欲达而不达，须扶正以托余邪。遂处以加减回阳救急方，以参附回阳救逆，振奋肾阳，托余邪外出；以麦冬、细生地黄助阴气，托余邪而无留邪之弊；伍以煅龙牡潜降龙雷之火，肉桂引火归元，北五味子敛外越之心阳，六神丸清热解毒。全方寒温并用，托邪外出，药证相应，病遂痊愈。

案例2：寒温并用治疗耳鸣

包某，男，40岁，教师。夜寐不安，左侧耳鸣如蝉3月余，同时伴有头掣痛。前医治以泻火平肝之剂数十剂而不效，故来诊。患者诸证如同前述，又望诊见体形羸瘦，问诊知下肢常有清冷之感，舌脉诊见舌红少津，脉濡而细。处方：干地黄18 g，生白芍10 g，枸杞子15 g，金石斛12 g，茯神12 g，女贞子10 g，潼蒺藜、白蒺藜各10 g，藁本6 g，煨天麻10 g，肉桂4 g，钩藤12 g，全蝎4 g（研吞），生代赭石15 g（先煎），灵磁石30 g（先煎），7剂。

按语：患者耳鸣，前医屡投泻火平肝之剂不效，改用王乐匋教授处诊治。王乐匋教授辨此火非实，乃虚火为患。既为虚火，当尊“诸寒之而热者取之阴”“壮水之主，以制阳光”之法，主以甘寒壮水之品，伍以平肝息风之品。患者常感下肢清冷，此乃火不归元、上热下寒之证，虽用潜降亢阳、壮水制阳等法以阴制阳，仍觉不足，遂佐以肉桂引火归元，因势利导。寒温并用，以使浮阳守位。

案例3：寒温并用治疗银屑病

患者，男，40岁，2018年12月15日初诊。主诉：全身出鳞屑性红斑伴痒2年余。现病史：患者2年前春季手背出丘疹、脱屑，皮疹渐延及全身，未曾治疗。现皮疹以小腿和手背居多，冬重夏轻，口干，纳可，大便干，舌稍红，苔白腻厚，脉平。西医诊断：银屑病。中医诊断：白疕；证型：外寒里热，湿热血热。治法：清热凉血，宣散除湿。处方：麻黄9 g，防风 12 g，水牛角 30 g，生地黄 15 g，赤芍 12 g，紫草 20 g，栀子 15 g，薏苡仁 30 g，川厚朴 9 g，苍术 12 g，甘草 6 g。15 剂，水煎服。外用丙酸氯倍他索乳膏，维 A 酸乳膏，日 2 次。

二诊：皮损明显减轻，鳞屑变薄，舌稍红，苔黄腻，脉左滑右平。处方：荆芥 12 g，防风 12 g，水牛角 20 g，赤芍 15 g，紫草 20 g，栀子 15 g，川朴 9 g，炒苍术 15 g，茯苓 20 g，蜈蚣 2 条。21 剂，水煎服。

三诊：皮损消退，舌稍红，苔腻淡黄，脉平。处方：二诊方加薏苡仁 20 g，15 剂，水煎服。巩固疗效，随访半年未复发。

按语：本例患者口干，舌稍红，苔白腻厚，提示患者体内湿热，湿热蕴久，热入血分，加之春季发病，且病情冬重夏轻，故辨为寒包火证，其“火”主要为湿热郁久而成。治以清热凉血、宣散除湿，方用麻防犀角地黄汤加减。临证时应要认真仔细，遇到问题要敢于探索和创新，则能不断认识并总结出新的发病机制和证候，进而提高临床疗效。

案例 4：寒温并用治疗心悸

患者 1 个月前每日凌晨 1—2 点发作心慌，全身汗出，心前区尤甚，汗后全身乏力、四肢冰冷，伴心下、胁下胀，嘈杂似饥，打嗝明显，打嗝后上述症状稍有缓解，肠鸣频繁，矢气多，泻下清冷，午后诸症状可稍有缓解，纳可，寐差，二便调。舌暗红，苔薄白，脉弦弱。既往有阵发性房颤病史 2 年，非萎缩性胃炎、胆囊炎病史数年。心电图示房性期前收缩。诊断：心悸病（寒热错杂证）。方选乌梅丸合益气养阴方加减。处方：醋乌梅 30 g，干姜 5 g，花椒 6 g，肉桂 4 g，细辛 3 g，制附子 6 g，黄连 5 g，黄柏 10 g，党参 30 g，全当归 10 g，麦冬 12 g，醋五味子 6 g，生黄芪 15 g，炙黄芪 15 g，玉竹 12 g，百合 15 g，醋莪术 6 g，牡丹皮 6 g，丹参 15 g，刺五加 12 g，红景天 15 g，绞股蓝 15 g，法半夏 8 g，陈皮 6 g。日 1 剂，水煎，早晚分服。

14 剂后复诊症平，自觉嗳气较频、寐仍差，加炒白术 10 g，苏梗 10 g 健脾理气，酸枣仁 30 g，首乌藤 15 g，合欢皮 15 g 养心安神，继服 7 剂后夜间心慌未作，夜寐较前好转。

按语：《伤寒论》记载：“蛔厥者，乌梅丸主之，又主久痢”，故乌梅丸之证，不拘于安蛔，应本于病机，阴气渐消，阴尽阳生，若阳气虚衰，则阴阳之气不相顺接而发为本病。方祝元教授认为厥阴病者，阴阳之交互也，寒热之所在也，乌梅丸主之。本案中患者有心悸、汗出乏力等心阳虚表现，又具胁下胀、打嗝、肠鸣矢气、泻下清冷等肠胃虚寒的表现。心膈有热，故见嘈杂似饥。寒热交错，病程绵长。子时阴尽生阳，属厥阴之时，患者胸阳虚衰，胸中阴阳之气不相顺接，故子时心悸症状加重。故本病属乌梅丸主证。选方以乌梅丸攻补并用，酸苦辛并进，酸可涩肠，温可补虚。又以炙黄芪、党参温阳益气，百合、玉竹、麦冬滋阴敛气，醋莪术、牡丹皮、丹参奏补血、行血、养血之功，法半夏、陈皮化痰理气。药后夜间心慌未作，便溏好转。

案例5：寒温并用治疗不寐

殷某，失眠20余年，寐短易醒，长期服用镇静安眠药，效果不显。患者头晕头胀反复发作，时有心烦易怒，伴恶心欲吐，全身乏力，不思饮食，少食即胀，大便偏干，日行1次，小便调。舌尖红，苔薄白，脉细弦。诊断：不寐（寒热错杂证）。处方：川黄连3 g，龙眼肉5 g，柏子仁20 g，酸枣仁30 g，灵芝15 g，红景天15 g，茯苓25 g，茯神25 g，珍珠粉1.2 g。日1剂，水煎早晚分服。14剂后复诊，睡眠时长较前增加，头晕头胀尚未缓解，川黄连、龙眼肉各加至10 g，加用夏枯草15 g，牡丹皮10 g，丹参15 g，合欢皮15 g，首乌藤15 g，百合15 g。继服14剂后患者寐渐安，睡眠效果及时长满意，头晕头胀未再发作，守方继续治疗。

按语：患者失眠、头晕易怒、大便偏干为心火旺盛的表现，恶心欲吐、全身乏力、纳差、不思饮食易胃胀为脾虚之象，舌苔脉象均为佐证。选方取交泰丸之意，以黄连入心经，配伍红景天清泻过亢之心火，龙眼肉入心脾二经补益气血，配伍灵芝温补脾肾，并予酸枣仁、柏子仁、珍珠粉、茯苓、茯神等宁心安神。复诊头晕头胀未减，以夏枯草、百合、首乌藤、合欢皮清肝泻火。药后患者睡眠质量好转，头晕头胀未发。

案例6：寒温并用治疗尿毒症

患者，男，22岁，2018年5月15日初诊。主诉：腰酸乏力伴恶心呕吐1年。患者隐匿起病，初诊化验结果提示已进入慢性肾衰竭尿毒症期，合并心力衰竭。给予中西医内科保守治疗，西药予强心、利尿、扩血管、纠正酸中毒，配合中药内服、灌肠，疗效皆不明显。刻下症：频繁恶心呕吐，胸闷心悸，气短不能平卧，胃胀，腹部冷痛，腹泻、每日10余次，皮肤瘙痒，双下肢可凹性水肿，小便量少，尿中有泡沫。舌质淡，苔黄腻水滑，脉弦细数而无力。血压150/100 mmHg，Scr 1237.6 μmol/L，BUN 38.09 mmol/L，HGB 59 g/L，尿蛋白（++），血二氧化碳结合力27 Vol%。心电图检查：左心室肥厚，ST-T改变。中医诊断：关格，辨为气血阴阳俱虚、湿浊内停、寒热错杂证。治法：辛开苦降，寒温并用，泄浊和胃。处方：黄连 12 g，党参 12 g，黄芩 9 g，干姜 9 g，桂枝 9 g，陈皮 9 g，清半夏 9 g，猪苓 25 g，茯苓 25 g，丹参 15 g，炒葶苈子 25 g，大枣 12 枚，车前子 15 g（包煎），炮附子 9 g，熟大黄 9 g。3 剂，水煎服，日 1 剂。

二诊：2018 年 5 月 22 日，患者服药 1 剂即感腹中温暖，当日大便次数减少。服药 3 剂后，恶心呕吐、心悸气短、胀满浮肿诸症均明显减轻，脱离险境。效不更方，调治月余，Scr、BUN 等指标均有不同程度下降，病情归于平稳。

案例 7：寒温并用治疗结肠癌

张某，男，68 岁，2016 年 8 月因大便带血、变细伴肛门坠胀感就诊。电子肠镜诊断结肠癌、结肠多发息肉。病理示距肛门 2 cm 增生性息肉（距肛门口 55 cm）、混合性息肉，伴腺上皮不典型增生（距肛门 40 cm）、腺癌。查胸部 CT 平扫示两肺未见明显异常、肝脏多发低密度灶，部分欠清，转移待排、左肾小囊肿、降结肠乙状结肠交界区肠壁稍增厚强化。患者手术后行化疗，因呕吐反应较大遂停止化疗在家休养。既往有高血压病史 20 余年，每天口服 1 片硝苯地平控制较好，但每天 1 包烟和 2 两白酒持续 40 余年。现患者形瘦、神疲乏力，自诉近期或便下脓血伴里急后重、大便稀溏，平素腰膝酸软，头晕耳鸣，怠惰嗜卧，口干甚，饮水不解，纳呆呕恶，自觉腹胀，食欲不佳，夜寐差，小便短赤，舌暗红，苔白腻，脉滑数。最终诊断为结肠癌术后，辨证属脾胃气虚，肾阴不足，大肠湿热，治宜健脾益气，滋补肝肾，清利湿热。处方：太子参 15 g，麦冬 15 g，炒白芍 15 g，茯苓 15 g，石菖蒲 10 g，炒薏苡仁 15 g，炙桂枝 10 g，焦山楂 15 g，仙鹤草 15 g，醋柴胡 8 g，白蒺藜 10 g，炒白术 15 g，炙甘草 5 g，女贞子 15 g，墨旱莲 15 g，乌梅 8 g，干姜 8 g，炒黄芩 15 g。服 14 剂后大便状况、口干、食欲好转，舌苔偏干。二诊时减干姜至 4 g，继服 14 剂，纳寐可，整体情况明显好转。

按语：患者年轻时食肥甘厚味，加之烟酒不禁、情志劳倦，所谓“内伤脾胃，百病由生”，遂伤及脾胃，使之运化失司，继而肠道失养，生化无权。叶天士云：“病初气结在经，病久则血伤入络。”久病致瘀，肠道久虚则运行瘀阻渐成积聚。手术、化疗后损伤正气，且患者年迈，先天肾气渐衰，继而脾肾皆虚，湿热之邪乘虚内生，熏灼肠道，脉络受损。主方以四君子汤加二至丸变通，四君子汤健脾益气，炒黄芩苦寒，清泄湿热。炙桂枝和干姜一可温中散寒，所谓“太阴湿土，得阳始运”，脾胃得以温煦，可助湿化；二则辛温通阳以升举脾气，同炒黄芩寒温并用，升清降浊，调理气机，清利湿热。女贞子、墨旱莲皆偏寒凉，入肝、肾经，滋补肝肾，助后天补先天。脾土本虚，肿瘤患者多情志不畅、焦虑、易肝郁，故以醋柴胡、白蒺藜疏肝解郁，防木郁乘土，二药性升属阳，在经主气，而炒白芍苦酸、微寒，在经入血，养血敛阴，升中寓降，既调理脾胃、使气机条达，更符寒温并用之意。焦山楂性酸涩温、健脾开胃；炒薏苡仁借焦香之性以健脾胃止泻，兼清热祛湿；石菖蒲化湿开胃，且豁痰清神调瘖瘵；麦冬甘寒益胃、生津防胃燥，四药共奏健脾胃利湿之功。乌梅涩肠止泻，仙鹤草助乌梅止痢且可解毒补虚。二诊时考虑患者脾胃功能渐复，且正值春季，患者舌苔偏干，干姜性燥恐碍肝气舒发，故给予减量。方药配伍可见胡守友寒温并用法之灵活，合理精巧，用药中的，全方发挥健脾补肾、清利湿热、平调寒热之功。

案例 8：寒温并用治疗溃疡性结肠炎

汪某，男，41 岁，2006 年 10 月 18 日初诊。患者左下腹疼痛，腹泻，黏液脓性便，偶见血便，日行 3 ~ 5 次，反复发作 3 年余。近 1 年来大便均溏稀，常伴有不消化食物。经某医院肠镜检查诊断为慢性溃疡性结肠炎，予西药口服及灌肠治疗（具体不详），曾一度好转，停药数天后腹痛、泻下黏液便更加剧，伴面色不华、消瘦乏力、纳差、食后腹胀、腰酸。舌质暗淡、舌体胖、边有齿痕、苔略黄腻，脉沉细。证属脾肾阳虚兼夹湿热。采用寒温并用法，以大黄附子汤加减治疗，2 个疗程后大便次数减少、精神较佳、左下腹疼痛、黏液便消失。于 2006 年 12 月复查肠镜示溃疡面消失，肠黏膜恢复正常。随访 1 年余未见复发。

按语：现代医学对溃疡性结肠炎的发病机制尚未十分明确，一般认为可能与免疫、遗传、感染、精神因素等有关。本病属中医“痢疾”“泄泻”“脏毒”等范畴。临床表现常反复发作，迁延难愈，究其根本在于本虚标实。本虚以脾肾阳虚为主，标实则每兼有湿热、瘀滞。据此采用寒温并用法，以大黄附子汤加减治疗。方中大黄苦寒，攻实荡热，泄下通便；附子辛温大热，峻补下焦之元阳，攻逐在里之寒湿，与大黄配合，一寒一热、相反相成，能治沉寒夹滞、寒湿内结；细辛辛温，能外散风寒，内化寒饮，并通肾气，又能开窍引药入肾温化阴浊之邪；加黄连能燥湿清热解毒；黄芪补气升阳，托毒生肌。

案例9：寒温并用治疗湿疹

郑某，男，43岁，2011年4月12日初诊。主诉：全身泛发密集丘疹伴痒5个月。患者5个月前双颈前出密集丘疹，痒，渐延及全身，在当地治疗未效。现皮疹分布于四肢伸侧，痒剧，纳可，舌稍红，苔厚腻淡黄，脉可。诊断：湿疹。辨证：风寒束表，湿热内蕴。处方：生麻黄9 g，连翘12 g，赤小豆15 g，防风15 g，苍术20 g，生薏苡仁30 g，川厚朴9 g，黄柏10 g，栀子15 g，生桑皮15 g，白鲜皮30 g。7剂，水煎服。

二诊：药后皮疹全部消退，痒止，留色沉，舌稍红，苔白稍厚腻，脉可。中药原方守7剂巩固疗效，疾病告愈。

按语：中医辨治湿疹以清热利湿为大法，而大多数患者单纯清热利湿，其疗效不甚显著。本患者冬季发病，皮损分布于四肢伸侧，舌稍红，苔腻淡黄，脉可。依据四位一体观将本例的病机概括为患者素有湿热，冬季风寒束表，腠理失之开阖，湿热难以散越。当辛温散寒与清热利湿同进，收效显著。拟用麻黄连翘赤小豆汤加减，方中生麻黄、防风辛温散寒解表，生桑皮宣肺利水，提壶揭盖；苍术、生薏苡仁健脾利湿，以杜绝生湿之源；川厚朴行气燥湿，此为气行则水行之法；连翘、栀子清热利湿，黄柏、白鲜皮清热利湿止痒；赤小豆利水，湿邪从小便而出。纵观全方，表里同治，寒温并用，风寒去则腠理开，湿邪散则水疱消。

案例10：寒温并用治疗荨麻疹

王某，男，35岁，2011年8月22日初诊。主诉：全身出风团伴瘙痒8年。患者8年来全身出风团伴瘙痒，曾在多家医院治疗，效欠佳。现风团每日出，遇冷增多，痒甚，乏力，纳可，舌稍红，苔薄白，脉右弱左弦。诊断：慢性荨麻疹。辨证：卫阳不足，肝气偏旺。治法：益气温阳，疏肝祛风。处方：生黄芪30 g，桂枝12 g，白芍12 g，柴胡9 g，牡丹皮12 g，白蒺藜15 g，白鲜皮30 g，地肤子30 g，防风15 g，生姜3片，大枣5枚，炙甘草9 g。15剂，水煎服。

二诊：药后风团减少，仍每日出，舌淡红，苔薄白，脉沉。拟方生黄芪20 g，桂枝12 g，制附子12 g，防风15 g，柴胡10 g，白芍15 g，白鲜皮30 g，地肤子20 g，生姜3片，大枣5枚，炙甘草9 g。15剂，水煎服。

三诊：药后风团基本控制，偶有几个小风团，舌暗红，苔薄白，脉沉稍弱。中药二诊方加栀子15 g，牡丹皮15 g，柴胡9 g，22剂，水煎服。药后风团一直未出，疾病告痊愈。

按语：慢性荨麻疹，中医称之为“瘾疹”，本病病机高度概括为8个字，即虚实夹杂、寒热错杂。本病例风团遇冷增多，乏力，舌稍红，脉右弱、左弦，属于卫阳不足、风寒袭表，兼肝经郁热。初诊益气温阳，固表祛风，兼以疏肝清热，病情很快减轻。待肝经郁热清除后，此时则全力温阳益气固表，激发正气，抗御外邪，邪去正安，风团未出而愈。由此可见，本病的病机复杂多变，内有气虚阳虚，外有风寒湿热，兼有肝经郁热，治疗应主次分明，标本兼治，温阳与清热并用，补气与疏肝共进，稍有疏忽遗漏之处，都可能导致病程缠绵，病情顽固不解。

（四）消补兼施

1. 中焦壅滞、消补兼施

胃主受纳，腐熟水谷，脾主升清，二者同居中州，共同完成饮食水谷的消化、吸收过程。饮食失节可伤脾胃，脾胃功能失常又可导致饮食停滞，二者互为因果。饮食失节，食滞中焦，影响脾胃运化功能，导致气机痞塞者，症见脘腹胀满疼痛、嘈杂、嗳气腐臭、矢气频作、大便臭秽不爽、舌质暗、苔白厚腻、脉滑。治应消积导滞，疏通气机。同时加健脾益气之品，一助其运化，二防止消导太过耗伤气血，即“消补兼施”。主要消导药为生、炒麦芽、焦三仙、炒枳实、木香、八月札、厚朴、山楂、槟榔片、鸡内金、炒莱菔子；益气健脾药为人参、黄芪、白术、党参、甘草、山药等。

2. 消补兼施应用案例

案例1：消补兼施治疗水肿

朱某，男，65岁，2022年2月23日初诊。主诉：双下肢反复水肿半年余，加重半个月。患者半年前无明显诱因出现双下肢水肿且反复发作，卧床休息几日后水肿可缓解，半个月前从事体力劳动后自觉双下肢水肿较前加重，休息后未见明显改善。刻下症：双下肢水肿，按之凹陷不起，平素气短乏力，活动后偶有咳喘胸闷，时有腹部胀满不适，食纳尚可，小便较前减少，大便正常，夜寐欠佳，舌质暗，苔薄白，脉沉弱，律齐。既往史：有高血压病史5年，平素服用沙库巴曲缬沙坦钠片调控血压；有冠心病病史5年，现口服利伐沙班和阿托伐他汀钙治疗。查体：面色稍暗，口唇轻微发绀，双下肢中度凹陷性水肿，颈静脉怒张，肺底部可闻及散在湿啰音，肝颈静脉回流征阳性。辅助检查：心脏彩超示左室射血分数 $<40\%$，伴全心扩大；B型钠尿肽50 ng/L。西医诊断：心力衰竭。中医诊断：阴水水肿（气

虚血瘀证）。治以益气活血，通利水道。方选防己黄芪汤合五苓散加减。处方：生黄芪 30 g，党参 10 g，茯苓 20 g，泽泻 10 g，生薏苡仁 10 g，苦杏仁 10 g，冬瓜皮 10 g，车前子 30 g（包煎），冬瓜仁 10 g，生白术 10 g，瓜蒌皮 10 g，丹参 15 g，怀牛膝 10 g。7 剂，每日 1 剂，水煎，分 2 次服。

二诊：2022 年 3 月 2 日，患者服药后气短乏力较前缓解，双下肢轻度水肿，饮食可，二便正常，脉小，律齐，舌质淡、暗红，少苔。予初诊方去冬瓜皮、冬瓜仁、车前子，加红花 6 g，陈皮 6 g，7 剂。

三诊：2022 年 3 月 16 日，患者双下肢已不肿，气短乏力症状亦不显，食纳可，二便调，夜寐安，舌浮肿、质暗，苔薄白，脉弦，律齐。治当益气活血，稍加利水，予初诊方去泽泻、冬瓜皮，加红花 6 g，14 剂。2 周后复诊，患者诸症不显，双下肢水肿未反复，嘱其戒烟戒酒，低盐饮食，避免从事过劳活动。

按语：患者年老体衰，素体亏虚，加之劳倦过度，耗伤气血，气机推动乏力，营血生化无源，五脏之气皆虚，气不行血，导致血瘀水停，故出现双下肢凹陷性水肿、气短乏力等症；患者病久未治，已有水饮凌心犯肺之变证，故而出现咳喘胸闷。结合患者舌苔脉象，辨证属气虚血瘀水停之证，予防己黄芪汤合五苓散加减。方中生黄芪偏重于利水，又可禀少阳之气入于三焦，补益全身之气；党参既可辅助黄芪增强补中益气之功，又可与苦杏仁共奏益肺平喘之效，三药于此方中共同发挥“补”之功效；李果烈医师将活血祛瘀药（丹参、怀牛膝等）与淡渗利水药（茯苓、泽泻、车前子、冬瓜皮等）并用，消除瘀血以通利水道，共奏“消”之功用。《素问·至真要大论》有言“诸湿肿满，皆属于脾”，脾主运化，有吸收、转输和布散水液之功，故李果烈医师于方中加入生白术、生薏苡仁以健脾益气、利水祛湿。考虑到患者偶有咳喘胸闷，因此于方中应用瓜蒌皮以宽胸散结；对于患有高血压及心血管疾病的患者还常于方中加入冬瓜仁，它在利水的同时，还具有保护心血管、强身健体之功，药食同源类药物也不会加重肝脏、肾脏负担。二诊时患者水肿症状较前缓解，但仍有舌质暗红、脉小等气虚血瘀表现。血瘀成水之病理系由瘀块堵塞气血运行、水液久滞积聚而成，若血瘀不除，水饮恐有复生之患，又言“祛邪易伤正气，利水易伤阴津”，若长期应用利水药，则有伤阴之虑。故于初诊方中去冬瓜皮、冬瓜仁及车前子等利水药，加红花、陈皮等活血理气药，以化瘀块、利血行，从源头消除水饮。三诊时患者双下肢水肿已不显，气虚症状亦较前改善。淡渗利水药如泽泻之类，用之日长或用之失当每有伤阴之弊，患者水肿症状已不显，此时宜以益气活血为主，稍加利水，故于初诊方中去泽泻、冬瓜皮，加红花。该患者服汤药28剂后，诸症得缓，水肿未再发作。

案例2：消补兼施治疗萎缩性胃炎

郭某，男，33岁，2016年7月15日初诊。主诉：胃脘及食管部位不适伴反酸灼热半年余。病史：患者于半年前起经常胃脘及食管不适，反酸灼热。胃镜诊断为慢性萎缩性胃炎。体重下降，进食量尚可，排便不成形。幽门螺杆菌（+）。舌淡红，苔薄白，脉弦滑。诊断：慢性萎缩性胃炎。中医诊断：胃痛；证型：胃阴不足证。处方：黄芪、白及、延胡索、川楝子、浙贝母、苦参、连翘、蚕沙、紫苏子各10 g，蒲公英、白蔹、瓜蒌、豆豉、瓦楞子各15 g，石斛、知母、茯苓各20 g，茵陈、薏苡仁各30 g。12剂，每日1剂，水煎服。

二诊：2016年7月26日，服药症状改善，偶有轻微恶心。舌红，苔薄白，脉弦细。初诊方加陈皮、半夏、生蒲黄各10 g，藿香、佩兰各15 g。12剂，每日1剂，水煎服。

三诊：2016年9月7日，近日因天气转凉，胃脘灼热再发。舌淡，苔薄白，脉细。二诊方加天花粉20 g。12剂，每日1剂，水煎服。

四诊：2016年9月29日，近日症状加重，胀满疼痛。舌红，苔薄白，脉弦细。处方：黄芪、白及、延胡索、川楝子、白豆蔻、砂仁、连翘、浙贝母、苦参、蚕沙各10 g，蒲公英、白蔹各15 g，茯苓20 g，炒薏苡仁、茵陈各30 g。12剂，每日1剂，水煎服。

五诊：2016年10月18日，患者感觉良好，尚有轻度灼热隐痛。舌淡红，苔薄白，脉弦。四诊方加白术。12剂，每日1剂，水煎服。2周后随访，病情好转。未再服药。

按语：本病现代医学诊断为慢性萎缩性胃炎，初诊时患者经常反酸灼热，辨为胃痛胃阴不足证，当清热化湿、养阴和胃。胃脘灼热一症，以脾虚不能为胃行其津液所致，故以石斛、知母养胃阴，黄芪、白及托毒生肌，兼顾脾胃气阴，治以补法。佐以行气活血、清热解毒、化痰散结、制酸止痛之药，治以消法。然甘寒之品虽能生津，但也有滋腻碍脾之弊，故四诊减去甘寒养阴之品，酌加白豆蔻、砂仁化湿开胃，五诊后随访诸症消失。

案例3：消补兼施治疗前列腺增生

张某，男，63岁，1995年11月27日初诊。患者1年来渐觉尿频，夜尿增多，尿线变细，尿后余沥不尽，常尿湿内裤。近2个月症状加重，排尿时间延长，小便点滴而出，小腹憋胀隐痛不适，夜晚因尿频而不得安眠，常感乏力神倦，头晕耳鸣，舌质紫暗、边有瘀点，苔薄白，脉沉涩。肛门指诊：前列腺大如鸭卵，腺体光滑，中央沟消失，质地较硬，压痛明显。B超检查：前列腺为60 mm×41 mm，中叶向膀胱内凸出约21 mm。诊断为前列腺增生症（Ⅱ度）。证属癥结瘀阻，肾气亏虚。治宜消癥化瘀，补肾益气。拟桂枝茯苓丸加味：桂枝15 g，茯苓12 g，桃仁10 g，牡丹皮10 g，赤芍10 g，党参10 g，王不留行12 g，怀牛膝15 g，山药15 g，杜仲15 g，土鳖虫6 g。煎服，每日1剂。病者守方服药30日，小便通畅，症状相继消失。肛门指诊及B超检查前列腺明显缩小。随访年余，未见复发。

孙某，男，70岁，1994年3月19日初诊。尿频、尿急半年，近1个月症状加重。刻下症：频有溲意，临厕努挣，欲尿不出，或点滴而出，每次尿量不超过30 mL，尿后淋沥不尽，伴咽干口渴，体倦乏力，腰膝酸软，小腹及会阴部重坠不适，大便干燥，3～5天一次。舌质淡而干、少苔，脉沉细无力。肛门指诊：前列腺Ⅱ度增生，中央沟略突出，质地中等，触痛不显。证属肾阴不足，癥块内结。治宜补肾养阴，消散癥结。拟大补元煎加味：党参10 g，山药12 g，熟地黄10 g，枸杞子10 g，当归10 g，杜仲15 g，牛膝15 g，丹参15 g，水蛭（研末冲服）8 g，桂枝5 g，甘草3 g。水煎服，每日1剂。服药10剂后，夜尿次数减为2～3次，尿量增多，精神转佳。后守方稍事增损坚持服药20天，诸恙悉除，至今未复发。

按语：前列腺增生症，病程缠绵，严重影响患者的生活质量。本病的病位在膀胱，从临床症状来看，与中医学癃闭一证颇似。《内经》有“膀胱病，小便闭”“膀胱不利为癃”的论述。膀胱的贮尿和排尿功能，依赖肾的气化作用，肾气充足，固摄有权，膀胱开合有度，则水道通调。老年肾气日衰，气化无力，久则膀胱腑气郁滞，因虚致瘀，致癥块内结，阻塞尿流，发生本病。可见肾虚是致病之本，癥块阻结为发病之标。临证时宜详察虚实，分清缓急，参合高年之体，诸脏不足的特点，选方遣药既不能峻攻求其速效，又不宜妄补增其癥瘀，根据“结者散之”“虚者补之”之原则，立消补兼顾之法，甚为合拍。如治前案以癥瘀阻结为主，故施桂枝茯苓丸注重消散水道有形之癥结，加土鳖虫功专通逐，王不留行、怀牛膝活血通利以引瘀外达，杜仲、党参、山药补肾培元。诸药相合，消中有补，开中兼合。后案肾虚表现较为突出，故用大补元煎益肾固本为主，加水蛭、丹参消癥活血，佐桂枝意在助气化，通利腑气，共收补中寓通之功。以上两案虽消补并用，但均有侧重，当以辨证为准绳。总之，治疗前列腺增生症，宜审证求因，注重消补，权衡变通，才不致顾此失彼，实为本病治疗中至为重要的一环，验之临床，确可缩短病程，提高疗效。有实验证明，活血消癥药物能扩张血管，改善前列腺组织的血液循环，能够穿透前列腺包膜，加速病灶处对药物的吸收，从而使腺体缩小梗阻解除，尿流通畅；扶正补肾能提高机体免疫功能。二法合用，有利于调节平衡，促进正常生理功能的改善与恢复。

案例4：消补兼施治疗腹胀

患者，女，52岁，2015年8月21日就诊。主诉：腹胀反复发作2年余。患者体形偏胖，面部虚浮微肿，腹部胀满难忍，饥饱均胀，食后更剧，上午轻，下午重，傍晚后更甚，自觉有气壅滞在腹部，上下不通，胀满发作时不喜温按，四肢困重，双下肢酸软，下腹坠胀，脐部发凉，大便每日3～4次，便质黏稠，便意急。舌质略紫，舌体胖大，苔白，脉沉。前医给予枸橼酸莫沙必利分散片、双歧杆菌四联活菌片均无效，患者苦满不解，遂前来就医。胃镜、腹部B超均未见明显异常。查体：一般情况良好，腹软，无压痛及反跳痛，肝、脾肋下未及，肠鸣音正常。西医诊断：功能性腹胀。中医诊断：腹胀（脾虚气滞，痰湿阻滞）。治法：健脾除湿，宽中消满。处方：川厚朴15 g，干姜15 g，太子参15 g，半夏15 g，甘草15 g，茯苓20 g，白术20 g，大腹皮15 g，紫苏15 g，木香10 g，公丁香15 g，姜黄15 g，薏苡仁20 g，苍术15 g，丹参20 g，桃仁20 g，山药20 g，桑螵蛸15 g，益智仁20 g。7剂，每日1剂，水煎250 mL，早晚温服。

二诊：2015年8月28日，服上方后，前述症状有所减轻，上午无腹胀，仍觉下午腹胀，下肢轻度浮肿，尿量略少，大便日3～4次，便意仍急，舌脉同前。上方去丹参、桃仁，加泽泻20 g，猪苓20 g，草果仁15 g，陈皮15 g。15剂，每日1剂，水煎250 mL，早晚温服。

三诊：2015年9月13日，午后腹胀症状减轻，无下肢浮肿，脐部发凉减轻，仍觉小腹有下坠感，舌脉同前。上方去太子参、泽泻、猪苓，加槟榔15 g，沉香10 g，白豆蔻15 g。20剂，每日1剂，水煎250 mL，早晚温服。

四诊：2015年10月3日，服上方后，腹部胀满较前明显缓解，脐部发凉亦减轻，大便日2次，便质黏稠，口略干。舌质暗红，白厚苔，少津，脉沉。上方加黄连10 g，黄柏10 g。15剂，每日1剂，水煎250 mL，早晚温服。

五诊：2015 年 10 月 18 日，服药后症状消失。上方加天花粉 15 g。15 剂，每日 1 剂，水煎 250 mL，早晚温服。3 个月后，腹胀消失，此后半年未再诊。

按语：本案证属脾虚气滞之腹胀，治疗当健脾除湿、宽中除满，故张琪教授治以厚朴生姜半夏甘草人参汤加减。原文病机为太阳病发汗后，损伤脾胃之气，脾失健运，运化无权，痰湿内生，使气机郁滞，胀满始生。张琪教授认为，临证用本方治太阳病发汗后所致的腹胀满之脾虚气滞证较为少见。临床实践中，不必拘泥于发汗后，所谓有是证则用是方，凡遇病机为脾虚气滞所致之腹胀满者皆可随症加减用之，只要细心辨证，加减得宜，往往能收到满意的效果。其辨证要点在于腹胀满多表现为上午轻，下午重，以傍晚尤重，但胀满发作时不喜温按，属虚中有实。方中川厚朴味苦性温，善于通泄脾胃之气分，行气消胀、燥湿温脾；而张琪教授常以干姜易生姜，加强温阳化湿，宣散胃中气滞之功；半夏辛温，化湿和胃，辛开散结、化痰降逆；太子参补益脾气，滋养胃阴；佐以甘草益气和中；大腹皮、木香增强其行气消胀之功；酌加公丁香温寒化湿；茯苓、白术、山药、薏苡仁渗利湿气而健脾；苍术性燥苦温，运脾除湿。张琪教授认为，久胀不愈，必有经脉瘀阻，在辨证论治基础上加用丹参、桃仁、姜黄等活血化瘀药物，使其祛瘀生新，血运气行。并以少量益智仁、桑螵蛸温补肾阳，意在微微生火以生肾气。张琪教授认为脾的纳运水谷功能，必须借助肾气的温煦，后天与先天，相互资生，方能运化健旺。整个治疗过程一直遵循调理脾胃升降之气机为主线，临床应用随症加减。二诊下肢轻度浮肿，尿量略少，酌加泽泻、猪苓以利尿渗湿；患者仍觉腹胀，酌加草果仁、陈皮以加强行气化湿宽中之效。三诊继加槟榔、沉香、白豆蔻以增强行气宽中、导滞除胀之效。四诊出现口干、苔白厚，有化热迹象，少佐黄连、黄柏，意寓辛热之剂中少佐苦寒药，乃温中有凉，防止辛热过剂伤阴。五诊继加天花粉以滋阴护肺，治一经保护另一经；诸药配合，寒温并用、消补兼施，使补而不壅，消而不损，三焦气机得和，脾气健运，则胀满可除，故疗效佳，效如桴鼓。

案例 5：消补兼施治疗精液异常

患者，男，31 岁。现症见：60 分钟精液尚未完全液化，前列腺液常规检查正常，精子活动度下降，腰酸不适，易疲倦，舌淡，苔白，脉细数。处方：山茱萸 18 g，黄精 30 g，红藤 15 g，败酱草 15 g，女贞子 30 g，仙茅 20 g，黄柏 12 g，何首乌 30 g，熟地黄 30 g，萆薢 10 g，淫羊藿 20 g，黄芪

30 g，王不留行 10 g。治疗 2 周后，复查精液液化时间为 30 分钟，活动度提高，精液常规检测正常。

按语：此患者本虚标实，寒热错杂，治疗上应清补结合，清热利湿，分清泌浊。常用熟地黄、山茱萸、仙茅、黄精、何首乌、女贞子、黄芪等益气补肾，平补不热；针对病机，病根常常为湿热、瘀血等阻塞阴道，故须祛除湿热；解毒活血，常选红藤、败酱草、黄柏、萆薢、王不留行。败酱草具有活性成分含量多、分布广泛、资源丰富等特点，有很强的抗菌、抗病毒作用，可明显改善血液循环，促进免疫功能的调节，保肝利胆，抗肿瘤。曾有研究报道大剂量败酱草治疗精液不液化，认为本品能解除前列腺局部肌肉血管痉挛，增加前列腺分泌，促进精液液化。《本草正义》言其“能清热泄结，利水消肿，破瘀排脓”。通过上述病例分析，可以看出在提高精子质量方面，除了针对湿热、痰湿、瘀血、淋浊等病理因素治疗，时刻不忘固本，即健脾补肾。针对病因，或选用龙胆泻肝汤、血府逐瘀汤、温胆汤、萆薢分清饮等治疗。另外，免疫性不育症，如抗精子抗体阳性等，应坚持益气补肾，配合清热解毒、活血化瘀，方选补阳还五汤酌加败酱草、红藤、白花蛇舌草等，经常起到出其不意的效果。

案例 6：消补兼施治疗胃下垂

刘某，女，48 岁，1992 年 7 月 26 日初诊。患者于 3 年前因情志不遂，加之饮食不节而致腹胀，胁肋胀痛。经医治，胁肋胀痛缓解，而腹胀如故，且逐渐加重，1 年前在某医院被诊为胃下垂。屡经治疗，效果不佳。现患者体形消瘦，面色晦暗，善太息，自诉食少纳呆，腹胀，恶心，餐后加重。舌质隐青，苔白微腻，脉弦滑。上消化道钡餐透视：胃小弯角切迹在髂嵴连线下 4.0 cm。证属脾虚肝郁，湿浊中阻。治以健脾化湿，消食导滞，行气开郁。处方：党参 20 g，茯苓 20 g，白术 20 g，炙甘草 10 g，焦三仙各 15 g，炒莱菔子 30 g，厚朴 15 g，陈皮 15 g。服此方 12 剂，腹胀，恶心消失，唯觉纳差，上消化道钡餐透视复查：胃小弯角切迹在髂嵴连线下 2.0 cm。又以此方做成丸剂，继服月余，病愈。

按语：胃下垂，中医称为胃缓。《灵枢·本藏》有“肉䐃不坚者，胃缓”的论述，说明肌肉不坚是导致本病的主要原因。后世对本病的成因多责之于脾虚气陷，治疗以补气升提为主，病情缠绵难愈，笔者认为本病之成，多因饮食不节、情志怫郁等因素导致脾气虚弱，湿浊宿食内停，脾虚不能健运水谷，一则气血生化不足，肌肉失于濡养，导致肌肉不坚，发为胃缓之疾；二则湿浊宿食停滞中焦，阻脾碍胃，又使脾虚加重。此时若一味补气升提，忽视了湿浊、宿食等病邪产物及胃和降的原则，难免失之偏颇，因此，治疗应标本兼顾，消补兼施，方中以四君子汤益气健脾，合焦三仙、厚朴、炒莱菔子行气导滞而和胃，配陈皮燥湿以健脾，诸药合用，消导以祛邪，健脾以扶正，药证吻合，故获佳效。

（五）肝脾同调

1. 肝郁脾虚、肝脾同调

五脏是一个整体，功能上相互制约，病理上相互影响，尤其肝脾关系最为密切。肝（胆）属木，脾胃属土，脾胃功能健运，有赖肝气条达，肝气过旺，易克制脾土。故治疗脾胃病，莫忘调肝（胆），木气条达，脾胃功能自健，否则土壅木郁，症见头晕口苦、性急易怒、胁肋胀满、乳房胀痛、腹痛腹泻、舌暗边尖红、苔薄腻、脉弦。治疗应在健脾益气同时加入调肝药物，如郁金、柴胡、八月札、木香、白芍、生麦芽、娑罗子、素馨花等。

2. 肝脾同调应用案例

案例 1：肝脾同调治疗泄泻

患者，女，29 岁，2008 年 5 月 20 日初诊。患者在上中学时开始经常脘腹疼痛，每因精神紧张或饮食不慎时发病。西医诊断：胃下垂（轻度），慢性肠炎。2 周前患者脘腹疼痛加重，伴下坠感，大便溏，日 2 ~ 3 次，便后痛减，眠差，舌质暗红，苔薄白，脉弦细。中医诊断：泄泻；辨证：肝脾不和。治法：益气健脾，抑肝缓急。处方：竹节参 12 g，西洋参 10 g（先煎），炒白术 15 g，炒防风 12 g，仙鹤草 18 g，炒谷芽 30 g，炒麦芽 30 g，炒神曲 12 g，炒白芍 18 g，乌梅 12 g，黄连 10 g，广木香 10 g（后下），桔梗 10 g，葛根 15 g，炒枳实 15 g，生龙骨、生牡蛎各 30 g（先煎），炙甘草 10 g，生姜 1 片为引。14 剂，水煎服。药后痛、泻大减，综上方续服 14 剂收功。

按语：本例患者属肝脾失调，脾虚下陷，治以抑肝缓急、益气健脾。方中用健脾升清之竹节参、炒白术、炒防风、葛根、桔梗，佐以炒枳实降气；以炒白术、黄连苦以燥湿，配西洋参、乌梅、炙甘草酸甘化阴，缓急止痛；既用炒枳实、炒谷芽、炒麦芽、炒神曲等以助运，又用竹节参、西洋参、炒白术、炙甘草健脾以益气，并配炒白芍等养血。同时，在上述基础上，佐入广木香、炒白芍等疏肝柔肝之品，全方相辅相成，肝脾同调，使肝气得舒，脾气得升，胃气得降，故诸证得除。

案例2：肝脾同调治疗眩晕

患者，女，49岁。2011年5月17日因眩晕呕吐1个月来诊。1个月前患者起夜时突发眩晕，不敢睁眼，恶心呕吐，当时测血压（160~180）/90 mmHg，住院治疗10余天，脑部CT提示脑供血不足，经治疗后眩晕好转，但始终未完全缓解。刻下症：头晕，头部恶风，晨起饭后反酸，有时胃脘部疼痛、嘈杂感，夜间胃痛加剧，但无恶心呕吐，饮食、睡眠、二便尚可。口唇溃烂结痂，面色不华，皮肤划痕症（+），舌质暗红，苔薄腻。左脉沉细，右脉沉小弦。心情紧张时曾停经3个月，月经有血块。颈椎增生病史3~4年，鼻炎病史10年。路老认为此患者因肝胃不和，浊阴不降引起眩晕，治以养血柔肝、和胃降浊。处方：炒芥穗10 g，葛根20 g，炒蒺藜15 g，僵蚕12 g，竹半夏12 g，竹茹15 g，天麻12 g，炒白术12 g，郁金10 g，炒杏仁9 g，炒薏苡仁30 g，茯苓30 g，黄连10 g，炒枳实15 g，吴茱萸3 g，瓦楞粉20 g（包），珍珠母30 g（先煎），生姜1片为引。

患者服药2周后择日于2011年6月11日前来复诊，自诉服上方感眩晕呕吐明显好转，胃中嘈杂感亦有好转。10天前突感牙痛，流黄浊涕，自服牛黄解毒片后又出现头昏嗜睡，卧床3天后，6月3日月经来潮，量多，血块多。刻下又感眩晕，于嘈杂环境中尤甚，胃中嘈杂，烦躁易怒，睡眠差，入睡困难，大便稍干，食欲缺乏，鼻干，舌质暗红，苔白稍腻，脉沉弦细。路老考虑到正值长夏之季，暑湿较盛，故治宜清暑醒脾、疏肝肃肺和胃。处方：钩藤15 g（后下），金蝉花12 g，荷叶12 g，炒蒺藜12 g，枇杷叶12 g，炒黄芩12 g，佩兰12 g，黄连10 g，炒杏仁9 g，炒薏苡仁30 g，厚朴花12 g，焦三仙各12 g，瓦楞粉20 g（包煎），竹半夏12 g，娑罗子10 g，刀豆8 g，炒苏子12 g。同时嘱患者以代茶饮方调理巩固：西洋参10 g（先煎），炒扁豆12 g，姜半夏6 g，佩兰10 g，焦三仙各12 g，陈皮9 g，茵陈12 g，芦根30 g，六一散20 g（包煎）。

按语：该患者眩晕发作之时伴有呕吐、不敢睁眼、血压升高等表现，均为风痰上扰之象。追问其病史，得知患者常常晨起、饭后反酸，有时胃脘部疼痛、嘈杂不适感，凌晨两三点每因胃不适而醒，知平素胃虚。望诊口唇溃烂结痂，面色不华，兼有左脉沉细，均提示有血虚的因素存在。此外，患者心情紧张时曾停经3个月，月经常有血块，右脉沉小弦，乃是病位在肝，肝气郁结所致。综合以上诸多因素分析，该患者应是由于肝血不足、胃失和降而致风痰上扰，故初诊处方以半夏白术天麻汤合黄连温胆汤加减，佐以左金丸平肝和胃以制酸，并用炒芥穗、葛根、炒蒺藜、僵蚕四味药，取其轻清升散的特点，以升清阳、降浊阴，且炒芥穗能引血归经，起到疏肝和血的作用；僵蚕味辛苦、气薄，善升阳除湿祛痰；葛根柔筋止痛，现代药理证明其能改善脑循环，诸药合用共奏升举清阳、祛风胜湿之效。二诊患者自觉眩晕有明显改善，但因患牙痛，又逢月经来潮，眩晕有所反复。烦躁易怒，入睡困难，均为肝失疏泄的表现；大便稍干、鼻干，提示病位在肺；苔白稍腻，为湿浊内生的表现。治以疏肝肃肺和胃，又考虑到长夏暑湿较盛，因时制宜，加重化湿，用佩兰、炒扁豆、茵陈、荷叶等药，以清暑化醒脾，并加用代茶饮方以健脾化湿，巩固疗效。

案例3：肝脾同调治疗玫瑰痤疮

李某，女，35岁，因“两颊、口周部出现丘疹、粉刺3年，加重1个月”就诊。患者于3年前因工作压力大、经常熬夜，面部逐渐出现红色丘疹、粉刺，以口周较严重。患者近1个月情绪急躁而致丘疹、粉刺加重，遂来诊。刻下症：口周部多发丘疹，色鲜红，散在结节，瘙痒、疼痛，伴烦躁；纳可，口黏，入睡困难，易醒多梦，纳食差，二便调；舌质红、苔腻，脉弦滑数。西医诊断：玫瑰痤疮。中医诊断：酒渣鼻，属肝郁化火、湿热郁结证。治法：疏肝健脾，清热解毒。处方：茵陈15 g，连翘15 g，北柴胡12 g，漏芦10 g，郁金10 g，丹参30 g，黄连片10 g，黄柏10 g，当归10 g，川芎6 g，虎杖15 g，浙贝母15 g。7剂，颗粒剂，水冲服，每日2次。

二诊：丘疹减少，颜色转淡红，但大便干燥。舌质淡红，苔边、中间腻，脉弦。处方如前，加枳实10 g，芒硝5 g。7剂，颗粒剂，水冲服，每日2次。

三诊：丘疹、粉刺基本消失，结节减轻，口黏纳呆，大便略干，舌淡红，苔中后部厚腻，脉弦。前方去枳实，加白术15 g。7剂，颗粒剂，水冲服，每日2次。

四诊：诸症减轻，同首诊方。嘱患者注意调节情绪和压力，少食辛辣肥厚食物。

按语：酒渣鼻好发于颜面中部，与痤疮病机相近。古代医家多认为痤疮与湿热、血热、瘀毒相关，如《医宗金鉴·外科心法要诀》认为“此证由肺经血热而成，每发于面鼻，起碎疙瘩，形如黍屑，色赤肿痛”。本例患者因精神压力过大，肝疏泄太过，肝经郁热化火，上犯头面部、口周部，发为酒渣鼻。肝失疏泄日久，肝木克脾土太过，脾失健运，导致湿热内蕴，循经上犯头面肌肤，致症状加重。故治疗以疏肝健脾、清热解毒为要。蓝海冰教授治疗玫瑰痤疮时通常以北柴胡、茵陈为君药，以疏肝解郁、清利湿热；连翘、漏芦为臣药以消肿散结；郁金、丹参为佐药以活血凉血止痛。

案例4：肝脾同调治疗荨麻疹

姜某，女，34岁，因“身起风团3个月”就诊。患者身起风团3个月，遇风、遇寒后加重，瘙痒明显，每2～3天服用1片抗组胺药物。刻下症：四肢风团明显，皮色红，伴瘙痒，搔抓成片。饮食不规律，纳差食少；眠差，睡眠轻浅、时间短，2天共睡7～8小时；月经量少；大便干，3～4天一行。舌淡红、有齿痕，苔白腻，脉滑。查体：皮肤划痕征（+）。西医诊断：荨麻疹。中医诊断：瘾疹，属脾虚湿蕴、风寒束表证。治法：健脾祛湿，调和营卫。处方：党参15 g，白术10 g，桂枝10 g，白芍15 g，肉桂5 g，当归15 g，细辛3 g，白芷10 g，吴茱萸8 g，川芎9 g，荆芥穗10 g，艾叶炭10 g，防风10 g，五味子10 g，炙黄芪15 g，鸡血藤15 g。7剂，每日1剂，颗粒剂，水冲服，每日2次。

二诊：诸症减轻，下肢风团减小，发作次数减少，仍需服用抗组胺药，频率不变，大便不成形。舌苔、脉象同前。处方如前，加茵陈15 g，茯苓20 g。14剂，颗粒剂，水冲服，每日2次。

三诊：抗组胺药物已不服用，基本不起风团，搔抓时发作。症见胃中怕凉，喜温饮，眠可，口苦，胁胀，食欲转好，大便略干，小便淋沥伴涩痛。舌淡红、苔白不腻，脉弦。前方去茵陈、肉桂、白芷、艾叶炭、鸡血藤，茯苓减量到15 g，加冬瓜皮30 g，北柴胡10 g，香附10 g，郁金10 g，百合15 g，泽泻10 g。7剂，颗粒剂，水冲服，每日2次。

按语：《诸病源候论·风瘙身体隐轸候》认为“邪气客于皮肤，复逢风寒相折，则起风瘙轸”，又《诸病源候论·风瘙候》言：“夫人阳气外虚则多汗，汗出当风，风气搏于肌肉，与热气并，则生瘙。”本例患者平素饮食不节，作息不规律，导致脾气失运，水湿内蕴，内不得疏泄，外不得透达，水谷精微不能输布肌肤，肌肤失养；复感外邪（风寒邪气），外邪与气血相搏于肌肤腠理，营卫失和，故发为瘾疹。治疗以健脾祛湿、调和营卫为要。以党参、白术为君药，以益气健脾祛湿；桂枝、白芍为臣药以调和营卫；肉桂、吴茱萸、细辛为佐助药以温阳；当归、川芎、鸡血藤为佐助药以活血祛风。在疾病治疗过程中后期，或因前期多用温燥之品，又或因湿邪化燥，患者出现脾虚肝旺、肝木克脾土的相关症状，如口苦、胁胀、大便略干，即随症调整用药，减少温燥之药，配以疏肝理气之品，以巩固疗效。

案例5：肝脾同调治疗结节性痒疹

赵某，女，52岁，因四肢起丘疹伴瘙痒3个月，于2021年7月12日就诊。刻下症：患者自述四肢丘疹瘙痒严重，影响正常生活休息，曾于哈尔滨某三甲医院被诊断为结节性痒疹，口服盐酸左西替利嗪、复方甘草酸苷胶囊，间断外用丙酸氟替卡松，效果不显。平素急躁易怒，夜寐欠安，大便黏腻，舌质红苔白腻，脉滑。查体：四肢可见散在黄豆大小红褐色丘疹，质地坚硬，表面搔抓溃破有血痂。西医诊断为结节性痒疹；中医诊断为顽湿聚结，辨证为土虚木乘证。处方：生地黄15 g，牡丹皮15 g，苍术15 g，茯苓15 g，泽泻10 g，黄柏15 g，地肤子15 g，白鲜皮15 g，黄连15 g，防风15 g，荆芥15 g，蒺藜15 g，生龙骨、生牡蛎各30 g，乌梢蛇10 g，皂角刺15 g，香附15 g。14剂，水煎服，每日2次，早晚饭后半小时温服。

二诊：2021年7月27日，服上方14剂，症状稍减轻，新发丘疹减少，但瘙痒依旧，心神不宁，夜寐欠安，舌脉同前，余正常。上方加僵蚕10 g，夜交藤10 g。7剂，水煎服，每日2次，饭后温服。

三诊：2021年8月3日，未有新发丘疹，瘙痒症状稍减，丘疹色稍淡质稍软，烦躁症状稍好转，夜寐欠安。处方：7月27日方加合欢皮15 g，决明子10 g。7剂，水煎服，每日2次，饭后温服。

四诊：2021年8月10日，服上方7剂后夜寐及急躁易怒症状明显改善，丘疹颜色稍淡稍平。处方：8月3日方加苦参10 g，甘草10 g。14剂，每日2次，饭后温服。

五诊：2021年8月24日，服上方14剂，其余症状不显，皮疹红褐色，明显较前缩小、软化。处方：丹参15 g，生地黄15 g，赤芍15 g，牡丹皮15 g，川芎15 g，萆薢20 g，蒺藜15 g，僵蚕10 g，蝉蜕7 g，皂角刺15 g，苍术15 g，茯苓15 g，泽泻15 g，黄连15 g，香附15 g。14剂，水煎服，每日2次，饭后温服。

六诊：2021年9月7日，丘疹基本消退，尚有色素沉着。处方：8月24日方加当归15 g。再服7剂后停药观察，嘱患者注意调畅情志，不适随诊。后随访患者反应丘疹消退，无其他不适。

按语：患者为中年女性，平素急躁郁怒，郁怒伤肝致肝气郁结于内；忧思伤脾，脾气亏虚不化水湿而致湿热内蕴，虽有土虚木乘的症状但尚未发展为肝脾两虚所致的瘀热相结。患者年龄已过女子七七之年，冲任脉衰，气血亏虚，而致肝脾受损。但发病时间较短，血虚症状不显，主要表现为血不养肝肝阳上亢的症状。故治当清肝解郁、泻火利湿。方用调脾清肝理湿饮去龙胆草加减。由于该患者瘙痒较重，故首诊方中酌加重荆芥、防风用量以祛风止痒，乌梢蛇祛风散结软坚，使黄豆大小、红褐色、质地坚硬之丘疹得以渐渐软化，并以皂角刺散痈消肿。二诊时瘙痒依旧，且心神不宁、夜寐欠安，判断该患者热重于湿，且有肝气郁滞、肝血不足、阳亢于上、风热相结的症状，故依旧使用大剂量生龙牡平肝潜阳、镇静安神，另加夜交藤以祛风安神以治疗血虚阳亢肝郁之失眠；肝阳上亢症状依旧严重表现为情绪急躁，故以僵蚕平肝息风以解肝阳上亢之证。三诊时患者情绪急躁依旧较为严重，由于肝气郁滞化火，而致烦躁难解故加合欢皮解郁安神、调节患者情志，使肝气得疏、阳亢得解。由于此时湿热蕴结依旧难解，故加决明子以清热润肠通便使湿热得下。四诊时湿热依然内盛，故加以少量苦参清热利湿并辅助以甘草用来固护脾胃，防止苦参性寒伤中。五诊时活血清热利湿，以丹参活血祛瘀安神，川芎补血行气，赤芍、生地黄、牡丹皮清热凉血，茯苓、苍术健脾利湿，皂角刺散痈消肿，使瘀热得清，湿热得下。六诊加当归补血活血使肤色得复，不留色素沉着。

案例6：肝脾同调治疗反流性食管炎

徐某，男，43岁，2018年9月15日初诊。因反复反酸、烧心半年就诊。患者于半年前无明显诱因出现反酸、胸部灼烧感，夜间及食后明显。胃镜检查提示慢性浅表性胃炎。病理报告提示慢性非萎缩性胃炎。口服奥美拉唑、莫沙必利等西药进行常规治疗，好转后停药，停药后仍多次复发，遂求诊。现患者反酸、口苦，食后及夜间加重，偶有烧心，胸胁脘腹满闷，嗳气，不思饮食，心烦易怒，大便不爽，舌红，苔薄黄腻，脉弦。西医诊断：反流性食管炎。中医辨证：吐酸，属肝胃郁热证。治以疏肝泄热，和胃降逆。处方：柴胡9 g，黄连15 g，吴茱萸5 g，厚朴10 g，枳壳10 g，大黄5 g（单包，代茶饮），栀子9 g，煅海螵蛸25 g，煅瓦楞子25 g，神曲9 g，陈皮9 g，生白术12 g，白豆蔻12 g。7剂，每日1剂，水煎至300 mL，早晚分服。

二诊：反酸、烧心明显缓解，时有脘腹满闷、嗳气，仍觉口苦，舌红，苔薄黄，脉弦。予上方减去黄连、吴茱萸，加黄芩9 g，以增加清肝泄热之力，续服7剂。

三诊：患者诸症好转，舌略红，苔薄，脉弦滑。遂继续服上方巩固治疗14天，患者精神可，胃纳佳，未再诉不适症状。随访2个月症状未再发。

按语：肝郁犯胃致胃气壅滞，故患者症见胃脘痞闷；肝气郁于本经则胸胁胀满，胃气失和则嗳气；“气有余便是火”，气郁化火犯胃则反酸；胆热上乘则口苦。胃气滞则腑气不降，故大便不爽；舌红、苔黄腻、脉弦均为肝胃郁热之象。谢晶日教授临床治病因人、因证而异，强调以切中病机为要，此患者症状虽多，但总不离一个“郁”字。故以疏肝解郁泄热、抑酸和胃降逆为主，佐以消食、健脾、通腑。一诊方中，左金丸原方黄连与吴茱萸之比为6∶1，以清泻肝火为主。谢晶日教授辨本病肝胃郁热型肝火不甚，防黄连量大，苦寒之性损伤脾胃以致土虚木乘，故用量为3∶1。方中厚朴、枳壳调畅气机，协调升降；柴胡理肝胆气机；气机不畅，郁久化热，栀子可清利三焦，泻肝胆火；神曲、生白术、陈皮、白豆蔻健胃消食理气；大黄通腑降气，根据患者大便情况随时加减用量；煅海螵蛸、煅瓦楞子制酸止痛。

案例7：肝脾同调治疗腹型肥胖

任某，女，27岁，2021年9月10日初诊。主诉：体重持续增加3年。患者体重进行性增加3年，体重79 kg，身高160 cm，体重指数29.69 kg/m^2，腹围94 cm。月经不规则，末次月经为2021年8月29日，5日净，经量较少，色深红，有血块。大便日行2～3次，不成形，质黏。1个月前于当地医院查尿酸426 U/L，血红蛋白105 g/L。刻下症：体形肥胖，自觉乏力，多汗，善太息，易疲倦、焦虑，饥饿感不显，纳少，完谷不化，月经不规则，舌淡胖、有齿痕，苔白腻，脉细滑。西医诊断：腹型肥胖。中医诊断：肥胖病（肝郁克脾、脾虚湿盛证）。治以健脾化湿，肝脾同调。方选二陈汤合逍遥散化裁。处方：炒柴胡9 g，黄芩15 g，制大黄15 g，陈皮12 g，姜半夏12 g，茯苓15 g，炒白术12 g，郁金12 g，党参15 g，片姜黄12 g，枳实15 g，虎杖30 g，荷叶30 g，炒薏苡仁30 g，生黄芪30 g。7剂。每日1剂，水煎，分早晚饭后温服。

二诊：2021年9月17日，患者药后乏力减轻，大便日行3～4次，性状先溏后成形，体重减轻2 kg。患者仍易太息，饥饿感不显。予初诊方加白芍15 g，生山楂15 g，7剂。嘱患者适量饮食，适当运动。2周后复诊，患者诸症减轻，自觉体态较前轻盈。患者体重较前减轻，腹围89.7 cm，较前减小。继用二诊方调治。

按语：本案为典型的肥胖患者，考虑既往有高尿酸病史，通过身高、体重、生化等检查，制定最佳治疗方案。虑其为青年女性，平素多食少动，食滞脾胃，运化不及，久则脾胃虚弱，湿浊内生，使气血生化乏源，不能荣养四肢，故见乏力倦怠；阳气不足，固摄失司故见多汗；中焦健运失常故见纳少、完谷不化；平素感压力大，善太息、易焦虑、月经不规则，多因肝气郁结、肝失疏泄导致；舌淡胖、有齿痕、苔白腻、脉细滑乃正气虚弱、湿浊内生之征象。辨为肝郁克脾、脾虚痰湿证，治以健脾化湿、肝脾同调，在二陈汤合逍遥散基础上圆机活法、随证加减。方中以生黄芪、党参等健脾益气，陈皮、炒白术、姜半夏等燥湿健脾，合以炒柴胡、黄芩理气疏肝，加用荷叶、制大黄、虎杖、炒薏苡仁等化湿通便、降浊逐瘀。擅用荷叶祛湿化浊降脂。荷叶在降压、降脂等方面功效显著，其提取物荷叶碱可调节肾有机离子转运体和炎症信号通路，从而达到降尿酸的目的。二诊时患者乏力减轻，大便性状先溏后成形为肝强脾弱之证，加白芍养血柔肝，饥饿感仍不显，加生山楂化浊降脂兼开胃醒脾。后随访时患者诸症减轻，然病机未变，故守方继进。整个病程中围绕主症治以疏肝行滞、健脾益气，肝脾同调，并非单纯沿用他人健脾化湿之法，取得了较好的疗效。

案例 8：肝脾同调治疗胰腺癌

程某，男，51 岁，2017 年 3 月 9 日初诊。主诉：腹泻持续 2 个月，加重 1 周。患者因“腹胀伴大便不成形 4 月余”于 2016 年 3 月至江苏某医院就诊，行 PET-CT 检查后确诊胰腺体部癌，于 2016 年 7 月 18 日行胰十二指肠切除术。术后病理：胰腺（与胆总管相连处）中分化腺癌（1.6 cm × 1.0 cm × 0.7 cm），部分为黏液腺癌，癌组织浸润至周围脂肪组织，见神经累及，胆总管切缘、胰腺切缘、胃切缘、十二指肠切缘、十二指肠乳头未见癌浸润。术后予吉西他滨 + 替吉奥化疗 6 个周期，后因明显消化功能紊乱停止化疗。近 2 个月来患者自觉口苦，胃纳差，嗳气频，腹胀便溏、于午后晚间较甚，情志不畅。刻下症：不欲饮食，嗳气频频，腹胀腹痛，便后缓解，大便日行 3～4 次、不成形，畏寒，无恶心呕吐、嗳腐吞酸，望之面白、体形消瘦。舌质紫、欠润，苔少，边有齿痕，脉弦细。西医诊断：胰腺恶性肿瘤术后、化疗后。中医诊断：胰腺癌（脾肾虚寒，肝郁毒侵）。治以温补脾肾、疏肝祛邪。予参苓白术散化裁。处方：生黄芪 30 g，白芍 15 g，党参 15 g，茯苓 15 g，炒白术 20 g，淮山药 15 g，白扁豆 10 g，防风 10 g，陈皮 6 g，半夏 10 g，枳壳 10 g，浙贝母 10 g，海螵蛸 20 g（先煎），醋柴胡 6 g，守宫 3 g，三棱 20 g，莪术 20 g，土鳖虫 5 g，五灵脂 10 g（包煎），生蒲黄

10 g（包煎），炮姜 5 g，肉桂 3 g，鸡内金 10 g，炒麦芽 15 g，炒谷芽 15 g，焦山楂 12 g，焦六神曲 12 g，炙甘草 5 g。14 剂，每日 1 剂，水煎后冲入三七粉 3 g，偏热送服，早晚饭后半小时温服。

二诊：2017 年 3 月 23 日，自诉腹泻好转，大便日行 1 ~ 2 次，较前成形。胃纳增多，嗳气缓解，但仍觉乏力，手足不温，左上腹胀气明显。舌质淡、苔薄白，脉细。原方去炮姜，加紫苏梗 10 g，制附片 10 g，干姜 10 g，仙鹤草 30 g，当归 10 g。14 剂，水煎后冲入三七粉 3 g，服法同前。

三诊：2017 年 4 月 13 日，患者诸症好转，精神体力好，食欲佳，自觉无明显不适，二便调，偶见嗳气、泛酸。舌质淡红、苔薄白，脉弦。予二诊方加紫丹参 10 g，淡吴茱萸 3 g，14 剂，水煎后冲入三七粉 3 g，服法同前，同时加用中成药贞芪扶正胶囊以提高机体免疫力。后患者定期随诊，调治 2 年余，诸症平稳，生活质量高，无明显不适，可自主活动。

按语：该患者初次就诊时已行手术并接受多次化疗，现处于疾病中期，整体属虚实夹杂，证属癌毒内侵、肝气郁结、脾气不足、肾阳亏虚，当以健脾为本，兼以温补肾阳，辅以疏肝行气、解毒祛邪。方中生黄芪、防风、炒白术、党参、茯苓、炒山药、白扁豆可健脾益气、渗湿止泻，增强脾胃运化水谷精微的能力；生黄芪、防风、炒白术组成玉屏风散可益气固表，提高机体免疫力以抵抗外邪；炮姜、肉桂温中散寒、温补肾阳；白芍、醋柴胡柔肝缓急、疏肝解郁；土鳖虫、守宫为虫类药，配合三棱、莪术可攻坚破瘀、解毒抗癌，增强祛邪之效；陈皮、半夏、枳壳、浙贝母行气宽中、化痰消痞散结；生蒲黄、五灵脂、三七粉活血散瘀定痛；海螵蛸收湿敛疮止泻；炒谷芽、炒麦芽、焦山楂、焦六神曲开胃和胃、消食助运。诸药相合，共奏疏肝行气活血、补气温养肝肾、解毒抗癌、扶正祛邪之功。二诊时，患者腹泻较前有所好转，便次减少，大便成形，中焦虚寒较前缓解，但手足不温，故改原方中炮姜为干姜，添加制附片，继续温补脾肾；左上腹胀气明显，予紫苏梗增强行气宽中之效，缓解腹胀，帮助消化；感乏力则予仙鹤草、当归补虚养血，助生气力。三诊时，患者精神体力好转明显，偶见嗳气泛酸，予二诊方加淡吴茱萸，此药性热祛寒，功能制酸止痛，兼有疏肝解郁、降逆止呕之效，可改善患者脾阳亏虚、肝胃不和之证。

案例 9：肝脾同调治疗湿疹

刘某，女，36 岁，2018 年 11 月 18 日就诊。主诉：躯干、双下肢起皮疹伴瘙痒半个月。患者于半个月前涂抹身体乳后下腹部及双侧腹股沟出现红斑伴明显瘙痒，自行用热水烫洗，皮疹蔓延至双侧大腿、臀部，并逐渐增多。刻下症：腹部、双侧臀部、大腿泛发皮疹，色鲜红，伴明显瘙痒，影响睡眠，心烦口渴，平素性急，胸胁胀痛，纳可，大便3日未行，小便偏黄。月经量多，色红，质稠。查体：腹部、双侧臀部、大腿可见密集分布的鲜红色粟粒大小丘疹、丘疱疹，部分融合成片，舌体瘦，边尖红，苔黄腻，脉弦小数。西医诊断：急性湿疹。中医诊断：湿疮；辨证：湿热证——热重于湿。治法：清热利湿止痒。处方：龙胆草10 g，黄芩15 g，黄连10 g，炒川楝子6 g，砂仁6 g，茵陈15 g，乌梅15 g，姜黄10 g，紫草10 g，白芍20 g，生地黄20 g，当归10 g，虎杖20 g，生甘草6 g。免煎颗粒7剂，每日1剂，早晚开水冲服，嘱其清淡饮食，避免热水烫洗。

二诊：2018年11月25日，患者服药后皮疹大部分消退，未见新发，双侧腹股沟、臀部、大腿后侧见散在丘疹、斑丘疹，色红至暗红，瘙痒减轻，无其他不适，纳眠可，二便调，舌尖红，苔白腻少津，脉滑小数。前方去龙胆草、虎杖，加徐长卿10 g，生白术15 g。免煎颗粒，14剂，每日1剂，早晚开水冲服。

三诊：2018年12月9日，服前药后患者皮疹处见色沉、少量脱屑，无明显瘙痒，舌边红，苔白腻，脉滑小数，予中成药二妙丸口服14日，嘱其加强皮肤保湿，药后皮疹尽退。

按语：患者平素性急，肝失疏泄，气机郁滞化热；脾胃升降失司，运化不利而生痰湿，湿热互结，复因外物致敏，湿热与邪毒交蒸于皮肤而发为本病。湿热蕴结于肝胆，皮疹循经发于下腹及双侧臀腿；气机不通而胸胁胀痛；热盛津伤故口干肠燥；热入血分故见经血量多质稠。患者既有情志不舒，肝郁蕴热，又有脾失健运，湿热内生，因此清热不离养阴疏肝，利湿不离健脾。方中龙胆草、黄芩、茵陈清利肝胆湿热；砂仁醒脾化浊，功专中、下二焦；黄连清热利湿除烦；生地黄、白芍养阴清热凉血，当归养血活血，三药同用可养肝阴、清血热、生新血；虎杖清热利湿通便；紫草清热凉血，引药下行；炒川楝子、姜黄行气散郁；乌梅敛阴生津，又有抗敏之效，与行气药相配，有散有收，祛邪而不伤阴；生甘草调和诸药。二诊时患者热象稍减，故去龙胆草、虎杖；痰湿仍在，故以徐长卿祛湿止痒，生白术健脾以助行水布津。三诊患者皮疹近愈，予二妙丸清利下焦湿热，意欲以丸剂收功。

案例10：肝脾同调治疗慢性乙型肝炎伴肝硬化

患者，男，40岁。主诉：右胁肋疼痛2个月。自诉患慢性乙型肝炎多年、肝硬化半年，应用恩替卡韦抗病毒半年。2个月前无明显诱因出现右胁肋疼痛，疼痛程度随情绪变化而加重，伴乏力，纳差，反酸，精神弱、大便溏结不调，小便黄。面色发青，时有嗳气，舌暗红，苔薄白，脉弦。1周前化验单示乙肝五项：HBsAg（+），HBeAb（+），HBcAb（+）；肝功能：ALT 34 U/L，AST 32 U/L，GGT 42 U/L，ALP 40 U/L，TBIL 7.8 μmol/L，ALB 45 g/L；HBV-DNA < 100 IU/mL；血常规基本正常；彩超提示肝硬化。辨证为肝郁脾虚证，中药以疏肝理气、清利湿热为主。处方：柴胡12 g，黄芩10 g，白芍10 g，党参10 g，茵陈15 g，生麦芽15 g，炒白术15 g，旋覆花10 g，牡丹皮10 g，生赭石10 g，赤芍15 g，木瓜10 g，泽兰15 g。服上药14剂后，疼痛缓解，纳眠较前好转，予加减治疗后继续服用，3个月后症状消失。

按语：在临床中类似的病例并不少见，患者虽然病毒定量已经阴转，肝功能也正常，但是长期有消化道症状及胁肋胀满不适，采用健脾疏肝法调理，常取得满意效果。

案例11：肝脾同调治疗胃脘痛

患者，女，21岁，2014年1月初诊。胃脘不适4年余，近日胃痛难忍，服止痛药方可缓解，紧张或气急时多发作。北京某医院诊断为慢性浅表胃炎伴局部糜烂，胆汁反流，胆囊萎缩。平素恶冷食，食油腻则腹泻。望之面色萎黄，舌苔白，脉弦细。西医诊断：浅表性胃炎伴局部糜烂。中医诊断：胃脘痛；辨证为肝郁脾虚。患者肝气有余，乘之脾胃，故胃痛随情绪左右；胆气不升，脾气下流，故食油腻则腹泻。法当温中健胃，理气降逆。处方：党参12 g，生白术10 g，茯苓10 g，炙甘草10 g，高良姜10 g，制香附10 g，法半夏9 g，生姜10 g，柴胡10 g，枳壳6 g，陈皮10 g，白芍18 g，当归10 g，熟地黄10 g，砂仁6 g。7剂，水煎服，每日1剂。四君子汤的基础上加高良姜、砂仁温中健脾；加制香附、柴胡、枳壳、陈皮疏利肝胆，合白芍、当归、熟地黄养肝血，取逍遥散之意。7日后复诊，胃痛未作，油腻饮食后未腹泻。以其脉细、苔白腻，在原方基础上去枳壳，加鸡内金30 g，促进脾胃运化。

按语：脾胃疾病与肝密切相关，或行肝气，或养肝血，或生肝阳，以达健中、温脾、祛湿之效。以四君子汤为基础，将历代治疗脾胃病各方化裁运用，以疏肝健脾为本，脾虚湿盛者可用三仁汤加减，肝脾阳虚，可结合理中汤，或肝阳不升、脾气下陷者，可用补中益气汤加减。在具体用药上，如腹胀，加厚朴、香附；脾胃阳虚，加吴茱萸、干姜、高良姜，甚至附子。反酸者，用浙贝母、乌贼骨，甚者加黄连、吴茱萸、瓦楞子；口干、舌苔欠津者，加知母、天花粉。胃气上逆，加丁香、柿蒂，重者加大黄炭。胃脘刺痛，加延胡索、川楝子等。胃阴虚者，宗叶天士养胃汤基础上，加沙参、石斛、天冬、天花粉等；五心烦热者，加地骨皮、鳖甲、玄参等。尉中民教授常用此来治疗脾胃病，取得很好疗效。

六、方用度

湿病害人广而杂，变化多端，如不能掌握正确的辨证思路及处方法度，则可能感觉条条是道，但如配错锁的钥匙，徒有其表不见其用。湿病的治疗与其他病证不同，一是要遵循因人、因地、因时制宜的原则，圆机活法，理法方药精准得当；二是紧扣病情，以祛湿为要，要遵循祛湿的法则，坚持轻灵活泼、因势利导、用药量化等用药法度，扶正祛邪，恢复人体平衡。

（一）处方用药轻灵活泼

治疗湿病，药不在多而在精，量不在大而在中病，贵在轻灵活泼，恰中病机。所谓轻灵，即药量不宜过大，药味不可庞杂，量大药杂味厚气雄，难以运化，脾胃不伤于病而伤于药。

湿邪伤人有3条途径：一是湿从口鼻而入，先侵犯人体的上焦，进而侵犯中、下焦；二是湿由肌表而入，先伤肌表，次经络，终于脏腑；三是湿邪直中脾胃。湿伤于肌表，从口鼻而入，伤于肺卫，可出现发热、微恶寒、鼻塞流涕、头痛、咽痛、咳嗽、痰饮胸闷等症状；或湿邪浸淫皮肤可出现皮肤湿疹、痒疮。湿在肌表肺卫，宜轻清宣化，使用芳香化湿、辛散轻灵之品。

“轻”即轻清、和缓。用药轻清，一是药量不大，药味不多，但用药精当，直达病所，既能发挥治疗作用，又不会留邪伤正。如辛散之风类药，如防风、蝉衣、升麻、柴胡等升举清阳，使清阳得升，浊阴得降，升降相宜，带动全身气血运行，谓“四两拨千斤”。二是用药轻清，不用重镇、滋腻之品，如用花、叶类中药，取其轻清芳化、轻宣肺卫、轻清透热等作用，清代石寿棠曰：“湿气弥漫，本无形质，宜用体轻，而味辛淡者治之。”如麻黄、苏叶、薄荷、桑叶、菊花等解表之剂，藿香、佩兰、荷叶、苍术、石菖蒲等化湿之剂，其质轻浮、通透，性本灵动，为表药之轻灵；又如苏合香、安息香、丁香、冰片、麝香等辛窜开窍，玫瑰花、鸡冠花、素馨花、佛手花、绿萼梅、娑罗子等理气解郁祛湿，杏仁、枇杷叶、桔梗、桑白皮、荆芥穗等宣畅肺气，玉蝴蝶、凤凰衣、金荞麦、金蝉花、猫爪草等解毒散结之品，为里药之轻灵。《素问·至真要大论》云："治有轻重，适其至所为故也。"湿邪渗透性伤人，或在肌表，或湿邪入肺卫，由于湿邪黏滞，缓慢伤人，此阶段宜用芳香宣化、具有辛散作用的之轻灵之剂，祛除湿邪，恢复肺卫的气血运行。

所谓活泼，即药物选用辛散芳香流动之品，不可壅滞滋腻，壅滞则涩敛气机，滋腻则有碍脾运，助湿生痰。轻灵之药多为轻清宣肺、芳香流动之品，以为活泼醒脾、调畅气机、推陈致新之用。近代名医曹炳章认为湿病治法"必以化气为主，在上焦则宣肺气，在中焦则运脾气，在下焦则化膀胱之气"，路老也十分强调调畅三焦气机来治疗湿病，倡导"善治湿者，不治湿但治气、气化则湿化、气行则水行"的说法，用药善用宣肺化湿、醒脾开胃、理气解郁等轻清宣化之品。

清代名医叶天士曰："三焦病，先治上焦，莫如治肺，以肺主一身之气化。"吴鞠通在《温病条辨》中也指出："凡通宣三焦之方，皆扼重上焦，以上焦为病之始入，且为气化之先。"湿邪蒙于上，致上焦气机运行受阻，清阳被遏，法当因势利导、理气除湿，选用芳香化湿、平淡轻灵、行气宣肺之剂，宣肺理气化湿。叶天士在《临证指南医案》中选用杏仁、白蔻仁、通草、半夏等，"舌白头胀，身痛肢疼，胸闷不食，溺阻，当开气分除湿。飞滑石、杏仁、白蔻仁、大竹叶、炒半夏、白通草"，取之宣通肺气，化湿祛邪。又如《温病条辨》云："太阴湿温，气分痹郁而哕者，宣痹汤主治。"宣痹汤中郁金理气解郁除湿，开上焦郁滞；枇杷叶清肺热调水道；射干化痰利咽；通草淡渗利湿；豆豉清香解郁运湿。五味相佐，平淡轻灵，理气化湿，共达宣透上焦湿痹之功。

中焦之湿，宣化肺气畅中尤为重要。湿困中焦，出现脾胃为中心的病变，治以健脾和胃、辛燥化湿。但肺脾金水相生，上焦不行则下脘不通，故健脾宣肺，上下气机条达，水道得通，湿邪得以消除。叶天士曰："长夏外受暑湿，与水谷之气相并，上焦不行，下脘不通，气阻，热从湿下蒸逼，不饥不食，目黄舌白，气分之结。杏仁、厚朴、广陈皮、茯苓、半夏、姜汁"治之。可见叶天士治湿邪阻滞中上焦，选用杏仁宣畅肺气以化湿，佐以半夏、厚朴辛温燥湿，上中焦之气并行，湿邪速祛，病情缓解。

下焦之湿，宣通腑气，因势利导，淡渗利湿，通腑以开通中焦，腑气以降为顺，肺与大肠相表里，肺宣发肃降可通肠道，故下焦之湿，亦应宣肺畅中，淡渗利湿并举，方可达到祛湿效果。如《温病条辨》中宣清导浊汤用猪苓、茯苓淡渗利湿，皂荚子、蚕沙宣肺化浊，寒水石直达魄门，开肺气化之源，使气机得畅，大便通利，湿邪自解。

花类可平衡气机，既有发散作用，又有轻清作用，还可升清降浊、调节升降，故在湿病治疗中是常用之剂。一是花类药克调升降，使肺、脾、肝气机恢复正常；二是可消除湿病之郁滞，避秽化浊。如葛花和旋覆花是具有升清降浊之法的主要花类药。葛花可升发清阳，醒脾和胃，每遇清气不升之飧泄、肠风均可适用。高濂的《遵生八笺》讲述解酲汤："外解肌肉，内清阳明，令上下内外，分消其患，使胃中秽为芳变，浊为清化，泰然和矣。""诸花皆升，旋覆独降"，旋覆花降气除满，如张仲景治伤寒汗下后心下痞坚、噫气不除所用旋覆代赭汤，应用颇广。《神农本草经》言："主结气胁下满，惊悸，除中上二焦结闭之疾……去五脏间寒热……皆咸降之功。"临证见胃通降失司，在上有嗳气呃逆，在中则脘腹胀满，在下则大便秘结，此时旋覆花皆可用之。葛花、旋覆花两者相伍，一升一降，升发脾之清阳，清化胃之秽浊，使脾胃恢复"中焦如沤"的生理状态。比之升麻、柴胡、大腹皮、厚朴等升降清浊药物，葛花、旋覆花药性和缓不燥烈，无劫阴之弊。

玫瑰花、绿萼梅为疏肝解郁常用花类药。玫瑰花味甘辛，性微温，归肝经，可疏肝解郁以行气，又可芳香醒脾以助纳运。如《食物本草》云其："利肺脾，有益肝胆，辟邪恶之气，食之芳香甘美，令人神爽。"绿萼梅酸涩而平，入肝、胃经，疏肝理气，和胃生津，善治肝胃气机郁滞所致的胁肋胀痛、脘闷嗳气、纳食不香，以及痰气交阻所致的梅核气等病证。故而针对脾胃虚弱者兼有肝气郁滞，此时需疏肝解郁，又忌刚燥伤胃。玫瑰花、绿萼梅药性和而不猛，疏肝解郁而无刚燥之弊，对于老年患者或者是脾胃虚弱者更为适合。

款冬花是降肺气的常用药物，《神农本草经》载其"味辛，温。主咳逆，上气，善喘，喉痹，诸惊痫，寒热邪气"，现代药理学发现款冬花含有挥发油类、酚酸类等活性成分，有润肺下气、止咳化痰的功效。此外，又有洋金花、扶桑花、昙花、白兰花入肺经，亦可用于肃降肺气。

用药轻灵还在于用量要轻，湿性黏滞，不宜速祛，宜缓缓祛之，故处方不宜太大，用量不宜过重，药经脾胃消化吸收而入血，起到调和气血的作用，药量过大，则药未达病灶而先伤胃，反而影响疗效。如雷少逸在《时病论》中，非常重视药物轻灵问题，所有方子均以轻灵而验。如治疗霉湿之芳香化湿法，治疗暑咳之轻宣金脏法。丁甘仁治疗秋凉引动伏暑，夹"湿滞内阻"，症见寒热恶汗、头痛且胀、胸痞泛恶、苔薄腻、脉濡数等，以豆豉、薄荷、香薷配藿香、荷叶、山栀，"疏透伏邪而化湿滞—以冀邪以外达"。以豆豉、薄荷、香薷、藿香、荷叶等芳香化湿、透达之剂，驱邪外出。用方轻灵辛散而验，颇有启迪。药味不宜过多，路老一般用药在 12 ~ 16 味，从不超过 16 味，用量一般在 6 ~ 12 g，同时开方要顾护脾胃，很少患者主诉有不良反应，开方看似平淡，往往收到神奇的效果。

1. 芳化轻灵应用案例

案例 1：芳化治疗湿郁高热

朱某，男，24 岁。患者因大脑血管瘤术后伴高热 1 个月，于 1991 年 3 月 14 日入院。入院时发热，每日午后热起，入夜尤甚，体温最高达 39.5 ℃，入院后曾以清热解毒、清热化湿剂治疗无效。3 月 20 日诊察患者，其热有定时，全身困乏，口渴不多饮，小溲色黄，舌淡红，苔白厚腻罩黄，脉沉数。实验室各项检查均无异常发现，血培养阴性。中医辨证属湿热弥漫三焦，湿重于热。治拟芳化为主，清热为辅。三仁汤加减：青蒿、蚤休各 15 g，苍术、杏仁、茯苓、黄芩各 10 g，薏苡仁、半枝莲各 30 g，白蔻仁 5 g。1 剂后体温降到 38 ℃以下，3 剂后热退未复起。

按语：因治疗初期未能辨清湿与热孰轻孰重及侵袭部位，以清热为主则效不显，后辨为湿重于热而用芳香苦辛、轻宣淡渗之三仁汤，化湿为主，使湿祛则热无所伏，湿热两解，1 剂则效。

案例 2：芳香化湿治疗水肿

张某，男，40 岁，1998 年 6 月 8 日初诊。刻下症：眼睑及双下肢浮肿，腰酸腹满，恶心呕吐，口中有异味，厌食，面色晦暗，小溲量少，舌质淡，苔白厚腻，脉濡缓。该患者浮肿间作已七载，加重 3 月余，在某医院求诊时给予泼尼松 60 mg/d，加环磷酰胺冲击治疗，卡托普利降压，现环磷酰胺累计用量已达 6 g，疗效欠佳来诊。中医诊断：水肿（湿浊困脾）。西医诊断：肾病综合征，慢性肾功能不全。治以芳香化湿，健脾利水。处方：藿香 15 g，佩兰 15 g，苍术 10 g，白术 10 g，茯苓 10 g，山药 10 g，猪苓 10 g，薏苡仁 24 g，砂仁 6 g，白蔻仁 10 g，茯苓皮 30 g，泽泻 15 g，大腹皮 10 g，车前子 30 g（包煎）。煎服 7 剂后恶心呕吐渐失，浮肿减轻，纳食转佳，于前方加玉米须 30 g，随症加减服用，泼尼松每 1 ~ 2 周减量 5 mg，半年后停服泼尼松，继续服用中药 2 月余，尿蛋白转阴，肾功能和血压均恢复正常，停药观察 2 年未复发。

案例 3：芳香化湿治疗胃脘痛

李某，女，32 岁，2001 年 6 月 10 日初诊。胃脘胀痛间作 3 年余，近因饮食不节诱发，现胃脘胀痛，神疲乏力，肢倦懒言，面色少华，口中黏腻，纳呆，小便黄，大便溏，舌质淡，苔白厚腻，脉濡。胃镜：慢性萎缩性胃炎。证属脾胃虚弱，湿阻中焦。治以芳香化湿为主，佐以健脾和胃。处方：藿香 12 g，茯苓 10 g，山药 10 g，莲子 10 g，薏苡仁 20 g，苍术 10 g，白豆蔻 10 g，陈皮 6 g，砂仁 6 g，焦三仙各 10 g。3 剂后病情减轻，于上方中加太子参 10 g 以益气养阴，以防芳香化湿药性偏温燥而伤阴，再服 7 剂而痛愈。

案例 4：芳香化湿治疗头痛

王某，男，35 岁，因头痛数月余，服中西药疗效不佳，于 1999 年 3 月 9 日初诊。症见头痛如雷鸣，夜不能寐，面红目赤，口苦，口干不欲饮，胸膈痞闷，不思饮食，小便黄，舌质红，苔腻带灰，脉濡缓。在外地治疗期间颅脑 CT 未见异常，查血压 120/75 mmHg。患者体形肥胖，又嗜肥甘厚味及烟酒，渐生湿邪，久而化热，肥人多痰，湿热夹痰，上扰清空，发为头痛。证属湿热夹痰。治以芳香化湿，清热化痰。处方：藿香 15 g，佩兰 15 g，黄芩 10 g，连翘 10 g，滑石 15 g（包煎），木通 6 g，石菖蒲 10 g，苍术 6 g，枳实 10 g，胆南星 6 g，天竺黄 10 g，白芷 15 g，菊花 10 g，藁本 10 g，竹茹 6 g。服 3 剂后头痛减轻，夜已能寐，患者精神转佳，效不更方，守方再服 10 剂，痊愈。

案例 5：芳化宣解治疗暑风

清代王仲奇医案：溽暑酷热，夜卧当风，头疼体酸，精神疲惫，口鼻气热，腹中偶或作痛，身热溺赤，脉濡弦滑。暑风相搏，治以宣解。鲜佩兰，鲜藿香，香薷，杏仁（去皮尖），前胡，香白芷，茯苓，陈枳壳（炒），白蒺藜，秦艽，桑寄生，通草。此案为暑风相搏，病仍在上焦，腹中偶或作痛，为渐欲传至中焦，暑多夹湿，宜宣解法。方以藿香正气配杏仁、陈枳壳等恢复肺气宣降，兼以秦艽、桑寄生、通草等祛风湿，使邪从小便解。

案例 6：宣化湿邪治腹胀

清代王仲奇医案：黄梅节令，忽阴忽晴，乍雨乍止，湿热蒸郁，与水谷之湿相感，寒热，脘腹胀闷，便溺不利，腰俞作酸，或欲嗳噫，脉弦，苔灰糙。治以宣化可也。杏仁（去皮尖）三钱，陈枳壳（炒）一钱半，白豆蔻一钱，制川朴一钱，洗腹皮三钱，佩兰三钱，藿香一钱，漂苍术二钱，川黄柏（炒）一钱，茯苓三钱，通草一钱，广皮（炒杵去粗皮）三钱。此方合藿香正气、二陈、二妙、三仁之义，芳香宣解以化中焦湿邪，治在行气，气宣则湿自化。

（二）因势利导法分明

《证治汇补》中对祛湿的方法进行了全面概述："湿症总治，势轻者宜燥湿，势重者宜利便，在外宜微汗，在内宜渗泄，所贵乎上下分消其湿。凡风药可以胜湿，泄小便可以引湿，通大便可以逐湿，吐痰涎可以祛湿，湿而有热，苦寒之剂燥之，湿而有寒，辛热之剂除之，脾虚多中湿，故治湿不知理脾，非其治也。湿乃津液之属，随气化而出者也，清浊不分，则湿气内聚，故治以利小便为上。湿淫所胜，助风以平之，有阳气不升，湿邪内陷者，当用升阳风药，以辅佐之，不可过服淡渗，中绝其气。"祛除湿邪，应根据湿邪所在部位，采取因势利导的方法，"随其性而宣泄之，就其近而引导之"，顺应天时自然之势、顺应脏腑苦欲之势、顺应人体气机升降之势、顺应正邪盛衰之势、顺应病位上下表里之势、顺应经气运行之势、顺应体质偏颇，顺势治疗是中医治疗的精髓，也是祛除湿邪的重要法则。湿在肌表宜汗法，药用防风、藿香、羌活、香薷、苍术、前胡、麻黄等，宜微微出汗为佳，不可令大汗淋漓，否则湿去热存，逆传心包，成为危证；湿在上焦宜芳香化湿，药用藿香、佩兰、苏叶、苏梗、草果、白豆蔻、石菖蒲等；湿在中焦宜苦温燥湿，药用苍术、厚朴、陈皮、草豆蔻、草果仁、砂仁等；湿在下焦，宜淡渗利湿，药用通草、滑石、车前子、灯心草、竹叶、茵陈、茯苓、猪苓、泽泻、薏苡仁、萆薢、金钱草等；湿在大肠可攻下逐湿，药用皂荚、瓜蒌、莱菔子、大黄、槟榔等；湿邪下陷，宜升阳除湿，药用升麻、柴胡、葛根、羌活、防风等；湿在体内积聚，形成水饮，如腹水、胸水等，宜攻逐水饮，药用甘遂、大戟、牵牛子、商陆等；湿在经络筋骨、形成痹证，宜通络祛湿宣痹，药用独活、威灵仙、桑寄生、海桐皮、豨莶草、伸筋草、五加皮、白花蛇、络石藤、海风藤等；湿郁成毒，溃烂皮肤，宜燥湿祛毒，药用苦参、白鲜皮、地肤子、炒椿皮、蛇床子、木槿皮、土茯苓、黄柏、苍术、枯矾等。针对病机，因势利导，方可达到较好的祛湿效果。

1. 湿郁肌表，顺势发之

湿邪伤人：一是湿从口鼻而入，先侵犯人体的上焦，进而侵犯中、下焦；二是湿由肌表而入，先伤肌表，次经络，终于脏腑；三是湿邪直中脾胃。湿邪在肌表，病邪顺传，伤于肺部，其位在上，进而损伤脾胃，上中焦受邪，使用芳香化湿、轻清上浮之品，可解除肌表之湿邪，宣散肺经之邪，同时还要兼顾脾胃祛除内湿，内外合治。湿邪在表、在上，顺势发越，可用芳香化湿之剂，湿邪伤脾胃，要用健脾燥湿之剂。以藿香正气散为例，主治外感风寒、内伤湿滞证，症见恶寒、头痛、胸膈满闷、脘腹胀满、恶心呕吐、肠鸣泄泻、舌苔白腻。从药物上讲，选用藿香、白芷、苍术、白术、陈皮、甘草等，具有芳香化湿、散寒解表、健脾燥湿的作用，吴鞠通在《温病条辨·中焦篇》指出："凡逐邪者，随其所在，就近而逐之。"故在治疗表湿同时，针对湿在中焦，采取燥湿健脾之法以祛其邪，以平为安。

2. 湿邪在下，助势利之

湿邪在下焦，病情深入一步，正虚邪实为特点，湿邪尚存，脾肾已虚，治当助势利顺，一则乘势而去湿，二则助势而扶其正，以无比山药丸为例，具有温阳益精、补肾健脾祛湿之功效，主治湿浊于内、脾肾俱虚、精关不固之证。症见头晕目眩、耳鸣腰酸、冷痹骨痛、四肢不温、遗精盗汗、尿频遗尿、带下清冷、舌质淡、脉虚等。药用茯苓、泽泻淡渗利湿；山药、山茱萸、熟地黄、五味子健脾补肾；肉苁蓉、菟丝子、杜仲、巴戟天、牛膝温补肾阳。一则乘势而祛湿，二则补脾肾而助势。

3. 轻重不同，分势治之

"内伤外感，孰多孰少，孰实孰虚，又在临证时权衡矣"，薛生白《湿热病篇》论述了湿热的发病、病情演变及治疗，他认为湿热病病情缠绵，胶结难分，其病史演变，"湿热两分，其病轻而缓；湿热两合，其病重而速"，故治疗上"分消湿热"，使两邪不相搏结，如是则邪势孤立，病易解也，与叶天士所言"或渗湿于热下，不与热相搏，势必孤矣"含义大体相同。治疗湿热疾病需要断其湿热侧重，三焦辨治。根据湿与热的轻重不同分为：湿重于热；湿渐化热，湿热并重；热重于湿。如湿重于热，病在上焦，取枳壳、桔梗、淡豆豉、生山栀涌泄；湿重于热，病在中焦，以藿香、蔻仁、郁金等畅中为主；湿重于热，病在下焦，以茯苓、猪苓、泽泻分利小便。芳化、苦寒、苦温分层投用，分利湿热，因势祛邪。针对湿热困阻下焦，阳气被阻，脾不能行升降之令。自利、小便赤、口渴皆为湿热所致，分利淡渗、湿热去则诸证自除。且分利必有伤阴的可能，而致“兼见口渴胸痞”。故以滑石甘寒不伤阴，猪苓、茯苓、泽泻淡渗利湿，萆薢、通草顺病位在下之机，邪随废液排出。同时，选用桔梗、杏仁、豆蔻宣开气机，通达三焦。

4. 辨识体质，明辨病势

薛生白《湿热病篇》根据人体质的不同，辨别湿热的病变中心，他指出：“湿热病属阳明太阴经者居多，中气实则病在阳明，中气虚则病在太阴。”后贤章虚谷进一步阐发：“外邪伤人，必随人身之气而变……人身阳气旺则随火化而归阳明，阳气虚则随湿化而归太阴。”凡素体中阳偏旺，湿邪易于化燥而为热重于湿，病偏于胃；素禀中阳不足，则邪从湿化而为湿重于热，病多在脾。以脾胃为中心的湿热病理论认为，辨识体质对于明辨病势发展至关重要。

5. 气机失宜，畅达为势

气机的升降在湿的发病、病机演变及治疗中十分重要，把握气机的升降出入，就能掌握病势，先病而治、截断扭转。薛生白认为宣通气机为三焦气化的主要途径，从湿热角度看，气化则湿行、热去。湿邪黏滞，最易困阻气机。“湿多热少，则蒙上流下，当三焦分治，湿热俱多，则下闭上壅，而三焦俱困矣。”针对上、中、下焦不同病位，薛生白予轻清透化、开泄芳化、分利下解之法运化气机。

吴鞠通宣畅气机之法以三焦为根基。吴氏治疗气机不畅之证即针对疾病所处之地又顾护整体，最擅三焦同治。吴鞠通斡旋气机之法以三仁汤最为代表，治疗湿温初起，热重于湿。方中杏仁苦温，宣通上焦气机；豆蔻仁辛苦芳香，宣开中焦、行气化湿；薏苡仁甘淡下行、淡渗下焦。半夏、厚朴行气除满，散结行湿搭配杏仁、豆蔻仁以宣畅上、中二焦气机。滑石、通草、淡竹叶清下焦湿热，通理气机。

6. 随证治之，顺势而为

《伤寒论》：“观其脉证，知犯何逆，随证治之。”“随证治之”是顺从六经传变的趋势，掌握疾病所在部位，结合病因辨证，根据病情变化立法施治。叶天士在湿病的治疗中，提出的“分消走泄法”即着眼病邪性质和施治部位，针对邪气既不外达、也不里传的气化失司证候，导致出现邪留三焦，痰热、湿热阻滞气机，寒热起伏、胸胁满闷、脘腹胀满、苔腻等证。用温胆汤以宣上、畅中、渗下，因其三焦为气、液之通道，气、液布散机体范围广泛，故用分消走泄法，以变应变，顺应病势，助邪外出。

7. 用药之道，随势乃臻

清代医家通晓曰：“随势用药，乃可治之。”即随其病势用药，可达到事半功倍的效果。吴鞠通在《温病条辨·治病法论》中指出“治外感如将，治内伤如相，治上焦如羽，非轻不举；治中焦如衡，非平不安治下焦如权非重不沉”，明确了随势用药的原则。薛生白根据湿热之孰轻孰重，或以清热为主，或以化湿，即为顺势用药；治疗脾胃升降逆乱，治以健脾升清、和胃降逆，用苍术、厚朴、陈皮、半夏、茯苓、白蔻仁、藿香、薏苡仁等运脾化湿、芳香醒胃、以利升降之药，也是顺势用药。湿温诸证，中焦病最多，“当以中焦求之”，根据病势的发展及早扭转截断，使病势得以控制。湿热伤人，因湿为阴邪，往往出现湿遏热伏、阳气郁闭的病理现象，如用温热药宣通阳气，势必助长热邪，病情益甚，应用利气化湿之法，使小便通利、湿气祛，阳气自然宣通。清代陈光淞解释叶天士通阳利小便说：“盖此语专属湿温，热处湿中，湿蕴热外，湿热交混，遂成蒙蔽，斯时不开，则热无由达，开之以温，则又助其热。然通阳之药，不远于温，今温药既不可用，故曰通阳最难。惟有用河间分消宣化之法，通利小便，使三焦弥漫之湿，得达膀胱以去，而阴霾湿浊之气既消，则热自透，阳气得通矣。”其方药以茯苓皮为代表，药如芦根、滑石、通草、薏苡仁、杏仁、茯苓等，利湿而不伤阴，又无助热化燥之弊。此即湿热互结之顺势疗法。随势用药还体现在用药剂量及煎服方法等方面，如病在卫表，疏表解肌之药为取其质地轻清之气而缩短煎药时间和减小火候；又如湿热夹滞，连续攻下必伤正，轻法频下为最优。

8. 因势利导治疗案例

案例 1：“其高者、因而越之”治疗肺癌痰浊壅盛

梁某，男，83 岁。2009 年初开始出现咳嗽咳痰，2012 年 4 月明确诊断为右上肺小细胞癌广泛期（骨转移），其后行规范化放疗。病到后期患者病情逐步进展，2013 年 5 月中旬因病情加剧就诊。刻下症：咳嗽痰多，痰色黄白、质稀，气促，疲倦乏力，舌质红暗，苔黄白腻，脉沉细数。辨证：气虚痰热瘀阻。治法：益气扶正，清热化痰，祛瘀抑瘤。处方：苇茎 15 g，桃仁 20 g，薏苡仁 30 g，冬瓜仁 15 g，苏子 15 g，党参 30 g，红景天 6 g，白术 30 g，茯苓 15 g，五味子 15 g，猫爪草 30 g，炙甘草 10 g。后续用药加减瓜蒌皮、金荞麦、鱼腥草、苦杏仁、黄芪。治疗 2 周后出院时，患者咳嗽咳

痰较前明显减轻，间中咳嗽，痰少质稀易咳，静息状态下无气促，精神转佳。

案例 2：顺势疗法治疗肠梗阻

管某，20 天前因直肠癌行“直肠癌根治 + 回肠造瘘术”，术后恢复可，10 天前患者逐渐出现腹痛腹胀，进食后加重，伴恶心、呕吐胃内容物，无肛门排气排便，无发热、腹泻等症状，患者自觉全身无力，手足冰冷，面色无华，少气懒言，触之腹部有条索状、块状物，疼痛拒按，舌淡苔薄白，脉弱无力。腹部 CT：造瘘口肠管及近端肠扩张，积液、积气，并见宽大气液平，结肠内见大量气粪影，以上提示不全性粘连性小肠梗阻可能，诊断为“不全性肠梗阻、直肠癌术后、回肠造瘘术后”，予经鼻胃管引流后腹胀、腹痛等症状较前稍缓解，因患者为术后梗阻，暂不考虑手术治疗，予中医保守治疗。辨证为气虚梗阻，治宜补气泻下。自拟灌胃方（南沙参、玉竹、石斛、厚朴、枳壳、木香、山楂、麦芽、稻芽、鸡内金、黄芩、建曲、甘草、芒硝、大黄、红花、桃仁、败酱草）加黄芪 30 g，生姜 20 g，又予灌肠 2 号方治疗，腹部外用小茴香热敷，辨证取穴天枢、上巨虚、大肠俞、小肠俞、支沟、内关、气海、足三里电针治疗，每日 1 次，每次 30 分钟左右。患者治疗 7 天后，腹痛、腹胀明显好转，肛门间断排气，大便可，恶心呕吐症状缓解。复查腹部 CT 示造瘘口肠管及周围肠壁稍肿胀，近端肠壁稍扩张、积气、积液，局部见短小气液平。继续当前治疗，1 周后患者好转出院。

按语：患者行“直肠癌根治 + 回肠造瘘术”后，元气大伤，刀刃伤及肠道，经络受损，久之则气滞血瘀。辨证为气虚梗阻，气虚则胃肠无力运化饮食、推动粪便下行；气虚无力温煦，则患者手足冰冷，肠中津液、血液形成水湿痰饮、瘀血等病理产物，加剧肠中梗阻。治以补气泻下，兼以行气祛瘀。方中南沙参、玉竹、石斛益胃生津，木香、厚朴、枳壳调肠中气滞，兼以止痛；山楂、麦芽、稻芽、建曲、鸡内金健脾开胃，消食导滞；黄芩燥湿兼凉血止血；大黄、红花、桃仁、败酱草活血祛瘀通便；芒硝破痞，温中，消食，逐水泻下；甘草调和诸药，加黄芪补气、生姜温中止呕。灌肠 2 号方与灌胃方相似，加火麻仁润肠通便，三七粉散瘀止痛，砂仁化湿行气、温中开胃。患者为因虚致病，《素问·刺志论》曰：“气实者，热也；气虚者，寒也。”故用小茴香热敷，温经散寒兼行气止痛。针灸取穴方面，天枢与大肠俞为俞募配穴，上巨虚为大肠之下合穴，三穴同用调大肠腑气，支沟宣通三焦气机。小肠与心相表里，小肠梗阻则加内关；气虚则加气海、足三里。诸法同治，则病立愈。

案例3：宣上渗下治疗湿温

患者，男，23岁，医学生，2014年9月5日初诊。发热伴纳差3天。3天前患者出现鼻腔干痛，恶寒，无汗，自服荆防达表汤1剂，至夜发热。又服银翘散1剂，体温38.5 ℃，仍无汗出，改用酚麻美敏及头孢类抗生素口服，汗出热稍减，但见头痛，痰多。刻下症：发热，体温38.2 ℃，恶寒，头痛，身体疼痛沉重，口干，纳差，舌苔白腻，脉濡。辨证为湿温，湿重热轻，遏阻卫气。拟方三仁汤合升降散。处方：杏仁10 g，白豆蔻3 g，薏苡仁10 g，淡竹叶6 g，厚朴10 g，通草6 g，滑石10 g，法半夏10 g，僵蚕10 g，蝉蜕 6 g，金银花 10 g，甘草 6 g。3 剂。服用 1 剂后体温降至37.3 ℃，再服1剂，体温降至36.9 ℃，3剂服完，脉静身凉，诸症解除。

按语：湿邪为患一年四季均可发生，但以长夏多见，9月正值夏末秋初长夏季节，此时阳热尚盛，雨水且多，湿热充斥，故易感湿热病邪，病湿温。有关此病吴鞠通在《温病条辨》中载："湿为阴邪，自长夏而来，其来有渐，且其性氤氲黏腻，非若寒邪之一汗而解，温热之一凉则退，故难速已。世医不知其为湿温，见其头痛恶寒身重疼痛，以为伤寒而汗之，汗伤心阳，湿随辛温发表之药蒸腾上逆，内蒙心窍则神昏，上蒙清窍则耳聋目瞑不言……惟以三仁汤轻开上焦肺气，盖肺主一身之气，气化则湿亦化也。"临证应着眼"重、闷、呆、腻、濡"。故案中患者因见恶寒、无汗，而误以为风寒表证，自服荆防达表汤，则辛温助热故发热。又服银翘散及西药，纯清热不祛湿，不仅不能清热，反而碍湿外出，药不对证，故而无效。运用三仁汤后使湿热病邪从三焦而去，故而效如桴鼓。

案例4：通因通用法治疗久泄

患者，男，65岁。患者诉近5年来大便溏烂不实，经常肠鸣腹泻，甚者完谷不化，腹部不痛，稍食荤腥则腹泻明显。久治无效，不得已常服洛哌丁胺暂时止泻，然服洛哌丁胺后往往又数日不便，腹胀难忍，如是交替，痛苦不堪。2年前脑梗死，遗留左侧肢体不利，头晕不显。舌质淡红，苔薄黄腻，脉细。予桂附理中丸、连理汤等为基本方出入，用药近3个月，腹泻情况较前似有一定的好转，但仍时有复发。后改用"通因通用"法，以尽去其肠腑湿热积滞。处方：黄连5 g，枳实15 g，炒白术15 g，六神曲15 g，黄芩炭10 g，大黄炭5 g，泽泻10 g，茯苓15 g，乌梅炭6 g，肉桂4 g（后下），木香5 g，党参15 g，焦山楂10 g，槟榔6 g。7剂，每日1剂，水煎分早晚两次口服。患者服药后腹泻即止，肠鸣若失，大便成形，每日一行，胃纳转馨，已可少食荤腥。

按语：初诊时根据患者年龄已逾六十、病程长及完谷不化、肠鸣作泻等特征，考虑其为脾肾两虚、阳气不足兼有湿热之证，治以温补脾肾、化湿清热。但治疗3个月疗效不显，结合广义的“通因通用”角度，思考湿热积滞一直未除可能才是疾病的本质所在，实证极有可能隐藏在虚证的表象之下。遂采用“通因通用”之法，方选枳实导滞丸为主方，再配以温阳、行气、健脾等药，先投7剂，投石问路，观其疗效。其中大黄选用大黄炭而非生大黄，以去其滑肠峻下之功，取其因势利导之效，安全摸索，有效前行。患者服药后大便即每日一行，多年的腹泻竟然未有再作，大便亦成形，这便有力地证明了其腹泻与湿热积滞有关，根据审证求因思想，理当治以“通因通用”，因势利导，方能祛除积滞，气血条达，五脏安和。

案例5：从湿热、瘀血治疗月经不调

李某，女，36岁，2016年6月10日就诊。主诉：月经经期错后2～3日，经血色深，有血块。伴见白发，面色潮红，时而头痛，晨起口气重，时胃胀，大便干燥，脚凉，身高167 cm，体重51 kg，左侧血压100/68 mmHg，右侧血压106/72 mmHg，舌体瘦小，有裂纹，舌苔黄白薄润，脉弦。处方：钩藤40 g，白芍40 g，生地黄30 g，麦冬25 g，生牡蛎40 g，黄芩10 g，姜半夏10 g，砂仁10 g，远志20 g，生姜7.5 g，牡丹皮、炒桃仁、生扁豆、天麻、桑寄生、杜仲、川牛膝、当归各15 g。12剂，水煎剂，早晚分服。在初诊方的基础上进行加减，共服用42剂汤剂，月经转为正常。

按语：综合四诊虽经期错后但尚未达到1周，未能诊断为月经后期，仅为亚健康状态，处于生理状态与病理变化之间。舌体瘦小，有裂纹，舌苔黄白薄润可知该患者气分湿热，血分阴伤，血热血瘀。因湿热郁阻中焦脾胃大肠，故见晨起口气重，胃中胀满，大便干燥。脉弦，参见舌诊，可知阴伤阳亢及肝郁之病机，故见面色潮红之虚热血热上盛之象。血热血瘀，瘀阻胞宫，故见月经经期错后，且经血色深，有血块。以钩藤、生牡蛎、天麻潜降上亢之阳气，川牛膝引气下行，兼以养阴；白芍、生地黄、麦冬养阴活血而不滋腻；牡丹皮凉血活血兼以透散络中血热；黄芩、姜半夏、砂仁、生扁豆、生姜升降中焦气机、和化湿气；桑寄生、杜仲、远志温化下焦寒湿，反佐药性，使全方不致寒凉而凉遏气机；当归、炒桃仁养血活血，助生地黄、麦冬通化下焦胞宫瘀血。诸药合用气血同治，阴伤、血瘀、血热、湿热共调。

案例6：透邪外达法治疗湿热型咳嗽

患者，男，54岁，2019年6月28日初诊。主诉：间断咳嗽2月余。现病史：2个月前受凉感冒后发热，体温最高38.7℃，周身疼痛，鼻塞、流涕、乏力，自服对乙酰氨基酚片退热，其余症状逐渐消失，但出现咳嗽，痰色黄、质黏、量少难咳。给予牛黄蛇胆川贝液清热化痰等治疗，未见明显好转，服药后食欲不振。其后咳嗽间断发作，症状时轻时重，未予规律诊治。刻下症：咳嗽，痰色黄、质黏、难咳，无明显胸闷气短，口干发黏，汗出黏手，大便成形、黏滞不爽，小便正常，舌红、苔黄腻，脉弦滑。否认食物、药物过敏史，既往体健。平素喜食肥甘厚腻之品。查体：双肺呼吸音粗，未闻及干湿性啰音。辅助检查：血常规、胸部CT、肺功能均未见明显异常。诊断：感染后咳嗽；证型：湿热内蕴，清肃失司。甘露消毒丹加减，处方：广藿香10 g，佩兰15 g，茵陈6 g，滑石15 g，竹茹12 g，石菖蒲10 g，黄芩10 g，姜厚朴10 g，浙贝母10 g，射干10 g，紫苏子10 g，芦根40 g，蜜枇杷叶15 g，薏苡仁30 g，葶苈子10 g，蜜桑白皮10 g。颗粒剂，14剂，每日1剂，分早晚两次冲服。

二诊：2019年7月16日，诉上次服药后，咳嗽消失、痰易咳出，全身较前轻松、舒畅，大便较前明显好转。此次就诊主要因近日于前胸及背部出现片状粉红色风团，高出皮肤，瘙痒难耐，舌质红、苔薄黄略腻。中医诊断：荨麻疹（湿热内蕴），予王琦教授经验方四草四皮汤加减：车前草15 g，墨旱莲15 g，茜草15 g，紫草10 g，冬瓜皮20 g，牡丹皮15 g，白鲜皮10 g，桑白皮10 g，蝉蜕6 g，广藿香10 g，佩兰15 g，芦根30 g，姜厚朴10 g，茯苓15 g，清半夏9 g，甘草6 g。颗粒剂，14剂，每日1剂，分早晚两次冲服。2周后电话随访，患者诉风团消退，咳嗽未发，遂嘱清淡饮食，注意作息规律。

按语：患者为中年男性，2个月前风邪外袭，诱发咳嗽不愈，辗转多方求医，疗效欠佳，考虑与一味清热肃肺止咳而余邪未尽相关。外邪久羁，入里化热；饮食厚腻，助湿生热，湿热内蕴，内外相合，阻滞三焦，故见咳痰色黄、质黏，大便黏滞不爽，而舌红、苔黄腻、脉弦滑亦符合湿热内蕴的病机特点，因此，运用甘露消毒丹加减。以广藿香、佩兰、姜厚朴、石菖蒲等芳香化湿之品畅透中焦，使脾胃升降有序，《神农本草经》云石菖蒲“开心孔，补五脏，通九窍”，尤善通窍透邪；以蜜桑白皮、黄芩清泄肺热；以芦根、滑石、薏苡仁等渗湿透热，引邪从下焦而出。在透邪外达过程中，综合运用化湿和中、淡渗利下等法，三消分泄，因势利导，而获速效。二诊时患者由于湿热蕴蒸于四肢皮肤关节而显现粉红色风团，予王琦教授经验方四草四皮汤加减，清热利湿、凉血活血，亦获良效。

案例7：调和肝脾治疗肠易激

患者，男，26岁，2021年9月12日初诊。主诉：大便次数增多半年余。患者自诉工作压力大，平素饮食不慎或精神紧张易腹泻，常伴腹胀、腹痛，症状时轻时重，反复发作。曾多次在外院诊治，诊断为肠易激综合征（腹泻型），一直口服西药，治疗效果欠佳。刻下症：大便次数增多，每日4~6次，腹胀、腹痛、腹泻，情志抑郁或精神紧张时加重，泻前腹痛明显，泻后腹痛减轻，食纳一般，夜寐欠安，舌淡红、苔薄白腻，脉弦细。辨证为肝郁脾虚证，治法为调和肝脾、化湿止泻。处方：炙甘草5 g，茯苓10 g，党参10 g，陈皮10 g，白术10 g，白芍10 g，防风10 g，黄芪15 g，诃子10 g，合欢皮6 g，夜交藤10 g，酸枣仁6 g。7剂，水煎服，每日1剂，早晚温服。

二诊：2021年9月20日，服药后，大便次数减少，每日2~3次，腹痛较前减轻，睡眠质量较前提高，仍有腹胀，前方加木香6 g，香附6 g。7剂，服法同前。

三诊：2021年9月28日，服药后，大便每日1~2次，基本成形，无明显腹胀、腹痛，睡眠明显改善，前方继服14剂。随访半年，症状消失，未复发。

按语：本案患者腹泻为肝郁脾虚所致。患者腹泻病程达半年余，时间较长，故脾虚较著。患者长期情志不舒、精神紧张，导致肝气郁滞，疏泄失职，木郁乘土，土虚不运，水湿内停，下注肠道而成泄泻。肝郁气滞，清浊升降失调，则腹胀、腹痛。舌脉亦为肝郁脾虚之征。治疗时应肝脾同治，以痛泻要方加减疏肝健脾以止泻。方中重用黄芪，与党参合而益气健脾以固本；合用白芍、炙甘草酸甘化阴，柔肝止痛，使肝气不至疏泄太过，炙甘草兼调和诸药；陈皮、白术、茯苓三药相伍，健脾祛湿，正合脾虚湿滞之病机，陈皮兼理气，使本方补而不滞，茯苓兼宁心安神，与合欢皮、夜交藤、酸枣仁共用以养心安神，顺应心脏特性；防风为风药，能胜湿以止泻，兼散肝理脾之功；诃子涩肠止泻。二诊加用木香、香附顺应肝喜条达之性，以行气止痛，使肝气疏，腹胀消。诸药合用，共奏疏肝理气、健脾祛湿之效，使肝脾和、痛泻止。

案例8：从表论治牛皮癣

患者，女，25岁，2014年9月22日初诊。主诉：皮肤瘙痒脱屑1年余。患者1年前感冒发热后前胸、腹部出现淡红色皮疹，瘙痒，挠之脱屑，诊断为牛皮癣，使用中西药治疗疗效不显著。10天前感冒发热，最高体温38.3℃，未予特殊治疗，后体温渐降，手肘、腹部、后背、腿部及臀部皮癣复发，现皮疹散在分布，高出皮肤，抚之碍手，疹红，瘙痒，挠之脱白屑，少汗，项僵，口渴不显，口气重，平素喜温饮，衣着暴露，大便日行一次，成形，量不多，大便不爽，小便常，纳可寐安。末次月经为2014年8月20日，量色如常，7天净。舌暗红、边有紫气，苔薄黄，脉紧尺浮、左细。辨证：风邪伏表，寒湿凝滞。处方：桂枝20 g，苍术15 g，白芷15 g，花椒10 g，艾叶10 g，白檀香15 g，朱茯神15 g，苍耳子15 g，地肤子15 g，蛇床子15 g，炙甘草5 g，生姜30 g。8剂，每日1剂，水煎温服。

二诊：2014年9月30日，皮疹颜色转淡，范围较前变少，轻微瘙痒，大便较前畅，纳可寐安。9月27日月经至，正值经期，推迟1周，经色暗，量少，无胸胀腹痛等不适，精神尚可。舌淡红，苔薄白，脉沉细。治法：经行宜通。处方1：桂枝20 g，苍术15 g，白芷15 g，当归15 g，川芎15 g，红花15 g，青皮15 g，小茴香20 g，生蒲黄15 g（包煎），炙甘草5 g，生姜30 g。7剂，水煎服。处方2：9月22日方去花椒、艾叶，加当归15 g，白蔻15 g。14剂。

其后在初诊方基础加减调治月余，2014年11月11日再诊，诉胃胀无，皮癣减退，仅腹部有少量皮癣，轻度瘙痒，11月5日月经至，11日未净，血块多，无痛经，大便日行1次。舌质红，苔薄白，脉细紧滑。治以因势利导，经后当补。处方：制附片60 g（先煮2小时），生黄芪30 g，当归15 g，桂枝30 g，砂仁15 g，生白术15 g，淫羊藿20 g，朱茯神15 g，炙甘草5 g，厚朴15 g，生姜50 g。14剂。2015年6月中旬，患者因他病求诊，诉牛皮癣已彻底治愈，至今未再复发。

（三）用药之妙蕴量化

关于湿病的治疗，《内经》早有论述。《素问·汤液醪醴论》曰：“平治于权衡，去菀陈莝……开鬼门，洁净府。”《素问·至真要大论》又曰：“湿淫于内，治以苦温，佐以甘辛。”指出湿病的治疗原则。在湿病的具体治疗中，根据寒热虚实、升降浮沉、轻重缓急等，当以量化区分。若病重药轻，则杯水车薪；病轻药重，则药过病所。药量轻重据证而设，根据轻重缓急用药治疗，是实行精准治疗的前提和保障。

1. 表里深浅治不同

湿在上焦或湿在肌表，处方用药宜轻不宜重，吴鞠通指出“治上焦如羽，非轻不举”，宜多用花、叶类质轻芳化之品。如藿香、佩兰、荷叶、苏叶、淡竹叶、苏梗、菊花、玫瑰花、白梅花、扁豆花、金银花之类。煎法亦不宜久煎，以免影响药性及药势的发挥。如吴鞠通《温病条辨》中银翘散之“时时轻扬法”：“盖肺位最高，药过重，则过病所，少用又有病重药轻之患，故从普济消毒饮时时轻扬法。”

湿在肌表，属人体阳位，宜轻清芳化之法，如路老治疗湿邪郁表低热之证：患儿，11 岁，午后低烧 3 周来诊，因跑步汗出过多，出现高热不退，经服西药，大汗出而热退，但 3 天后又感头晕，肢倦乏力，午后低热 37.8 ℃，经服中西药热未退而来求诊。刻下症：患儿头晕沉重，全身酸楚，自觉喉中有痰，咳之不出，咽痛鼻塞，流黄浊涕，每日午后体温波动在 37.2 ~ 37.8 ℃，纳谷呆滞，二便尚调，舌质淡红，苔薄白，脉濡数。前医处方，均作内热炽盛、阴虚内热、余热未尽治之，药以板蓝根、生石膏、寒水石、青蒿、鳖甲等，根据四诊，结合病情，诊为外感风湿之候。风为阳邪，服西药大汗，风邪随汗已解，湿邪独留，郁而化热，客于手太阴和手少阳经，属于火郁证范畴，但又有不同。仿火郁汤之意，辛温而用辛凉轻疏之剂，以轻清宣肺、和解少阳为法。处方：牛蒡子 10 g，蝉蜕 9 g，前胡 9 g，杏仁 6 g，淡豆豉 6 g，桔梗 9 g，甘草 6 g，柴胡 9 g，黄芩 6 g，芦根 20 g。水煎分两次温服，以微汗为度。方中牛蒡子、蝉蜕、前胡轻清宣肺，散热解表；淡豆豉辛散开郁；甘桔汤利咽止咳；柴胡与黄芩相伍，既能和解少阳郁热，又有清肺热之功；芦根清热祛湿，杏仁宣降肺气，气化则湿化矣。3 剂后复诊，家长欣然告曰：体温已降至正常，诸证均减。少阳郁热得除，而手太阴内热毕露，鼻塞，流黄浊涕，脉来滑数，遂以通鼻窍、清郁热之苍耳子散加金银花、茜草以清热解毒佐以活血，4 剂后病告痊愈。抄方弟子问于路老：前医用清热解毒、滋阴降火等法，为何不效，而用轻灵平淡之剂，却竟全功？路老告之曰：医者临证贵在详审，不落窠臼。如本病起于跑步运动，汗出沾衣，伤湿于前；汗大出，腠理空疏，卫外不固，复受风邪于后。本宜微汗而解，而医者忽于湿邪，仍用发汗解表之剂，致风邪随汗而去，而湿邪黏腻留于肌表。湿为阴邪，化热不易，故3日后始感头晕身重、肢倦酸楚、低热等。医者一见发热，即予清热、滋阴投之，不知阴柔敛邪，凉遏冰伏，使湿邪郁遏，郁久化热，而见咽痛鼻塞、流黄浊涕、微咳、咳痰不爽等肺系证候。其主要鉴别有三：①舌质红而不绛，苔薄白而不渴，说明里热不盛；脉濡数，为湿邪化热郁于肌表之候。②午后身热，且不为汗解，是湿邪客于少阳的特征之一，与阴虚发热有别。③病已3周之久，而咳痰不爽等症依然存在，故病位仍与肺有关。肺卫于上焦，主气属卫，司呼吸，合皮毛。今湿邪郁于肌表，故用辛凉轻清、宣肺化湿之剂。其意在于轻可祛实，辛可开肺，则肺气得以宣发，津液得以敷布，腠理开，表里和，肺卫之湿得以疏解。肺为水之上源，主通调水道，肺气以降为顺，故用芦根之流，渗湿于热下，使肺气宣降如常。

湿在上焦，蒙蔽胸阳，湿阻血瘀，心脉痹阻，心神扰动，出现室性期前收缩、心房颤动等心律失常，治疗常用宣痹通阳、活血化瘀、理脾化痰、益气养阴诸法。然病在上焦，湿阻血瘀，非以宣化，湿邪不去，瘀血难消，唯以轻清宣化之品，祛除湿邪，待湿邪祛则瘀血消，气血条达心律方可恢复。今举路老从湿治疗心律失常案例：曾治一男性患者，45岁，素喜膏粱厚味，酷嗜烟酒，近2年来偶发心前区闷痛，服硝酸异山梨酯可缓解。2个月前突发心前区剧痛，胸膺憋闷，心悸气短，急就诊于某医院，检查诊断为冠心病，频发室性期前收缩，经服用西药症状有所缓解，但仍感心悸气短、胸闷等不适，求治于中医。刻下症：患者体胖，面浮红，烦躁不安，太息不已，咳声重浊，痰黄质稠，自觉胸憋气闷，心痛阵作，心悸气短，动则加重，脘闷纳呆，口干不思饮，头重如裹，肢体酸楚，神疲乏力，夜梦纷纭，腹胀，大便稀溏而不爽，小便赤短，舌胖、有齿痕、质红而绛，苔厚腻浮黄，脉弦数。证属膏粱厚味，熏肺滞胃，肺失清肃，胃失和降，湿热壅盛阻滞中焦，蒙蔽胸阳，血脉失畅。治宜宣肺化浊，清热除湿。处方：藿梗9 g，荷梗9 g，佩兰9 g，法半夏10 g，黄芩10 g，茵陈15 g，枇杷叶9 g，薏苡仁15 g，芦根15 g，郁金10 g，杏仁15 g，六一散15 g（包煎）。水煎服，每日1剂，嘱戒烟酒厚味。方中藿梗、荷梗、黄芩、法半夏、佩兰、薏苡仁清热除湿和胃；藿佩合用，芳香化湿醒脾；芩夏合用，苦降辛开；枇杷叶、芦根、杏仁宣肺降气；六一散清热利湿，从小便而解，使邪有出路；郁金、茵陈条达肝木，使其不得犯肺乘脾，兼清湿痰。上源得清，下流自畅，脾胃调和，中州健运，湿热秽浊之气无滞留之所，胸阳舒展，心君无受蒙之患，血脉自然调畅，心律失常得以缓解。

湿在下焦，用药宜重。如寒湿侵袭腰及下肢，出现腰痛，下肢关节冷痛、屈伸不利，日轻夜重，得温则减，痛处肿胀，舌淡胖，苔白腻，脉沉紧等症。治以温经散寒，祛湿通络。药用散寒湿重剂川乌、附子、川断、仙灵脾、苍术、桂枝、桑寄生、黄芪、桑枝、牛膝、防风、防己、独活、茯苓、白芍等。寒湿重浊之邪凝滞下焦，非温热燥湿之剂方可温散，故以温热重剂，散寒祛湿以驱散寒湿之邪。又治疗阴水，腰以下肿，按之凹陷，或见腹水，纳减便溏，神疲肢冷，面色㿠白，舌淡、有齿痕，苔薄白，脉沉缓。治以温补脾肾，行气利水。药用附子、茯苓、干姜、大腹皮、草果、木香、木瓜、车前子、泽泻、山药等。水湿在下焦，脾肾阳虚，运化、气化失司，故水湿停滞，治以温补脾肾、温阳利水，使用利水重剂使水湿之邪分利而出，也是“开鬼门、洁净府”之法。

2. 寒热轻重宜分明

湿性重浊黏腻，渗透伤人，侵犯人体，随气候寒热，人体阳气盛衰而演变，主要表现为寒湿、湿热两端。张景岳在《景岳全书·湿证》中指出：“湿病之变，不为不多……然湿证虽多，而辨治之法，其要惟二，则一曰湿热，一曰寒湿而尽之矣。盖湿从土化，而分旺四季，故土近东南，则水火合气，而湿以化热，土在西北，则水土合德，而湿以化寒，此土性之可以热、可以寒，故病热者谓之湿热，病寒者谓之寒湿，湿热之病，宜清宜利，热去湿亦去也；寒湿之病，宜燥宜温，非温不能燥也，知斯二者，而湿无余义矣。”

根据病变性质，将湿分为寒湿、湿热两类，寒湿病是湿邪兼有寒邪为患的一类病证。外感寒湿病为寒邪、湿邪同时侵犯人体，内伤寒湿病是素体阳虚、水湿不化而成。《景岳全书》曰：“气属阳，阳虚则寒从中生，寒生则湿气留之。”湿为阴邪，与寒同类，故单纯湿证，也归于寒湿证范畴。寒湿病为湿病的一般症状兼有寒象，症见头身困重，口不干，大便溏，小便清，舌质淡胖、有齿痕，苔白腻或白滑，脉细缓弱。根据病位不同、症状不同可分轻重缓急。外感寒湿，病在肌表，可见恶寒发热、恶寒重、发热轻、鼻塞声重、肌肉疼痛等；寒湿在关节筋骨可见畏寒肢冷、全身关节酸楚疼痛等；寒湿客于胸部、可见胸部憋闷疼痛、气短；寒湿困脾胃可见纳呆、脘腹痞闷疼痛、恶心呕吐、大便稀溏等；寒湿伤肾经可见腰膝沉重冷痛、活动受限等；寒湿阻滞肠道可见腹胀冷痛、大便稀溏或泻下清稀。寒湿病证的治疗，总的原则是温阳散寒祛湿，在肌表者宜温散寒邪，《景岳全书》曰："寒湿之气中于外者，此与内生之湿自有不同，宜温而兼散，如五积散、平胃散、加味五苓散、不换金正气散之类主之。"内伤寒湿，初起阳气不虚者，可用温经散寒、燥湿利湿法；阳气虚损严重者，则必以温补阳气、温补脾肾祛湿法治之。《景岳全书》曰："故凡病内湿等证者，多属气虚之人。"又曰："病之微者，宜温、宜利、宜燥，如五苓散、平胃散、渗湿汤、六味地黄丸之类是也。病之甚者，必用温补，俟阳气渐复，则阴邪始退，如八味丸、理中汤、圣术煎，或佐关煎，薛氏加减金匮肾气汤之类，皆当随证加减用。"

湿热病是指湿邪和热邪同时存在于人体的一类病证，外感湿热多见于感受湿热之邪，或外感湿邪后湿郁化热所致。内伤湿热多由饮食失节、情志失调，或体质阳气盛，湿郁化热导致湿热内生。东南沿海，气候潮湿，湿热为患较多，朱丹溪曰："六气之中，湿热为病，十居八九。"湿热病的辨证，主要是分清湿与热孰轻孰重，清代薛生白在《湿热病篇》中对湿热的阐发，不但注重外邪，更强调内在因素，指出："太阴内伤，湿饮停聚，客邪再至，内外相引，故病湿热"，提出湿热病的发病是内外因联合作用的结果，内因起主导作用，强调"内外相引""标本同病"的观点。夏季气候炎热，湿气较重，脾胃虚弱，内有伏湿之人，易患湿热病。湿热病以脾胃病变为中心，凡素体中阳偏旺者，湿邪易于化燥而为热重于湿，病偏在胃；素体阳气虚者，邪从湿化而湿重于热，病多在脾。湿重于热，热重于湿，湿热并重，湿热病证常见此 3 种类型。湿热病位有浅深之异，病情有轻重之别，湿热伤表，卫气被遏，可见恶寒无汗、身重头痛等症；湿郁肌腠，症见胸痞发热、肌肉微痛；湿热伤于肌肉，流注关节，可见恶寒发热、身重关节痛等；湿热在肌表宜发汗透邪。但湿热有忌发汗之论，薛生白对此提出独特见解，认为"湿病发汗，昔贤有禁，此不微汗之，病必不除，盖既有不可汗之大戒，复有得汗始解之治法，临证者当知所变通矣"，诚为经验之谈。湿热伤于半表半里，为湿阻膜原，而出现寒热如疟等症；湿热在上焦，伤于心包，可见壮热口渴、谵语神昏等症；实热入肺络，则咳嗽不安，甚者喘不得眠；湿热熏蒸于胸膈，下闭结于肠胃，神昏笑妄，大便数日不通；湿热伤于肺胃，则呕恶不止；伤于肝胆，则口渴胸闷、干呕不止；湿热毒邪燔灼血分，肝风内动，则神昏惊厥、胸闷痞、斑疹、舌红而缩；湿热入厥阴，络脉瘀阻，灵机不运，则神志昏迷、默默不语；湿热化燥伤肾，则口渴心烦、咽痛下利。

湿热病的治疗，应根据病位之深浅、病情之轻重，辨证用药。湿热在肌表，治宜宣透，药如藿香、香薷、佩兰、苍术、薄荷、牛蒡子之类；脾胃虚弱，内有伏湿，夏季暑湿重季节，应选用六一散、薄荷叶、滑石、大豆黄卷、荷叶、通草、茯苓皮等；湿热伤于筋骨，应选用秦艽、威灵仙、丝瓜络、海风藤、络石藤等；湿热阻于膜原宜用柴胡、厚朴、槟榔、草果、藿香、苍术、半夏、干菖蒲等；湿热在上焦心肺，宜用枳壳、桔梗、淡豆豉、山栀子等清上焦气分；在中焦宜用藿梗、白蔻仁、杏仁、枳壳、桔梗、郁金、苍术、厚朴、草果、半夏、菖蒲、佩兰叶、六一散等；湿热流注下焦，宜用滑石、猪苓、萆薢、通草等；湿热伤肺络，宜用葶苈子、枇杷叶、桑白皮、六一散等；湿热在胃肠，大便不通者，宜用大黄、黄连泻心汤；湿热在肝胆，宜用西瓜汁、甘蔗汁、茵陈、木香、香附、金钱草等；湿热伤肝，肝风内动，宜用羚羊角、蔓荆子、钩藤、玄参、生地黄、女贞子等；湿热燔灼营血，宜用犀角、羚羊角、生地黄、玄参、银花露、连翘、紫草、贯众、白茅根、鲜菖蒲等；湿热入厥阴，神机失用，宜用三甲散、土鳖虫、炒鳖甲、穿山甲、生僵蚕、柴胡、桃仁等。

3. 邪正盛衰应权衡

《素问·通评虚实论》曰："邪气盛则实，精气夺则虚。"湿病发病过程中，正邪斗争一直贯穿始终，初期湿邪较重，后期随着正气的不断消耗，往往出现虚证或虚实夹杂之证。早期应以祛湿为主，邪祛则正安，祛湿之法宜疏风散湿、芳香化湿、苦温燥湿、清热利湿、淡渗利湿、辛开利水、活血利水等。湿性黏滞缠绵，病程较长，病情往往复杂多变，多出现虚实夹杂、寒热交错等复杂局面，此时单纯用补药恐其留邪，单纯用攻药又虑其伤正，故应扶正祛邪并施，扶正而祛邪，祛邪而不伤正。

临床上因虚致实之证，如素体脾虚，复因饮食不当或感受寒湿，引起食滞或寒湿吐泻等；肾虚水湿停聚之水肿证。因实致虚者亦很常见，如湿郁日久，正气耗伤，而致邪实正虚，如外感咳嗽，反复发作失治，咳久而伤肺，痰湿阻滞，肺气虚损，肺失宣降，虚实夹杂，久必伤肾而致咳喘重证；过食生冷，损伤脾阳，寒湿困脾，吐泻不止，虚实并见。虚实夹杂证，应在扶正基础上祛邪，或祛邪基础上扶正，清代徐大椿曰："若纯用补，则邪气益固，纯用攻，则正气随脱。此病未愈，彼病益深，古方所以有攻补同用之法。"湿病久郁，正气虚损，出现虚证或虚中夹实证，如胃气不降，肺气不布之神思不清、倦怠少语、不思饮食、口干等，宜用人参、麦冬、石斛、生甘草、生谷芽、莲子等补养肺胃津气；中气亏损，脾胃升降失调致吐泻证，宜用生谷芽、莲子心、扁豆、薏苡仁、半夏、甘草、茯苓等补中气，调升降；暑伤元气，肺气虚损而气短懒言，口渴多汗，咳嗽，宜人参、麦冬、五味子等益气敛汗；湿热伤津，热结不除，津亏难任之谵语神昏，囊缩舌硬，宜生地黄、芦根、生首乌、鲜稻根等甘凉润下泄热，复其胃津。总之，邪正盛衰，临证当权衡，以确定扶正祛邪各自的分寸。

4. 体质不同宜辨清

人的体质决定于先天禀赋，以及受后天因素的影响，不同的体质对不同的致病因素具有易感性及产生相应的证候，体质因素还影响病变的转化、病势的发展。《医理辑要》曰："要知易风为病者，表气素虚；易寒为病者，阳气素弱；易热为病者，阴气素衰；易伤食者，脾胃必亏；易劳伤者，中气必损。"故凡气虚、阳虚、痰湿、湿热、郁证、瘀血体质者，易发生湿病。如素体面色㿠白、头晕目眩、神疲乏力、少气懒言、舌淡苔薄、脉细弱之人，为气虚体质。其人卫外功能低下，外界湿度过大，侵入人体，运化无力，水湿内停，湿邪伤脾胃，就会出现脘腹胀满、纳呆呃逆、吐泻尿少、浮肿、呕吐痰涎、发热自汗、头身困重、关节疼痛等症状。若面色无华、畏寒肢冷、倦怠无力、大便稀溏、小便清长、舌淡胖嫩、脉沉细无力等，为阳虚体质。易受湿邪，寒邪侵袭，湿在体内也容易寒化，导致寒湿内停，形成湿病、寒痹、血痹等证，水湿停滞损伤脾肾，可出现脘腹冷痛、泛吐清涎、大便稀溏、小便不利、浮肿，或白浊、带下清稀或寒性疮疡等。若素体面色晦暗和油腻，易生痤疮和粉刺，急躁易怒，胸闷纳呆，大便黏滞不爽，小便短赤，舌苔黄腻，脉滑数等，为湿热体质。其人若饮食不当，湿热伤脾胃，可见泛恶吐酸、大便黏滞等，湿热蕴结伤及三焦可见面部痤疮、头身困重、腹胀满痛、大便黏滞、小便短涩淋沥等症。若素体肥胖，常感头身困重，肢体倦怠不适，口甜而黏，舌苔白腻，脉濡或滑，属于痰湿体质。多见于嗜烟酒、冷饮、浓茶等人，其人稍感湿邪就会出现胸脘痞满、咳吐痰涎、眩晕或关节肿痛、淋浊带下等湿邪壅盛之证。若素体面色晦暗、唇色紫暗、眼眶暗黑，或脘腹痞满、喜太息，舌质有瘀斑或偏于青紫，脉沉涩，为血瘀体质。其人稍受湿邪或情志不调，则气滞血瘀，血行不畅，水湿代谢障碍而致脘腹胀满、呕恶、泄泻、小便不利，或形成癥瘕、积聚、水肿等。

5. 四时分明有重轻

我国多数地区四季分明，往往忽略湿的存在，实际上湿如隐形杀手，四季均可存在，并在不知不觉中对人造成伤害。

随着全球变暖，大气中的水汽也不断增多，水汽由地面水湿蒸发而来，如北极冰川融化、海水上涨，也是水汽日盛的原因。一年之中，春季立春、雨水节后，气温回升，冰雪融化，水润土松，万物萌动，春雷响过，百虫惊醒，阳蒸水动，湿度上升，初春的倒春寒，与湿相合，寒湿伤人居多，至仲春天气变暖，湿从热化，成为湿热，此时湿土之气为病原微生物的滋生、繁殖提供了条件，湿热秽浊之邪弥漫，风温、流感、过敏性疾病易于发生。春分之后，北方风湿之证多，南方迎来梅雨季节，湿热日盛。

立夏、谷雨之后，天气转热，动后湿汗沾衣，风吹而濡干，湿邪乘虚而入，伤人于冥冥之中。夏至后伏天，天气暑热，雨水增大，湿郁热蒸，此时如刘河间所言："火热怫郁，水液不得宣通，即停滞而生水湿也。"此为一年之中的长夏季节，太阴湿土主气，天热下逼，地湿蒸腾，高温高湿，空气湿度大，南方及一些沿海城市，湿度可达100%，这种气候有利于细菌、病毒等致病微生物的繁殖和传播，故流行性出血热、湿温等病证最易流行。

秋季金风送爽，气候转凉，但此时暑热余焰未熄，仍有高温、高湿的秋老虎天气，这一时段雨水较多，白天晴朗，晚上暴雨如注，南方多阴雨连绵，潮湿闷热，热与湿仍是这一时节的气候特点，湿热侵人，痹证、哮喘、脾胃病等旧疾容易复发。到了秋分，天气越来越凉，水汽凝聚，为露为霜。霜降节至，天气转凉，草木凋零，万木萧瑟，空气中的水汽，遇到地面低于零度的物体，凝结成一层白霜，湿与燥相结合，人体不能适应此气候的变化，导致心脑血管疾病、呼吸系统疾病、免疫性疾病易复发。

冬季大地冰封，阳气潜藏，水冰地坼，气候寒冷，此季节在外容易感受寒湿侵袭。脾胃素虚之人，寒湿内侵，形成内湿之证。外感寒湿，侵袭人体肌表关节，对肌肉、关节、筋脉造成伤害，《素问·六元正纪大论》曰："寒湿之气，持于气交，民病寒湿，发肌肉痿，足痿不收，濡泻血溢。"冬季取暖设施齐全，室内温度较高，嗜食火锅、肉类等膏粱厚味，积蓄能量较大，极易内生湿热，故冬季以寒湿、湿热证较为多见。

6. 用药治湿重气化

近代名医曹炳章认为湿病治法"必以化气为主，在上焦则宣肺气，在中焦则运脾气，在下焦则化膀胱之气"，路老也十分强调调畅三焦气机来治疗湿病，倡导"善治湿者，不治湿但治气""气化则湿化""气行则水行"的说法，善用化湿醒脾、开胃理气之品，常用方剂如三仁汤、藿朴夏苓汤、甘露消毒丹等。宣畅肺气，多用杏仁、枇杷叶、桔梗、桑白皮、荆芥穗、薄荷等；醒脾运湿，调畅三焦则用薏苡仁、草果仁、草豆蔻、苏梗、荷梗、藿梗、炒苍术、茯苓、炒枳实、厚朴花、六一散、木香、砂仁；理气解郁祛湿多用玫瑰花、鸡冠花、素馨花、佛手花、绿萼梅、娑罗子；清热解毒常用玉蝴蝶、凤凰衣、金荞麦、金蝉花、猫爪草；清利湿热则多用鸡屎藤、炒椿皮、滑石、石见穿、玉米须等。反对过用苦寒、滋腻之品，认为湿为阴邪，“非阳不化，气滞则难消”，过用苦寒则耗伤阳气，致湿邪更甚，弥漫难消。过用滋腻，则助湿为害，阻滞气机，胶着难解。

湿病缠绵胶结，多使用药对形式，特定配伍，增加药力，提高疗效。路老常用药对如藿香合佩兰加强芳香化湿之力。荷梗配苏梗一升一降，化湿理气。白茅根合芦根，凉血生津力强。素馨花配玫瑰花，疏肝理气并具活血之力。鸡冠花配椿根皮，清热化湿止带。枳椇子配葛花，清热利湿解酒。半夏配旋覆花，一辛一咸，和胃降气。五爪龙配金雀根，益气健脾利湿。用于湿证兼有气虚者，西洋参配太子参，益气养阴。南沙参配石斛、天冬配麦冬，养阴生津。凤凰衣配玉蝴蝶，清热解毒利咽。金荞麦配鱼腥草，解毒清肺化痰。苍术配白术，健脾燥湿祛湿。防风配防已，祛风化湿利湿。厚朴花配娑罗子，理气化湿醒脾。刀豆配五谷虫，和胃降气消食。桃仁配杏仁，宣肺活血利湿。赤芍配白芍，活血和血。桑枝配桑寄生，祛湿通络补肾。忍冬藤配络石藤，祛风湿、通经络。青皮配陈皮，疏肝理气和胃。桔梗配浙贝母，化痰止咳。麻黄配白果，一宣一敛，宣肺定喘。萆薢配蚕沙，清热利湿化浊。

7. 用药量化轻、中、重

笔者常根据病情轻重缓急，将用药量化，分为轻、中、重三级，以达精准治疗效果。今将常用药对，分轻、中、重予以介绍。

（1）芳香化湿药

轻剂：藿香、苏叶。藿香辛温，入脾、胃、肺经，具有化湿解暑、止呕之功效。苏叶辛温，入肺、脾经，具有散寒解表、行气和胃之效。藿香偏于发表，又有解暑之力，与苏叶均有发表和中行气之功。

中剂：佩兰、香薷。佩兰辛平，入脾、胃、肺经，具有化湿解暑的功效。香薷辛、微温，入肺、胃经，具有发汗解表、和中化湿、利水消肿的功效。佩兰、香薷均有芳香化湿、解暑发表的作用，二者相须为用。

重剂：砂仁、白蔻仁。砂仁辛温，入脾、胃、肾经，具有化湿开胃、温脾止泻、理气安胎的功效。白蔻仁辛温，入肺、脾、胃经，具有化湿行气、温中止呕的功效。砂仁、白蔻仁均有芳香化湿的作用，又有温中和胃、化湿醒脾的作用，用于轻宣上焦、调和中焦，是非常好的组合。

（2）苦温燥湿药

轻剂：陈皮、半夏。陈皮苦辛、温，入脾、肺经，具有理气健脾、燥湿化痰的功效。半夏辛温，入脾、胃、肺经，具有燥湿化痰、降逆止呕、消痞散结的功效。二者都有燥湿化痰的作用，又有健脾和胃、化痰散结的作用，是燥湿化痰药之首选。

中剂：草果、厚朴。草果辛温，入脾、胃经，具有燥湿散寒、除痰截疟的功效。厚朴苦辛、温，入脾、胃、肺、大肠经，具有行气燥湿、消积平喘的功效。二药配伍既可燥湿化痰，又能散积滞、行气平喘，对于痰湿阻滞之证具有较好的效果。

重剂：苍术、白术。苍术辛苦、温，入脾、胃经，具有燥湿健脾、祛风除湿的功效。炒白术苦甘、温，入脾、胃经，具有补气健脾、燥湿利水、止汗安胎的功效。二者配伍，既可燥湿化痰，还可健脾补气、祛风利水，从根本上解决痰湿之来源，对于痰湿比较重，又有脾胃虚弱的患者，是常用的燥湿化痰对药。

（3）淡渗利湿药

轻剂：茯苓、猪苓。茯苓甘淡、平，入心、肺、脾、肾经，具有利水渗湿、健脾补中、宁心安神的功效。猪苓甘淡、平，入肾、膀胱经，具有利水渗湿的功效。二者配伍，相须为用，都能利水渗湿，猪苓利尿效果好，但无补益心脾之功，茯苓则利中有补，能补益心脾，且能宁心安神。

中剂：泽泻、车前子。泽泻甘淡、寒，入肾、膀胱经，具有利水渗湿、清热泻火的功效。车前子甘、微寒，入肝、肾、肺、小肠经，具有清热利尿、渗湿通淋、清肝明目、清肺化痰的功效。二者配伍，既可加重利水渗湿之功效，又有泄肾、膀胱之热，清肝热，清肺热，清利下焦湿热的作用，对于水湿停聚，已经化热的患者，是比较好的选择。

重剂：蟋蟀、蝼蛄。蟋蟀辛咸、温，入膀胱、小肠经，具有利尿消肿的功效，主治癃闭、水肿、腹水、小儿遗尿。蝼蛄咸寒，入胃、膀胱经，具有利水消肿、通淋的功效，主治浮肿腹水、小便不利、淋证癃闭之证。二者相须为用，治小便不通、腹水、全身水肿，效如桴鼓，尤其治疗顽固水肿之肾病浮肿、肝硬化浮肿、特发性水肿，用其他药无效者，用之即效。

（4）清利湿热药

轻剂：茵陈、通草。茵陈苦辛、微寒，入脾、胃、肝、胆经，具有清湿热、退黄疸的功效。通草甘淡、微寒，入肺、胃、膀胱经，具有清热利水、通乳的功效。二者配伍，清利湿热，既可入肺经，引热下行；又可入胃经，和胃下降；还可入肝、胆经，清肝胆湿热而退黄。

中剂：金钱草、虎杖。金钱草甘咸、微寒，入肝、胆、肾、膀胱经，具有清热利湿、排石退黄。消肿解毒的功效。虎杖微苦、微寒，入肝、胆、肺经，具有利湿退黄、清热解毒、散瘀定痛、化痰止咳的功效。二者配伍，清利湿热退黄之力强，又可化痰散瘀、消肿解毒。

重剂：滑石、冬葵子。滑石甘淡、寒，入膀胱、肺、胃经，具有利尿通淋、清热解暑、祛湿敛疮的功效。冬葵子甘寒，入大肠、小肠、膀胱经，具有利尿通淋、润肠通便、下乳的功效。二者配伍，既可清利湿热，又可通利大、小便，使水湿之邪从大、小便分利而出。

（5）清热燥湿药

轻剂：秦皮、椿根皮。秦皮苦涩、寒，入肝、胆、大肠经，具有清热燥湿解毒、收敛明目的功效；椿根皮苦涩、寒，入大肠、肝经，具有清热燥湿、收敛止泻、止带止血的功效。二者配伍，清热燥湿之力强，又可清肝胆、大肠之热，收敛止泻、止带，治疗肝胆、大肠湿热，是不错的药对组合。

中剂：苦参、龙胆草。苦参苦、寒，入心、肝、胃、大肠、膀胱经，具有清热燥湿、杀虫利尿的功效。龙胆草苦寒，入肝、胆、膀胱经，具有清热燥湿、泻肝胆火、健胃的功效。二者配伍，清利肝胆、脾胃湿热为主，还可利尿，加强利湿的效果。

重剂：黄连、黄芩。黄连苦、寒，入心、肝、胃、大肠经，具有清热燥湿、泻火解毒的功效。黄芩苦、寒，入肺、胃、胆、大肠经，具有清热燥湿、泻火解毒、止血安胎的功效。二者配伍清热燥湿之力强，还可清肺、清心、清肝胆、清胃火，对于肺、胃、肝胆湿热均有效果。

（6）疏肝化湿药

轻剂：陈皮、青皮。陈皮苦辛、温，入脾、肺经，具有理气健脾、燥湿化痰的功效。青皮苦辛、温，入肝、胆、胃经，具有疏肝理气、消积化滞的功效。陈皮、青皮均能行气化滞，陈皮行气力缓，用于脾胃气滞证，又能入肺经，燥湿化痰；青皮行气力猛，善疏肝破气、散结止痛。二者配伍治疗脾胃有湿、肝胆郁滞之证，具有较好的效果。

中剂：佛手、郁金。佛手辛苦、温，入肝、脾、胃、肺经，具有疏肝解郁、理气和中、燥湿化痰的功效。郁金辛苦、寒，入肝、胆、心、肺经，具有活血行气、清心解郁、利胆退黄、凉血止血的功效。二者配伍，理气活血，祛湿化痰，对于肺、脾胃功能失调产生的湿，肝胆疏泄失调之湿邪内阻之证，具有良好的疗效。

重剂：青木香、八月札。青木香辛苦、寒，入肝、胃经，具有行气止痛、解毒避秽、消肿的功效。八月札苦平，入肝、胃经，具有疏肝理气、散结的功效。二者配伍，疏肝理气散结，祛湿消肿，治疗肝气郁结、水湿内停患者，是很好的组合。

（7）健脾祛湿药

轻剂：白扁豆、扁豆花。白扁豆甘、微寒，入脾、胃经，具有健脾化湿、祛暑功效。扁豆花甘平，入脾、胃经，具有清暑化湿和胃的功效。二者合用，健脾和胃，治疗脾虚泄泻、带下，又能治疗暑湿吐泻。

中剂：五爪龙、薏苡仁。五爪龙甘寒，入脾、胃经，具有清热解毒、利水通淋的效果。薏苡仁甘淡凉、入脾、胃、肺经，具有健脾祛湿、除痹止泻、清热排脓的功效。二者健脾祛湿，还能入肺，通调水道，清热解毒，适合天气炎热、湿气较重地区的患者，通过降肺通调水道，调脾胃可祛湿利水，又能清热解毒。

重剂：炒白术、生山药。白术苦甘、温，入脾、胃经，具有补气健脾、燥湿利水、止汗安胎的功效。山药甘平，入脾、肺、肾经，具有益气养阴、补脾补肾、固精止带的功效。二者合用，既可健脾燥湿利水，又可补肾生津，脾肾双补，祛湿利水效果好。

（8）化痰药

轻剂：半夏、竹茹。半夏辛温，入脾、胃、肺经，具有燥湿化痰、降逆止呕、清痞散结的功效。竹茹甘、微寒，入肺、胃经，具有清热化痰、除烦止呕的功效。二者一温一凉，相互为用，协同化痰，寒痰、热痰皆可配伍使用。

中剂：天竺黄、竹沥。天竺黄甘寒，入心、肝经，具有清热化痰、凉心定惊的功效。竹沥甘寒，入肺、心、肝经，具有清热豁痰、定惊利窍的功效。二者均有豁痰定惊的作用，适用于中风痰厥、小儿痰热惊厥，化痰通络、搜痰之力强，痰在胸膈，痰在四肢，痰在脏腑，痰在皮里膜外皆可用之。

重剂：海浮石、海蛤壳。海浮石咸寒，入肺经，具有清肺化痰、软坚散结的功效。海蛤壳咸寒，入肺、胃经，具有清肺化痰、软坚散结、制酸止痛的功效。二者合用，治疗顽痰、痰核瘰疬，具有化解顽痰的作用。

（9）补肾化湿药

轻剂：生山药、益智仁。山药甘平，入脾、肺、肾经，具有益气养阴、补脾补肾、固精止带的功效。益智仁辛温，入肾、脾经，具有温肾壮阳、固精缩尿、温脾止泻、摄涎止唾的功效。二者合用，具有补脾肾、祛湿止带、固精缩尿的功效。

中剂：芡实、石莲子。芡实甘涩平，入脾、肾经，具有健脾止泻、益肾固精、除湿止带的功效。石莲子甘涩、平，入脾、肾、心经，具有补脾止泻、益肾固精、养心安神的功效。二者合用，补脾益肾，治疗脾虚泄泻、肾虚遗精滑精、妇科带下病及湿气重、心肾不交之失眠，均具有较好的效果。

重剂：仙茅、仙灵脾。仙茅辛热，入肾、肝、脾经，具有温肾壮阳、强筋骨、祛寒湿的功效。仙灵脾辛甘、温，入肝、肾经，具有温肾壮阳、强筋骨、祛风湿的功效。二者配伍，名二仙汤，温肾壮阳、祛风除湿的功效增强。可“补命门，益精气，坚筋骨，利小便。”

（10）疏风化湿药

轻剂：独活、威灵仙。独活辛苦、温，入肾、膀胱经，具有祛风除湿、通痹止痛的功效。威灵仙辛咸、温，具有祛风除湿、通络止痛的功效。二者配伍，祛风除湿活血，通络止痛，治疗风湿痹证、风寒夹湿、皮肤湿证等。

中剂：伸筋草、木瓜。伸筋草苦辛、温，入肝、脾、肾经，具有祛风除湿、舒筋活络的功效。木瓜酸温，入肝、脾经，具有平肝舒筋、和胃化湿的功效。二者合用，既能治疗湿在肌肉关节之痹证，又能祛湿和胃、祛除内湿，达到事半功倍的效果。

重剂：络石藤、乌梢蛇。络石藤苦、微寒，入心、肝、肾经，具有祛风通络、凉血消肿的功效。乌梢蛇甘平，入肝经，具有祛风通络、止痉的功效。二者合用，治疗风湿顽痹、麻木拘挛、手足不能伸举等症，同时可治疗湿疹、骨骼疼痛等。

（11）散寒除湿药

轻剂：羌活、防风。羌活辛苦、温，入膀胱、肾经，具有散寒解表、胜湿止痛的功效。防风辛苦、温，入膀胱、肝、脾经，具有发散解表、胜湿止痛、祛风止痉的功效。二者皆可散寒祛风除湿，治疗四季感冒及风湿表证、风湿痹证等。

中剂：威灵仙、青风藤。威灵仙辛咸温，具有祛风除湿、通络止痛的功效。青风藤苦辛、平，入肝经，具有祛风湿、通经络、利小便的作用。二者均有祛风除湿、通络止痛的效果，又能通利小便，治疗风湿阻滞关节、肌肉等部位引起的关节疼痛、红肿，肢体麻木，活动受限等症状。

重剂：草乌、海风藤。草乌辛苦、热，入心、脾、肝、肾经，具有祛风胜湿、散寒止痛的功效。海风藤辛苦、微温，入肝经，具有祛风湿、通经络、止痹痛的功效。二者合用，散寒除湿、通络止痛，治疗风寒湿痹证、跌打损伤、瘀肿疼痛等。

（12）清暑化湿药

轻剂：淡竹叶、芦根。淡竹叶甘淡、寒，入心、胃、小肠经，具有清热除烦、通利小便的功效。芦根甘寒，入肺、胃经，具有清热生津、除烦止呕、利尿透疹的功效。二者合用，清热除烦解暑，利水祛湿，治疗长夏季节暑湿偏重引起的各种症状。

中剂：六一散、荷叶。六一散是由滑石粉和甘草组成的中药组方，为祛暑剂，具有清暑祛湿的功效。荷叶苦平、寒，具有清暑祛湿、清热化痰、利湿消肿、止血散瘀的功效。二者用于暑季，能祛湿解暑，还有利湿消肿的作用，用于肥胖的治疗，有一定效果。

重剂：滑石、寒水石。滑石甘淡、寒，入膀胱、肺、胃经，具有利尿通淋、清热解暑、祛湿敛疮的功效。寒水石辛、寒，入胃、心、肾经，具有清热降火、利窍消肿的功效。二者用于暑湿火热、壮热烦渴、咽喉肿痛、水肿等证。

（13）通腑泄浊药

轻剂：蚕沙、虎杖。蚕沙甘辛、温，入肝、脾、胃经，具有祛风除湿、和胃化浊的功效。虎杖微苦、微寒，入肝、胆、肺经，具有利湿退黄、清热解毒、散瘀止痛、化痰止咳的功效。二者治疗湿热内蕴所致大便黏滞不爽、湿热黄疸、淋浊带下等证。

中剂：大黄、皂角。大黄苦寒，入脾、胃、大肠、肝、心经，具有泻下攻积、清热泻火、解毒止血、活血祛瘀的功效。皂角辛咸、温，有小毒，入肺、大肠经，具有祛痰开窍、散结消肿的功效。二者用于胃积便秘、痰瘀互结、胸闷咳喘、肠道不通、痈疽疮肿等证。

重剂：黑丑、白丑。黑白丑出自一种药，为牵牛子，其表面灰黑色者称为黑丑，淡黄色者称为白丑，黑白丑功效相同，性苦寒，有毒，入肺、肾、大肠经，具有泻下、逐水、去积、杀虫的功效。二者通利二便，药后既可通利大便，小便逐水作用也很明显，由于该药为峻剂，用量宜小，一般用1～2 g，达到通利效果即可，过量则泻下伤正。

（14）辛开利水药

轻剂：防风、白芷。防风辛苦、温，入膀胱、肝、脾经，具有发散解表、胜湿止痛、祛风止痉的功效。白芷辛、温，入肺、大肠、胃经，具有散风除湿、通窍止痛、消肿排脓的功效。二者的发散作用，可治疗风湿在表之证，有祛风作用，可治疗风湿阻滞，经络不通之肌肉、关节疼痛。

中剂：麻黄、细辛。麻黄辛、微苦、温，入肺、膀胱经，具有发汗解表、宣肺平喘、利水消肿的功效。细辛辛温，入肺、肾、心经，具有祛风散寒、通窍止痛、温肺化饮的功效。二者治疗风寒感冒、风水浮肿、风湿痹证、咳嗽痰喘等证。

重剂：川椒目、荜澄茄。川椒目苦寒，有毒，入脾、膀胱经，具有利水消肿、平喘的功效。荜澄茄辛温，入脾、胃、肾、膀胱经，具有温中散寒、行气止痛的功效。二者用于水湿弥漫三焦、水饮犯肺、肠间有水气、小便不利、水肿胀满、腹大如鼓、水阻气滞腹痛等证。

（15）活血祛湿药

轻剂：泽兰、益母草。泽兰苦辛、微温，入肝、脾经，具有活血调经、散瘀消痈、利水消肿的功效。益母草苦辛、微寒，入肝、心、膀胱经，具有活血调经、利水消肿、清热解毒的功效。二者均有活血调经、散瘀消痈、利水消肿之功效。治疗血瘀经闭、产后瘀痛、跌打损伤、水瘀互结之水肿等证。

中剂：川牛膝、王不留行。牛膝苦酸、平，入肝、肾经，具有活血通经、引血下行、补肝肾、强筋骨、利水通淋的功效。王不留行苦平，入肝、胃经，具有活血痛经、下乳消痈、利尿通淋的功效。二者均有活血化瘀、通利关节、利水通淋的作用。治疗痛经经闭、跌打损伤、腰膝酸痛、产后乳汁不下、乳痈肿痛、疖肿疮痒等证。

重剂：土鳖虫、泽漆。土鳖虫咸寒，有小毒，入肝经，具有破血逐瘀、续筋接骨的功效。泽漆辛苦、凉，有毒，入肺、肝经，具有逐水消肿、散结杀虫的功效。二者破瘀散结，活血化瘀，逐水饮，用于癥积痞块、肝硬化腹水、血瘀经闭、肺痰瘀互结、胸水等证。

（16）升阳除湿药

轻剂：陈皮、防风。陈皮苦辛、温，入脾、肺经，具有理气健脾、燥湿化痰的功效。防风辛苦、温，入膀胱、肝、脾经，具有发散解表、胜湿止痛、祛风止痉的功效。二者合用，能健脾益气、胜湿祛风，使脾气升发，湿浊下降，达到升举清阳的效果。

中剂：升麻、柴胡。升麻辛、微甘、微寒，入肺、脾、胃、大肠经，具有发表透疹、清热解毒、升举阳气的功效。柴胡苦、微寒，入肝、胆经，具有疏散退热、疏肝解郁、升阳举陷的功效。二者合用，发散透表，升举阳气，并通过疏肝达到阳气生发的效果。

重剂：黄芪、制附片。黄芪甘、微温，入脾、肺经，具有补气升阳、益卫固表、利水消肿、托疮生肌的功效。附子辛甘、热，有毒，入心、肾、脾经，具有回阳救逆、助阳补火、散寒止痛的功效。二者通过补气助阳，推动气血运行和脾胃的运化，使阳气升发，湿邪排除，达到升阳除湿的效果。

（17）理气除湿药

轻剂：陈皮、香附。陈皮苦辛、温，入脾、肺经，具有理气健脾、燥湿化痰的功效。香附辛、微苦、微甘，入肝、脾、三焦经，具有行气解郁、调经止痛、消肿的功效。二者皆能理气解郁、化痰祛湿，合用可达理气祛湿的效果。

中剂：佛手、大腹皮。佛手辛苦、温，入肝、脾、胃、肺经，具有疏肝解郁、理气和中、燥湿化痰的功效。大腹皮辛、微温，入脾、胃、大肠、小肠经，具有行气导滞、利水消肿的功效。二者通过疏肝理气、调畅三焦水液代谢的通道，又通过本身燥湿化痰、利水消肿的作用，共奏理气祛湿之效。

重剂：沉香、香橼。沉香辛苦、温，入脾、胃、肾经，具有行气止痛、温中止呕、纳气平喘的功效。香橼辛、微苦、酸、温，入肝、脾、胃、肺经，具有疏肝解郁、理气宽中、化痰止咳的功效。二者合用，能疏导气滞、扶助脾胃运化功能，使气机调畅，湿气得以排除。

（18）养阴祛湿药

轻剂：薏苡仁、通草。薏苡仁甘淡、凉，入脾、胃、肺经，具有健脾祛湿、除痹止泻、清热排脓的功效。通草甘淡、微寒，入肺、胃、膀胱经，具有清热利水、通乳的功效。二者均为甘淡之品，具有健脾祛湿利水的功效，同时二药均有清热作用，也就护卫了阴津，用于湿气内停、津液已伤的患者。

中剂：山药、扁豆。山药甘平，入脾、肺、肾经，具有益气养阴、补脾补肾、固精止带的功效。白扁豆甘、微寒，入脾、胃经，具有健脾化湿祛暑功效。二药合用，健脾祛湿，养阴固精，补脾补肾，又有清热的效果，对于湿气重而津液伤、脾胃虚弱患者，是较好的对药。

重剂：六一散、石斛。六一散是由滑石粉和甘草组成的中药组方，为祛暑剂，具有清暑祛湿的功效。石斛甘、微寒，入胃、肾经，具有养阴清热、益胃生津、明目的功效。二者祛湿清热、护胃养阴，对于湿气重而阴液已伤的患者，既可祛湿而不伤阴，又能清热而不助湿。

（四）升降出入讲尺寸

1. 五脏升降要厘清

《素问·经脉别论》指出了水液代谢的全过程："饮入于胃，游溢精气，上输于脾，脾气散精，上归于肺，通调水道，下输膀胱，水精四布，五经并行。"水液进入人体，通过胃气"游溢精气"，借脾气之升清，"上归于肺"，肺气宣降，"通调水道，下输膀胱"，使"水精四布，五经并行"。在这一代谢过程中，肺、脾胃、肾与膀胱起到重要的作用。

肺居膈上，为五脏六腑之华盖。主气，司呼吸，助心行血，通调水道，调节水液代谢，外合皮毛，为人体抵御外邪的屏障。肺的生理功能通过宣发和肃降来完成。肺通过宣发，将卫气和津液布散于全身以温润肌腠和皮毛，使皮肤和汗毛滋润以发挥卫外的生理功能，故曰肺"外合皮毛"。皮毛又通过汗孔来排泄汗液，故汗孔是排湿的通道之一，通过呼吸、宣散的作用，使湿气排出体外，维持人体湿气的平衡。另外，通过肺的肃降，使多余的水液下输膀胱，如肺的宣发、肃降失常，则水液代谢失常，易致痰饮内停，出现小便不利、尿少、水肿等。

脾胃同居中焦，脾主运化、升清，胃主受纳、降浊。脾胃一升一降，升降相因，共同完成水湿的运化、转输、排泄过程。脾胃升降正常，则水湿的运化、输布正常进行。脾胃虚弱或饮食失调，劳倦损伤或久病虚损，脾胃升降出入失常，则水湿内停，可见腹胀、肠鸣、泄泻、呕吐、嗳气、呃逆等症。

肾的升降出入主要取决于气化功能，通过肾阳的蒸化，而使"水精四布，五经并行"，同时有助于膀胱贮尿、排尿，维持水液代谢的平衡。若肾阳不足，气化失常，升降失司，水液不能正常输布，多余的水液不能排出体外，就可造成水液的停蓄，出现尿频、尿急、排尿不畅、小便混浊，甚者癃闭等。

在人体水液代谢过程中，肝同样起着协调作用，肝主疏泄，调畅气机，在肝气升发的推动下，脾升清、运化，胃受纳、降浊。肝的升降失常，一是肝气郁结，可导致脾胃升降失常，湿邪停于体内；二是肝阳上亢，引动胃火，形成上燥下湿、上热下寒之证。肝主疏泄气机，湿为阴邪，最易阻滞气机，湿邪蕴结中焦，肝胆气机疏泄受到困阻，可出现胸胁胀满、口苦、情志不畅、湿疹、少腹痛、睾丸肿胀疼痛、白带过多等。

心主血脉，在心气推动下血液循行周身上下内外，无所不至。心阳的温煦，参与湿气的代谢。心功能强健，则湿的代谢正常，水湿顺利排出；心功能衰弱，则血液循环减慢，湿的代谢缓慢，湿气内停，就会出现胸闷憋气、肢体浮肿、纳呆便溏，清气不升，浊阴积聚，脾胃升降失调，形成心脾两虚之证。

内湿的产生，取决于脾胃升清降浊的功能，心阳温煦，肝气升发，肺气肃降，肾之开合，均影响脾胃升清降浊的功能，因此要明确五脏气机的升、降、出、入。心阳温煦，肝胆升发，肺气通调，肾气开合，都会影响水湿的代谢，所以辨识湿证，首先要理清病证中五脏气机是升还是降，几分升，几分降，从而决定用升药为主，还是以降为主，顺势而为，达到巧力拨千斤的作用。

2. 五味升降知用意

湿病治疗用药，首先要明确药性的四气（寒、热、温、凉）、五味（辛、甘、酸、苦、咸），才能正确地选择用药。清代石寿棠在《医原》中指出："用药之法，须知用意……有知之意，用之则灵。"又指出湿病用药，要"详其体质，又须辨其气味，大抵气薄者多升、多开，味厚者多降、多阖。辛甘发散为阳、主升，酸苦涌泄为阴、主降，辛苦、辛酸之味多开，酸咸之味多阖，辛能散、能润，又能通津行水；苦能燥、能坚，又能破泄。酸能收之，咸能软之，又能燥之，甘得土之正味，同开则开，同阖则阖，缓中之力独多；淡得天之全气，上升于天，下降于泉，渗湿之功独胜。"在五味用药的搭配使用中，又指出："用药治病，开必少佐以阖，阖必少佐以开，升必少佐以降，降必稍佐以升，或正佐以成辅助之功，或反佐以作向导之用，阴阳相须之道，有如此者。燥病治以润，不妨佐以微苦，以微苦属火，火能胜金也；湿病治以燥，不如治以淡，以淡味得天之燥气，功专渗湿也。"

《本草纲目》记载："酸咸无升，甘辛无降，寒无浮，热无沉。"中药中辛味药有发散、向外的作用，药性升浮，能化水气。如香薷辛、微温，能发汗解表、和中化湿、利水消肿；甘味药有补虚助运化的作用，如山药甘平，能补脾补肾、固精止带；苦味药有清泄、燥湿等向下、向外的作用，如黄连苦寒，能清热燥湿、泻火解毒；咸味药有软坚散结、化痰消肿的作用，如海藻、昆布味咸寒，皆能消痰软坚、利水消肿；酸味药有收敛固涩的作用，如石榴皮酸涩，能涩肠止泻、固崩止血，山茱萸酸涩，能补益肝肾、涩精缩尿、敛汗固脱。

3. 用药升降宣化通

治湿之法，路老常以调脾胃升降为主，兼以温、燥、化、宣、通、渗。温法用于寒湿，意在温通，药如干姜、细辛、桂枝等；燥法分苦温、苦寒燥湿，苦温药如苍术、厚朴等，苦寒药如黄芩、黄连、黄柏等；化法即芳香化湿，药如藿香、佩兰、荷叶等；宣法即宣发肺气，药如苏叶、蝉衣、荆芥、杏仁、浙贝母等；通法意在疏通三焦气机，药选通行三焦，归经于肺、脾、肾三脏之品，如荷梗、藿梗、苏梗、木香等；渗法指用淡渗利湿之品，所谓"治湿不利小便，非其治也"，引邪从小便而出，药如茯苓、薏苡仁、车前子（草）等。湿病治疗，往往三焦同治，宣上、调中、渗下并施，以中焦为枢纽，重在调理脾胃升降，升降和则水道通，气机条达则五脏和。

参考文献

[1] 徐重明，汪自源，白迎堂，等．湿病证治规律初探［J］. 国医论坛，2009，24（3）：8－9.

[2] 毕务玲．湿病的三焦论治探讨［J］. 中医中药，2008，46（25）：87－88.

[3] 王世强，朱雨柔，梁快．运用“三焦辨证”理论诊治湿热型难治性慢性咳嗽体会［J］. 浙江中医杂志，2022，57（10）：713－714.

[4] 戴雁彦，张立山．心衰水饮证的三焦论治［J］. 中华中医药杂志，2014，29（6）：1899－1900.

[5] 翁梦霞．三焦辨证在大肠癌治疗中的应用［J］. 江西中医药大学学报，2021，33（1）：20－22.

[6] 陈以平，王耀光，余仁欢，等．从三焦论治肾脏病的思路与方法［J］. 中国中西医结合肾病杂志，2023，24（1）：92－94.

[7] 吴秋霞．肝硬化腹水从三焦论治辨析［J］. 中国民族民间医药，2017，26（14）：71－74.

[8] 张莉，李文超，赵凯．从三焦论治湿疹探讨［J］. 2017，33（12）：1－3.

[9] 赵晓东，姚盛元，丁霞，等．姜良铎从三焦论治失眠的思路探讨［J］. 中华中医药杂志，2020，35（3）：1286－1288.

[10] 吕生辉，李湛民．从三焦论治前列腺炎［J］. 山西中医学院学报，2006，7（1）：15－16.

[11] 徐航．基于三焦辨证谈郁病诊疗［J］. 中医学报，2021，36（4）：728－731.

[12] 黄梦媛，陈祎，杜辉，等．国医大师路志正“持中央”“顾后天”以疗血痹学术思想浅析［J］. 风湿病关节炎，2012，1（1）：76－77.

[13] 刘喜明，路洁，苏凤哲，等．路志正教授调理脾胃治疗疑难病证的学术思想研究之三——路志正教授调理脾胃的理论核心“持中央，运四旁”［J］. 世界中西医结合杂志，2010，5（6）：471－473，475.

[14] 杜辉，黄梦媛，陈祎，等．路志正教授“持中央、调升降”辨治水肿［J］. 中华中医药学刊，2011，29（4）：698－699.

[15] 王波．张华东．基于路志正“持中央、运四旁”思想论治小儿抽动症［J］. 中国医药导报，2022，19（30）：145－149.

[16] 梅晴晴，张华东，周新尧，等．张华东教授运用路志正“持中央”理论辨治纤维肌痛综合征的经验总结［J］．中国医药导报，2023，20（7）：127－130，147.

[17] 朱珍珍，李洪霖，马纯政，等．从气机理论探讨食管癌与情志的关系［J］．山东中医药学报，2023，47（5）：583－587.

[18] 杨静，高文仓，庞德湘，等．庞德湘从肝论治乳腺癌经验介绍［J］．新中医，2023，55（3）：168－171.

[19] 杨鹏飞，田旭东，李彦龙，等．田旭东诊疗胃食管反流病经验举隅［J］．中医药信息，2022，39（7）：70－72.

[20] 李勇军，王钇杰，王有鹏，等．从脏腑气机升降论治儿童哮喘［J］．中国中医急症，2022，31（7）：1195－1198.

[21] 郭颖，马凤岐，王恒苍，等．陈永灿调升降畅气血辨治老年病的临证经验［J］．中华中医药杂志，2020，35（11）：5608－5611.

[22] 吴国庆，张小萍．张小萍从脾胃气化论治肠易激综合征［J］．河南中医，2020，40（9）：1340－1343.

[23] 于航，李爽，张春花，等．运用周平安“健脾胃、调升降”思想诊治慢性再生障碍性贫血的探讨［J］．现代中医临床，2023，30（6）：41－45.

[24] 冯玲，尹倚艰．从“纳化”谈路志正教授调理脾胃法的学术思想［J］．世界中西医结合杂志，2012，7（5）：190－194.

[25] 孙菲飞，王巧玥，孟虹宇，等．基于“因势利导”思想论治腹泻型肠易激综合征［J］．江西中医药，2023，54（12）：23－26.

[26] 李福海，苏凤哲．圆机活法调脾胃［J］．中华中医药杂志，2010，25（7）：1032－1034.

[27] 冯玲．路志正教授调理脾胃法的润燥思想［J］．中华中医药杂志，2010，25（12）：2210－2213.

[28] 阮亦，周生花，周计春，等．从脾阴析国医大师路志正教授“顾润燥”思想［J］．中华中医药杂志，2014，29（4）：1115－1117.

[29] 吕菲菲，张建伟，李亚军．从燥湿同病探讨糖尿病的证治规律［J］．河北中医药学报，2023，38（4）：23－26.

[30] 宋玮，张钟艺，凌桂华，等．基于“燥湿同形同病”论治鱼鳞病［J］．北京中医药大学学报，2023，46（1）：110－114.

[31] 沈淑华，孙洁，张弘，等．王坤根脾胃学术思想探要［J］．2017，41（6）：454－457.

[32] 史宗明，叶晖，于靖，等．张学智教授治疗胃食管反流病的升降思想［J］．时珍国医国药，2018，29（6）：1456－1457.

[33] 杨鹏飞，田旭东，李彦龙，等．田旭东诊疗胃食管反流病经验举隅［J］．中医药信

息，2022，39（7）：70－72.

[34] 王熙，方文岩. 方文岩教授基于升降理论辨治胰腺癌经验［J］. 中国中医药现代远程教育，2022，20（17）：67－69.

[35] 吴春艳，张琳，郭霞珍，等. 升降相依法治疗功能性便秘42例［J］. 中国中医药远程教育，2019，17（7）：78－80.

[36] 赵建根，李壮壮，黄辉，等. 王乐匋教授寒温并用论治特色及验案分析［J］. 陕西中医学院学报，2022，45（4）：50－53.

[37] 曲潇潇，刘爱民，徐胜东，等. 刘爱民寒温并用治疗寻常型银屑病经验采撷［J］. 辽宁中医杂志，2023，150（2）：56－58.

[38] 吴子屿，方祝元. 方祝元应用寒温并用法治疗心系疾病经验探析［J］. 江西中医药，2021，52（6）：23－25.

[39] 孟繁章. 赵进喜寒温并用治疗慢性肾衰竭经验［J］. 北京中医，2020，39（2）：154－155.

[40] 杨亚平，胡守友. 胡守友寒温并用法治疗肿瘤经验［J］. 中国中医基础医学杂志，2018，24（6）：841－845.

[41] 叶峰. 寒温并用治疗溃疡性结肠炎40例［J］. 浙江中医杂志，2009，44（1）：37－38.

[42] 王庆兴，董明亮，刘爱民. 刘爱民教授寒温并用法治疗顽固性皮肤病经验举隅［J］. 中国民族民间医药，2012，21（19）：141.

[43] 李朝. 李果烈“消补兼施”法治疗阴水水肿之经验［J］. 江苏中医药，2024，56（1）：22－24.

[44] 王前. 姜树民消补兼施法治疗脾胃病经验介绍［J］. 新中医，2017，49（12）：213－215.

[45] 李龙骧. 消补兼施治疗前列腺增生症［J］. 江西中医药，1999，30（5）：14.

[46] 周美馨，张琪. 国医大师张琪治疗顽固性腹胀验案1则［J］. 中医药导报，2017，23（23）：127－128.

[47] 骆杰伟，黄昉萌，LUO Jie-wei，等. 张雪梅主任治疗男科病撷［J］. 世界中西医结合杂志，2014，9（5）：464－466.

[48] 董志臣，王丽杰. 消补兼施治疗胃下垂［J］. 河北中西医结合杂志，1995，4（4）：84.

[49] 李福海，苏凤哲. 圆机活法调脾胃［J］. 中华中医药杂志，2010，25（7）：1032－1034.

[50] 田瑶，申洁婷，蓝海冰，等. 蓝海冰教授运用疏肝健脾法治疗皮肤病经验总结［J］. 中国中医药现代远程教育，2023，21（21）：149－152.

[51] 曾添成，马林，孔连委，等. 马林从肝脾辨证论治中老年结节性痒疹的临床经

验［J］. 辽宁中医杂志，2023，50（10）：34－37.
［52］孙涛，谢晶日，张冰，等. 谢晶日运用“肝脾同调”治疗胃食管反流病经验探析［J］. 辽宁中医杂志，2022，49（9）：32－34.
［53］吴佳文. 黄琦运用“木郁达之、土郁夺之”论治腹型肥胖［J］. 江苏中医药，2022，54（4）：37－39.
［54］阮帅，舒鹏. 肝脾同调法分期辨治胰腺癌思路撷要［J］. 江苏中医药，2022，54（2）：43－46.
［55］姜文琦，王瑞洁，陈曦，等. 肝脾相关理论在急性湿疹中的应用［J］. 现代中医临床，2021，28（6）：58－62.
［56］李攀，孙凤霞，吴辉坤，等. 从“肝脾同调”论治乙型肝炎肝硬化［J］. 辽宁中医杂志，2018，45（11）：2298－2300.
［57］高雅，王彤. 尉中民调和肝脾治疗胃脘痛经验［J］. 中华中医药杂志，2016，31（4）：1287－1289.
［58］陈琳琳. 芳香化湿法验案 4 则［J］. 南京中医药大学学报，1996，12（1）：24－25.
［59］姚志毅. 芳香化湿为主治疗疑难杂症验案举隅［J］. 甘肃中医，2002，15（3）：37－38.
［60］徐雯洁，王键，徐世杰，等. 王仲奇“时邪”类案赏析［J］中华中医药杂志，2017，32（7）：2876－2878.
［61］河文峰，龙顺钦，邓宏，等.《内经》因势利导治法及其肿瘤内科临床应用举隅［J］. 四川中医，2018，36（9）：18－20.
［62］杨羚，杨彦，姚俊鹏，等. 陈名金运用因势利导法治疗肠梗阻临床经验［J］. 四川中医，2018，36（6）：17－20.
［63］何宜荣，赵国荣，肖碧跃，等. 从“因势利导”给邪以出路刍议三仁汤证治机理［J］. 中医药导报，2018，24（14）：114－115.
［64］刘媛，司亚玲，铁生花，等. 从广义的“通因通用”角度探讨久泻［J］. 环球中医药，2021，14（8）：1424－1426.
［65］商春爽，张福利，田苗，等. 顺势思维对妇科疾病的临证应用［J］. 中医药学报，2021，49（3）：54－56.
［66］崔红生，张立山，黄茂. 透邪外达法在肺系疾病治疗中的应用［J］. 中医杂志，2020，61（10）：896－898.
［67］张谨枫，江雪纯，郭立中.“因势利导”从表论治牛皮癣验案一则［J］. 中医临床研究，2023，15（11）：125－127.